浙江中医临床名家

临床名家 范炳华

总主编 方剑乔

许 丽 主编

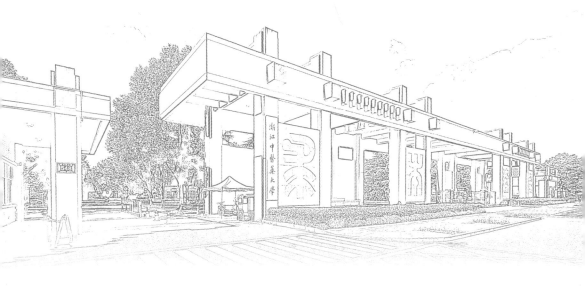

科学出版社

北京

内 容 简 介

本书是"浙江中医临床名家"丛书之一，介绍了浙江名医范炳华。范炳华教授是第五批和第六批全国老中医药专家学术经验继承工作指导老师，国家临床重点专科——推拿科学术带头人，国家中医药管理局中医药重点学科——推拿学负责人。本书共分六章：中医萌芽、名师指引、声名鹊起、高超医术、学术成就、桃李天下。本书重点介绍了范炳华教授中医推拿临床、教学、科研三方面的学术成就、学术思想及临床经验。全书以名医成长为主线，贯穿"症因相关"的学术观点、"有症必有因，无因不成症"的临证原则、"症因要相关，无关非诊断"的诊断原则，以及"治因宜为先，因去症自消"的治疗原则。全书涉及颈椎源性疾病、胸椎源性脏腑疾病、腰椎源性疾病、四肢关节损伤、运动损伤、产后骶髂关节错缝、偏头痛、眩晕病、自我矫正等多个领域，以推拿优势病种诊疗技术结合具体案例，展现了中医推拿在临床的治疗特色和优势。

本书可供中医临床、科研工作者及在校学生阅读使用，也可供中医爱好者参考。

图书在版编目（CIP）数据

浙江中医临床名家.范炳华 / 方剑乔总主编；许丽主编.—北京：科学出版社，2019.6

ISBN 978-7-03-061482-7

Ⅰ.①浙… Ⅱ.①方… ②许… Ⅲ.①范炳华-生平事迹 ②推拿-中医临床-经验-中国-现代 Ⅳ.①R244.1

中国版本图书馆CIP数据核字（2019）第114209号

责任编辑：刘　亚　凌　玮 /责任校对：张小霞
责任印制：徐晓晨 /封面设计：黄华斌

科 学 出 版 社 出版
北京东黄城根北街 16 号
邮政编码：100717
http://www.sciencep.com

北京捷迅佳彩印刷有限公司 印刷
科学出版社发行　各地新华书店经销

＊

2019 年 6 月第 一 版　开本：720×1000　B5
2020 年 1 月第二次印刷　印张：13 1/2　插页：2
字数：220 000

定价：68.00 元
（如有印装质量问题，我社负责调换）

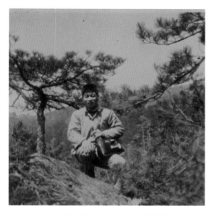

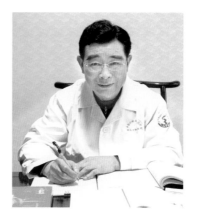

1972年范炳华在天目山采药留影　　范炳华教授在名中医工作室

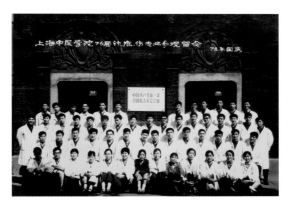

1978年国庆节参观中共一大会址合影（二排右三为范炳华）

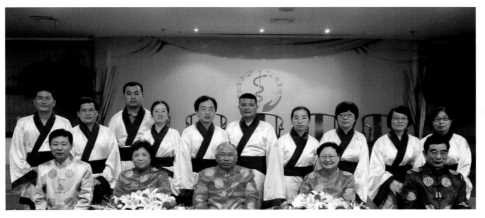

第五批全国老中医药专家学术经验继承工作拜师仪式

（前排右一为范炳华教授，二排右一、二为其弟子汪芳俊、许丽）

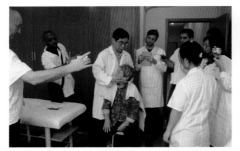
范炳华教授带教外国留学生

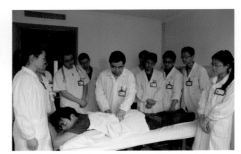
范炳华教授为本科生临床示教

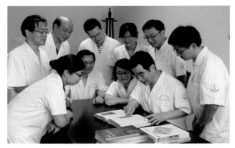
范炳华名中医工作室业务学习

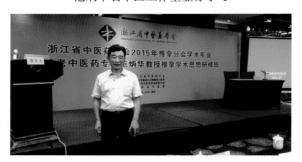
连续5年举办全国名老中医药专家范炳华教授推拿学术思想研修班

（图为2015年研修班会场）

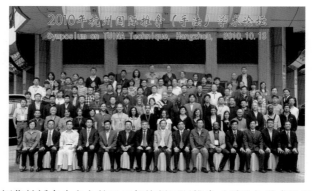
由范炳华教授牵头主办的2010年杭州国际推拿（手法）学术论坛合影

（前排右四为范炳华教授）

浙江中医临床名家

丛书编委会

浙江中医临床名家·范炳华

编 委 会

总　序

中华医药，博大精深，源远流长。灵兰秘典，阴阳应象，穷万物造化之妙；《金匮》真言，药石施用，极疴疾辨治之方。诚夷夏百姓之瑰宝，中华文明之荣光。

浙派中医，守正出新，名家纷扬。丹溪景岳，《格致》《类经》，释阴阳虚实之论；桐山葛岭，《采药》《肘后》，载吴越岐黄之央。固钟灵毓秀之胜地，至道徽音之华章。

浙中医大，创业惟艰，持志以亢。忆保俶山下，庠序进修，克艰启幔；贴沙河干，省立学府，历难扬帆；钱塘江畔，名更大学，梦圆字响。望滨文南北，富春秋冬，三区鼎足，一校华光；惟天惟时，其命维新，一德以持，六艺互襄；部省共建，重校启航，黾勉奋发，踵武增华。

甲子校庆，名医辈出，几代芳华。值此浙江中医药大学建校六十周年之际，特辑撰"浙江中医临床名家"丛书，以五十二位浙江中医药大学及直属附属医院名医为体，以中医萌芽、名师指引、声名鹊起、高超医术、学术成就、桃李天下为纲，叙名家成长成才之历程，探名家学术经验之幽微，期有益于同仁之鉴法、德艺之精进。

时己亥初夏

目　　录

浙江中医临床名家·范炳华

浙江中医临床名家·范炳华

第一章

中 医 萌 芽

第一节　农家子弟初学医

　　范炳华，是从一个普普通通农家子弟成长而来的推拿界的专家学者，于1952年闰5月18日出生在浙江省临安县对石乡桂芳桥村一户贫农家庭里，兄弟6人当中，排行老大。

　　中华人民共和国成立初期的中国社会，农村普遍处于一种比较贫困且物资匮乏的状态，农民收入较低，大部分都处于艰难的生活当中。长期以来，贫下中农及其子弟们都吃了缺乏文化知识的苦，出于对基本文化知识的基本需求，范师于1959年进入了对石完小读书求学，但是由于家境贫寒，范师不得不一边放牛以帮助家里减轻工作上、经济上的负担和压力，一边读书求学以获取文化知识上的进步。由于范师自幼的勤奋和努力，且学习积极，1965年小学毕业时，他以优秀的学习成绩考上了当地教育较好的於潜中学。然而，继续求学这一原本天经地义的事情却成了范师及其家庭的一个难题，因为家境贫寒、经济困难，兄弟多但又年幼，温饱问题都尚未得到充分保障的家庭，让刚好处于壮劳力、可以作为家里顶梁帮手年龄段的长子外出求学，无疑成为父母心头的一块心病。经过再三权衡生存问题和求学问题这两件事，父母选择了妥协，决定让范师放弃继续读书。

　　然而命运没有使这个继续求学的机会与范师擦肩而过，出于爱才之心，当时的小学校长蒋一土老师3次登门做范师家长的思想工作，劝导家长让范师继续读书，但都被家长以家里缺少劳力和帮手为由拒绝了。蒋校长苦口婆心地对范师父母说："炳华这孩子是会读书的，将来是会有出息的，这次入学考试考了第二名，於中是县里的名牌中学，能够考上是不容易的，不让炳华这孩子继续读书是着实可惜的。"另一方面教育范师说："你们家兄弟多，家境确实是非常困难，这是不争的事实，你父母要供养你读书实在不容易，你要理解父母的苦衷和家里的不得已，你又是长子，理应多帮家里分担压力，中学离家有15里路，要住校的，你不要怕辛苦，周一早上起早赶到学校上课，周六晚上赶回家，周日好帮父母多干点活，帮助父母减轻点负担，做个好孩子"。在校长再三劝说和不懈努力下，父母终于同意范师继续念初中。就这样，范师于1965年9月顺利进入於潜中学继续学业。

1965年6月26日，毛主席发表了"把医疗卫生工作的重点放到农村去"的指示（简称"6.26"指示），农村医疗工作得到重视。1966年3月，临安县卫生局遵照毛主席的指示，尝试举办了第一期"赤脚医生"培训班（又称"红医班"），从各中学抽调初中生参加首期的培训，据说是要培养中医中药人才的。在范师班上也有一位同学被抽调进培训班，令当时范师羡慕不已，心想要是能抽到自己那该多好啊！范师家的贫困条件使得他迫切需要能学到一些本领以谋求到一个职业，使得自己能够立足且帮助家里。这件事对范师的触动很大，同时也促使范师的心里萌发出学医的梦想。

时代的转折有时候就是这样不期而遇。由于历史的原因，1966年，随着"五一六通知"的发布，学校停课了，范师的初中求学生涯不得不暂停了。直到1968年4月复课，学校进行毕业教育3个月，至6月而完全终止，短暂的初中学习生涯就这样戛然而止。对于这段未能完整完成的求学经历，每每回想起来，范师都是深感无奈和遗憾的。毕竟那个年代，生活的不易和艰辛，使得每个年轻人对知识是无限向往的。

然而范师的生涯又迎来了新的转机，机会总是会眷顾勤奋且努力的人们。随着"五一六通知"的深入贯彻和"红医班"试办取得的成功，1968年9月，临安县卫生局在全县范围内多基地举办"赤脚医生"培训班，范师所在的乡村也照例覆盖到，培训基地设在藻溪公社所在地藻溪镇。村委会根据"根正苗红"的筛选条件，选拔初中毕业生作为"赤脚医生"培训学员，结果范师被选中，经县卫生局审查通过并批准成为正式学员。

由于当时物资条件所限，培训班的教室被设在镇上一个祠堂天井破旧的厢房内，四面透风，十分艰苦。开学那天，县卫生局的副局长做了培训动员。培训的老师都是镇卫生院的高年资医生，负责培训班工作的负责人是藻溪镇卫生院的院长唐雪莲医师，40岁左右，是一名内科医生，由她负责主要的教学任务。其他的老师有妇产科兼外科的沈晖医生、中医科的方阳春医生、中西药剂科的陈达明药师，还有担任中草药教学的是镇药材收购站负责药材质量验收的老药工。参加这个培训班的学员都来自附近乡镇村，每村1~2个名额，总共40余名学员。学员们的年龄组成和经历都参差不齐，有的已经是从事"赤脚医生"工作的，算是有些临床经验的"老行家"，但多数是没有"涉医"经历的新人，因此，这些个"老行家"就一时成了培训班的"小老师"了。新人在学习过程中遇到不懂的地方可以先请教"小老师"，一些简单的问题也能得到"小老师"的释疑和帮助。

培训班的培训周期为9个月，其中课堂理论培训6个月，临床实习3个月。培训教材有《西医培训教材》、《中医培训教材》和《实用中草药》3本，其中只有《实用中草药》是正式印刷的，其余2本都是老师根据培训要求自编授课的内容要点，用刻蜡纸油墨印刷，具体的授课内容需要学员做笔记。

西医培训的内容包括内科、外科和预防医学三部分，在每一部分的内容讲解中，老师按照相关疾病在解剖学、生理学、病理学、临床表现（即症状、体征等）和诊断、鉴别诊断、治疗、处置等方面作知识点的讲授。因为考虑到实用性原则和授课课时的有限性，授课内容多设置为农村的常见病、多发病，内容精简而实用，都是"应知应会"能够并必须掌握的。

具体到内科方面，内容主要包含有心、肺、胃、肝、胆、脾、胰、阑尾等脏腑器官的生理解剖位置、生理功能，血压的测量操作，心肺听诊的方法和部位，肝脾、阑尾等内脏的触诊方法，常见病如感冒、咳嗽、高血压、消化不良、腹泻、胆囊炎、营养不良性肝炎等的诊断和药物治疗，胃溃疡、胃出血、胆道蛔虫症、阑尾炎等疾病的诊断要点和处理原则等。外科方面主要囊括常见外伤的诊断、鉴别与处理原则，常见创伤、溃疡或出血等的包扎和处理，急腹症的应急处理、转诊原则与要求等，还有青霉素皮试、静脉输液、肌肉注射的部位、消毒和操作要领等。

中医培训的内容主要包括中医内科学和针灸、按摩、中草药认识等。中医内科学包括中医基础理论知识、常见病辨证处方等；针灸学包括常用腧穴、针刺灸法的操作；按摩学部分则因为老师临床也运用较少，故内容安排较为简单；中草药的学习内容是认识草药的药性、功效及主治作用。

在整个中医培训内容当中，中医基础理论是学习中医的重要入门课程和铺垫，诊断所需的望、闻、问、切基本知识是辨识疾病的主要手段，如切诊中脉象的认识和把握，脉象主要内容是如何把脉，寸、关、尺三脉如何布指，临床常见浮脉、沉脉、迟脉、数脉、滑脉、弦脉、虚脉、实脉、洪脉、细脉等10余种脉象的表现、体验和临床意义等。又如望诊之望舌苔，主要学习如何辨识舌苔和舌质，舌苔的厚、薄、腻、燥、光和舌质的红、淡、齿印等分别有什么样的临床意义。处方涉及的是方剂学的学习，主要介绍常见病各种证型的理法方药。针灸学，是中医重要且不可忽视的组成部分，作为一种外治方法，它总是有一种神秘的色彩，培训学习的内容主要是掌握60余个常用穴位的定位、主治功用及临床施针操作；按摩方面的内容，简单学习了按、揉、摩、捏、拍、点穴的操作。中草药的形态样式认识、临床作用和主病构成了中药学的培训框架。老药工对中草药经验丰富，尽管理论方面讲得不多，但对草药的作用、主病等却是讲得头头是道，而且他还经常会拿干药和鲜药来进行对比，目的是让学员认识草药，并且安排野外认识草药、采集草药，可以就地取材治病，丰富了学习的形式，提高了大家的参与度，充分调动了学员们的学习积极性和兴趣。范师提到一次印象深刻的体验，老师带全体学员到10多里外的高山上挖"红茴香"根皮（民间伤药），晒干后磨成粉，用麻油、膏药原料混合成糊状，制成外用膏药，用来治疗跌打损伤、关节扭伤，效果很好。

学员对中医培训内容是极有兴趣和热情的，认为一是因为学习的内容看得见摸得着，十分接地气，便于理解；二是因为很多诊断方法和治疗手段可以相互练习，相互提高，印象深刻；三是因为很多原材料如中草药可以就地取材治病，很实用；四是因为中医药经济实惠，少花钱就能治病，对老百姓来讲是一种福音。

预防接种在那个年代的医疗卫生工作中是极其重要的，而且任务也很重。由于全国的医疗卫生条件较差、人民生活水平不高、身体素质普遍低于良好的标准，以至于长期处于传染病的威胁之中，又因人口众多，镇卫生院人员对于繁重的预防接种任务根本忙不过来。在这种情形下，培训更多合格的"赤脚医生"参与到这项工作当中来显得尤为重要，因此这项工作也成为培训的重要内容。

当时预防接种的疫苗有卡介苗、牛痘疫苗、"百白破"三联疫苗、钩端螺旋体疫苗、小儿麻痹症糖丸等，接种方式各不相同，有皮内注射、皮下注射、肌肉注射、划痕接种等。培训内容涉及接种方式、接种时间、保温措施、送药到口、异常情况报告及如何处理，一人一管、一人一针、一人一消毒制度等原则性的制度都列入培训内容。这个部分的培训内容，学员们分成两人一组对练操作，包括消毒、用生理盐水进行皮内注射、皮下注射、肌内注射、三棱针划痕操作训练等，大家都练得相当认真。在理论培训期间还专门安排有一周时间参加预防血吸虫病运动，对全镇范围的溪、沟、渠、塘等区域全面排查钉螺，结果未发现钉螺。

基础理论培训的时间紧凑而高效，1969年3月结束，4月随即进入临床实习阶段。范师当时被安排到於潜镇人民医院实习。医院离家有15里路，每天上下班十分不便，医院于是在急诊室旁边临时搭建了工棚，作为临时的住宿。中华人民共和国成立初期於潜镇是於潜县的县城，医院也相当于县级医院，对于医院的技术力量，当地百姓是比较认可的。医院有床位100张左右，附近有急诊情况都是往这所医院送，因此急诊患者还是比较多的。3个月的实习，分为西医临床2个月，中医临床1个月。西医临床实习包括急诊科、西医内科和外科，医院没有针灸科，更没有推拿医生，所以中医临床部分只有在中医内科实习。

西医临床2个月的实习中，时间分配由急诊科半个月，内科1个月，外科半个月组成。急诊是不分内科、外科的，安排内科、外科各1名医生参加值班，忙不过来的时候，会临时叫其他医生帮班。对于培训班学员，与其说在急诊科是实习，倒不如说是见习比较恰当，因为没有经过系统性的学习，不知道规范性的操作流程，根本帮不上忙，只有正规卫校毕业的实习生有时能做个助手。像范师这样的短期培训出来的"赤脚医生"，只能站在一旁观摩学习，顶多偶尔帮忙拿个血压计、敷料什么的，通过实习能了解的只是急诊处理的流程。好在住在急诊旁边，好处是每当晚上有急诊任务时，总是会有急诊铃响，这时候就可以立即跑到急诊去看看是什么样的突发的急诊病情，怎样处理，学习和参与的机会会更多、更及时，且可以掌握急诊的第一手情况。

范师提到，有一次晚上11点多，急诊铃声响个不停，猜测肯定是遇到了较严重的急诊情况，或许有人手不够的状况，就赶紧起床跑到急诊室，见到一位因车祸头部外伤、血肉模糊的病人躺在手术床上需要做清创缝合，而清创时又出现颞动脉血流不止，使得手术创口模糊、视线不清，恰巧助手又没有及时到位，清创工作被迫停止。范师见状，就主动请缨上前帮助按压住耳朵前方的颞动脉，由于解剖知识不够精熟，按了好几下才按准，血止住了，清创工作得以继续。需要压迫止血的区域狭小，只能用一个拇指按压，范师担心不做连续按压会导致继续出血，影响手术，故中途不敢更换手指，保持同一姿势等到缝合结束，这时手指已然僵硬，整个手臂都失去了知觉，很长时间才缓过来。虽然辛苦，但这次急救工作，范师的眼疾手快和坚持不懈的精神却受到老师的表扬。经过这个案例的锻炼，范师明白并掌握了外科清创手术的基本原则和程序，以及压迫止血的原理和操作要点。

西医内科的实习带教老师，是范师就读的於潜中学校长叶碧野老师的夫人，她为人很和善，从不把所谓的"赤脚医生"实习生和卫校实习生别样看待，再加上原本就相识，更显得有亲近感。老师临床带教认真且仔细，如何叩诊、触诊、听诊，如何分辨不同的声音，把自己的经验均一一传教，并把有典型的阳性体征表现都让范师感受和体验。令范师感触最深的是，心脏的各瓣膜区听诊比较难搞清楚，老师总是耐心指导范师按照二尖瓣区、肺动脉瓣区、主动脉瓣区、主动脉瓣第二听诊区、三尖瓣区等五个瓣区的顺序听诊就不会搞错了。这一方法果然有效，让范师深刻领悟到，临床有临床的技巧，实用且容易掌握。待临证看病时，老师又总是将问诊、鉴别诊断等的技巧和要点作清晰的讲解。如咳嗽，要问清楚是否有痰、是否易咳出、痰的颜色、声音如何等。老师把经验告诉范师，有痰则止咳，无痰应化痰；痰易咳出可镇咳，反之不宜；白痰无炎症，黄痰有炎症；痰中带血说明有毛细血管破裂；痰声清脆病位在气管，痰声浑浊则在肺，其用药是不一样的。再如急腹症，首先要搞清楚疼痛部位和性质，右上腹痛首先应排除胆囊炎、胆石症，儿童应考虑胆道蛔虫症，左上腹痛要排除胰腺炎，右下腹痛要考虑是否阑尾炎，左下腹痛先问排便情况，排除肠梗阻可能，全腹痛应排除腹膜炎，再结合血常规的实验室检查结果，看血白细胞及中性粒细胞指标是否升高等。这些知识点和经验对像范师这样的"赤脚医生"来说是非常宝贵的，它们易于记忆和理解，非常实用，至少可以被用来作为一个临床疾病诊断中的初步筛选，认识和辨别疾病的轻重缓急。

外科半个月的实习，主要被安排在换药室实习，常规工作是跟着老师，为切排脓肿、消毒清创、换药包扎做助手，有时也能在老师的带教和指导下动手实践一下切排、清创、换药、伤口包扎等操作。偶尔，老师也会允许进入手术室观看如阑尾切除术、重症清创术之类的手术。通过外科的实习，提高了范师在外伤处理、创口清洗、敷药包扎、消毒换药等工作上的能力，为今后临床能顺利处理相关疾患奠定了一定的基础。

聂天耳副主任中医师，中医科主任，是培训学员们中医科实习的带教老师。聂主任40余岁，身体偏瘦，人很和气，戴了一副眼镜，仙风道骨的模样嫣然一副老中医的样子。聂老师临床经验丰富，很受病人和学生尊重，范师能跟他实习，自认为那真不是一般性的高攀了。范师的字写得比较恭正，聂老师见了很是喜欢，于是刚实习一周就让范师跟着帮他抄方，这让卫校毕业的实习生们看了着实很是眼红。而这种千载难逢的机会，范师心里自是十分感激，也决心细致的做好每一项工作，于是每天都早早到科室做好准备工作，帮老师泡好茶，备好笔、处方、脉枕等，聂老师见状心里自然高兴，理所当然的也很愿意教范师。

说起抄方，虽说就是一本处方笺、一张复写纸、一支圆珠笔，大概的情形如同做听写一般，然而其内却自有门道，而且这对范师来说也是一种考验，因为毕竟只读了七年书，文化功底欠佳，再加上中药药名不怎么熟悉，无形之中都是一种莫名的压力。有一次聂老师报了一味熟地，范师错写成"热地"，校对处方时聂老师让范师把"热"涂掉，改成"熟"字就可以了，而范师却坚持重新抄了一遍，严谨的工作态度给聂老师留下了一个良好的印象。比起草药不熟悉、文字出错这样的问题，抄方过程中更难的还是处方书写中有一些特有的剂量书写符号，这些符号难以熟悉和记忆，范师于是请聂老师帮写一张样稿，可以照样画葫芦，方便强化学习和记忆。

聂老师带教过程中，有典型的舌象、脉象都让同学观察和感受，并进行详细的解说，令学员们印象十分深刻。他临症处方擅用经方加减，用药精准而凝练，很接地气。例如，一位慢性阑尾炎3次发作的中年农民，外科诊断认为患者已经有肠粘连了，建议手术治疗，但患者由于存在经济负担的顾虑，害怕承担不起手术费用，且术后恢复时间长而影响和耽误农活，遂放弃手术改试中医中药治疗。聂老师腹诊时见右下腹压痛明显、触及包块，便干，结合脉弦数、舌红、苔黄腻，随即处方：红藤1两，黄芪5钱，败酱草3钱，虎杖5钱，白花蛇舌草3钱，大黄3钱，三棱3钱，莪术3钱，甘草2钱，3剂。水煎服，每日1剂，每剂2服，嘱其3天后复诊。3天后患者如约前来，见患者精神明显好转，腹痛基本消失，包块变软，又予原方5剂，并嘱咐病人若今后再发的话，也可自行到山上挖取大血藤根煎服，一样可以见效。区区一味红藤为何有如此神效？当晚范师便查阅了培训教材《实用中草药》：红藤别名大血藤，属木通科，浙江山区均有生长。书后备注："①《伤寒温疫条辨》卷四：肠痈秘方，凡肠痈生于小肚角，微肿，而小腹阴痛不止者，是毒气不散，渐大，内攻而溃，则成大患矣。红藤一两，酒二碗，煎一碗服之，服后痛必渐止为效。②《中药大辞典》：治急、慢性阑尾炎，阑尾脓肿方：用红藤二两、紫花地丁一两水煎服。"因为这个案例日常生活十分常见，且可自己采药治病，简、便、验、廉的祖国医学给范师刻下了极其深刻的印象。聂老师还常常和实习生分享心得，诸如，治胃病要分清有无泛酸，泛酸者加桑螵硝、瓦楞子；无泛酸者加乌梅、五味子；咳嗽须分清有痰、无痰，有痰止咳，无痰肃肺；黑便是消化道出血特有症状，轻者可吃3支棒冰止血，对柏油样黑便、精神疲软者应及时送上级医院急诊。聂老师将这些非常实用的临床经验倾囊相授，萌发并提高了范师对学习中医的浓厚兴趣，为今后热爱并致力于从事中医推拿事业埋下了伏笔。

短暂的培训结束，"赤脚医生"们从此走马上任，在各自的村委或生产队贡献自己的力量，从此以后，一切的实践和进步都需要依靠自己去琢磨、去学习、去提高。而我们的国家和社会，也像这些年轻的医生们一样，摸着石头过河、一点一滴的前进。特有的时代大背景总是会催生出特有的历史产物和历史现象，"赤脚医生"或许也只能出现在中华人民共和国成立初期阶段这样特殊的历史环境中。范师，像其他无数类似的农民子弟和有志青年一样，通过自己的不懈努力，从一个农家子弟开始，从"赤脚医生"初始学医开始，慢慢走上了从医之路。

第二节　亦农亦医土郎中

"赤脚医生向阳花，贫下中农人人夸，一根银针治百病，一颗红心哪，暖千家"。这是20世纪70年代一部反映知识青年中赤脚医生生活的电影主题曲，每每听到这熟悉的旋律，就会把自己拉回到那蹉跎的知青岁月，一幅幅艰辛与温暖的画面浮现在眼前。

说起"赤脚医生"这样的一种角色，确实可以说是我国历史上从未有过的一种特殊历史时期下的特殊产物，这是20世纪60～70年代中期开始出现的名词，是指一般未经正式医疗训练、仍持农村户口、一些情况下"半农半医"的农村医疗人员。中华人民共和国成立初期的那个时代，国家贫穷，医科专家奇缺，一时培养不出那么多有医学方面专业的医生，只有培训一批略懂医术的赤脚医生来应急所需。贫穷落后的年代，生病之人也尤多，更需要赤脚医生的治病。因而，那个年代，在乡村里，赤脚医生就应运而生了。

赤脚医生通常来自两个方面，一是医学世家，二是初、高中毕业生中略懂医术病理者，其中有一些是上山下乡的知识青年。挑选出来后，到县一级的卫生学校接受短期培训，结业后即成为赤脚医生。但没固定薪金，许多人要赤着脚，锄禾扶犁耕地种田，赤脚医生名称由此而来。范师也是这批芸芸初中生中被挑选出来短期培训的一员，并对其今后的人生道路产生了至关重要的影响。应该说，正是这样特殊的一个群体，为当时的中国解决一些农村地区缺医少药的燃眉之急做出了积极的贡献，为当时广大农村的基础医疗工作撑起了一片天。

"赤脚医生"的历史背景可以追溯到20世纪60年代。1968年9月，当时中国最具有政治影响力的《红旗》杂志发表了一篇题为"从'赤脚医生'的成长看医学教育革命的方向"的文章，并1968年9月14日《人民日报》转载。随后《文汇报》等各大报刊纷纷转载。"赤脚医生"的名称走向了全国。"赤脚医生"是农村合作医疗制度的产物，是农村社员对"半农半医"卫生员的亲切称呼。合作医疗是随着中华人民共和国成立后农业互助合作化运动的兴起而逐步发展起来的。

到1977年底，全国有85%的生产大队实行了合作医疗，"赤脚医生"数量一度达到150多万名。1985年1月25日，《人民日报》发表《不再使用"赤脚医生"名称，巩固发展乡村医生队伍》一文，到此"赤脚医生"逐渐消失。根据2004年1月1日起实行的《乡村医生从业管理条例》，乡村医生经过相应的注册及培训考试后，以正式的名义执照开业。赤脚医生的历史自此结束了。

根据当时的报道，中国有102万乡村医生，其中近70%的人员为初、高中毕业，近10%的人员为小学毕业。作为中国卫生史上的一个特殊产物，赤脚医生是乡村中没有纳入国家编制的非正式医生。他们掌握有一些卫生知识，可以治疗常见病，能为产妇接生，主要任务是降低婴儿死亡率和根除传染疾病。赤脚医生能解决的问题，通常是一些头痛身热，擦损外伤等小病而已。虽说是小病，但能治理能解决，也大大方便了村民群众。一是他们没时间到大医院去看病，二是当时的交通十分不便，三是到大医院看病费用高、农民的生活负担重。因而，村民群众十分敬重赤脚医生，都认为他们是村里的大知识分子，是救命恩人。

说起当年那段亦农亦医的土郎中的生活，范师内心感触颇深，每每回忆起来，心情都是久久不能平复。范师说，那时候在乡村当赤脚医生很辛苦，也是一件不容易的事。首先，赤脚医生没有固定的薪金，有的只是每月拿大队一些补贴，有的只是以生产队记工分代酬。这微薄的补贴和工分，从根本上解决不了他们的生活，因而，他们白天还得赤着脚参加生产队劳动，夜晚还要挑灯自学医学知识。范师说自己当时看病的工作时间主要是早晨、中午、晚上，也就是生产劳动除外的空余或休息时间，报酬是村里补贴每天半个工（6分），按300天计算，年计补贴1800分，年终参加生产队分红，每10分0.6～0.8元。范师的劳动所得除了应付日常开支之外，还常要买些书籍来阅读，以增进知识，至今还完好保存着当年做赤脚医生时买的读本，《中医基础理论》《金匮要略方论》《胃肠病知识》，三本书0.84元，相当于一天半的劳动报酬，成了他难得的工作闲暇之余的知识补充必备。其次，由于贫穷落后，医疗设备十分简陋。村里没有医务室，所以只能靠自己家腾出十余平方的一间房，桌、椅、凳、架全是自家的，看病、打针、清创、换药、消毒等所有的常规的医疗工作全在这里面进行。村里没有医务室费用投入，靠注射1次5分钱、换1次药1角钱的"收入"来运作。所能拥有的医疗器械除了一个药箱、几片普通的药片、一支针筒、几块纱布，别的就少得可怜。原先消毒用一只铝质饭盒，注射器、针头洗净后用纱布一包，用水煮法消毒，后来条件稍好些，用隔层消毒器（消毒器内有个铝架与水隔空，消毒的器械放在铝架上），避免水残留在器械内。

范师回忆说，尽管苦、尽管难，但当时的赤脚医生，却也是有着一股子那个时代所特有的精神，倔强而坚持，无论是对待生命抑或是生活，还是工作，都是尽职尽责，满腔热情地为人民服务的。那时候医务室主要工作是看些感冒、头痛、发热、腹泻等常见病，用常用药及草药治疗；跌打损伤、疮疖肿毒、切割损伤等清创包扎；危急症病人的初步诊断，判断危急程度和转诊；承担全村预防接种任务等。无论是深夜还是风雨交加的日子，只要有病人或乡亲需要帮助，他就会赴诊，就会认真地为病人看病打针服药。自己治得了的，就一心一意尽力去治。自己治不了的，就建议送医院治，有时还亲自陪着送去。赤脚医生治病收费不高，只收回成本钱。如果碰上困难户和五保户，就得倒贴成本费了。由于资源有限，缺医少药的恶劣环境使得范师把上山采草药也作为工作的一个重要组成部分，如跌打损伤止痛常用的红茴香根（自制伤膏）、细辛（研末分吞）、乌药（痛经适用）等，腹泻常用的马齿苋、地锦草等，清热消炎解毒的贯众、大血藤、金银花、忍冬藤、大青叶、蒲公英、夏枯草、一枝黄花、前胡、虎杖根，其他如玉竹、首乌、百合等，都必须一一熟识形态样式，掌握好各种草药喜好生长的环境和场地、开花结果的时间节点、采收的季节和草药的根、茎、叶的有效药用部分等，用不完还可以晒干卖给镇药材收购站，用于医务室开支。

范师说，为了克服农村缺医少药的窘境，父母当年的影响也是起了不少作用的，父母尽管是老实巴结的农民，但也有一些祖辈传下来的简单实用的土法医治方法，受其影响，也使范师在担任"赤脚医生"期间得到很好的应用，且很灵验，受益匪浅。例如，有一种不知名的小草，生长在自家菜园地角，其根茎与鱼腥草根相似，但汁水比鱼腥草多，捣烂后成糊状，其叶虽同但为绿色，母亲说有拔脓头的作用（不知药名，暂且称为"拔脓草"），可治"背痈"，即现代医学金黄色葡萄球菌引起的深部化脓性感染。曾有一名10岁的男孩得了背痈，发热38.5℃，卫生院配了青霉素肌内注射，40万单位/次，每日2次，连续用3天，"背痈"反而增大，体温升到39.0℃。在母亲的指导下，取"拔脓草"的根茎一把洗净，加盐少许捣成糊状敷在"背痈"上，第2天，见痈头溃破出脓，体温降至38℃，挤出一大堆黄绿色腥臭的稠脓，继续敷药，第3天，体温降至正常，改用普通敷药，3天后疮面结痂而愈。范师说大学毕业后，曾想起要把这草药种杆保留，但这菜园已被征用造房子了，该草药的遗失使得范师深感遗憾。

另一个经验是细辛治腰痛。父亲是位农活行家里手，跌打损伤、闪腰扭伤是常有的事。清明时节是细辛采集的季节，每年范师常跟父亲去扫墓，父亲总要从山边挖细辛回来，晒干备用，他说这药研成粉末用黄酒吞服，治疗跌打损伤、腰痛效果奇佳。范师记在心里，每年到这个季节都要采集细辛，晒干备用，治愈了许多腰痛的乡亲。

还有一些是母亲的土法医学知识。①冬雪水：（原理与西汉淳于意寒水推治疗小儿高热惊厥相同）：每年下第一场冬雪时候，用酒坛子装满冬雪压实，酒坛口用竹笋壳、荷叶包扎，外用黄泥糊实藏于阴凉处，待来年夏天中暑、小儿高热等时喝一杯即可退热解暑；②酒药（又称"白药"）：一种用于酿甜酒酿的发酵药，范师家里每年必做的。每当食积、消化不良、呕吐，用酒药烧成炭研碎，冲开水半碗，药渣沉淀后喝水，很有效，尤其是对小儿一次即愈。

作为短期培训出来的乡村"土郎中"，医术虽不高，但服务态度特别的好。他们常背着一个印有鸡蛋般大的红十字药箱，挨家串户走访群众。尤其是流行性感冒或流行性脑炎时期，赤脚医生的责任更大更辛苦，他们不但走家串户发药，还得讲解预防知识，通常一天吃不上一顿饭，睡不上一次安稳觉。乡村里的小孩怕打针，赤脚医生便会千方百计地哄小孩，或是给他们讲故事，或是为他们唱歌，有时甚至买上一颗糖送给小孩，待小孩的注意力分散时，一针下去，还未等孩子"哇"的一声哭叫，针又拔出来了。这般一来，村里的小孩见了赤脚医生，既爱又怕，大都会缩进母亲的身后，伸出头来，怔怔地盯着赤脚医生身上的红十字药箱——那里面，既有糖果，更有针筒。

尺有所短，寸有所长。赤脚医生的医术虽没有大医院里的医生高明，但有时大医院里的医生治不了的病，赤脚医生反而治得了。更重要的是，赤脚医生是真正为穷人服务的天使，赤脚医生虽然没有洁白的工作服，常两脚泥巴，一身粗布衣裳，但却有最真最纯最热的为人民服务之心。而朴素实用的治疗模式，满足了当时农村大多数群众的初级医护需要。赤脚医生治病，在乡民的眼里，水平确实是高，但有时，也失水准。无论怎么说，在那个贫穷落后的年代，赤脚医生为人民群众做出了巨大贡献，功不可没。随着社会的进步，科技教育的发展，乡村都建立了医院，医生都规范化了，赤脚医生，渐渐地被医科大学的毕业生取而代之了。这便是人类文明的又一进步。

半农半医的日子过得有条不紊，按部就班，范师平日时常温习并反复记忆培训班老师们的谆谆教导，把他们的临床经验牢记在心，并常常思考，适当地在日常所遇到的问题中灵活运用，有时候就能起到意想不到效果。范师就提到曾有这样一个案例令其至今都印象深刻，村子里有个何姓妇女，40余岁，受反复胃脘胀痛困扰数年，平日无泛酸、无恶心呕吐、睡眠差、胃纳可、两便正常，当地有名的夏姓老中医予以诊脉处方，已吃了两箩筐中药（患者原话）终未见效，使其对该病的康复预后大失所望。所谓病急乱投医，听说范师是经过培训过的赤脚医生，抱着试一试看的心态，请范师帮忙看看处方是否有修改或增减的需要。范师虽说接受过短期培训，可那毕竟只是一些粗浅的、应急运用的初级知识，功底和老中医相比哪里是可以相提并论的，哪敢随便评议老中医的处方啊，但碍于乡亲的信任和热情相邀，只好看看是否可以给点建议。范师看完处方后发现其中有海螵蛸、乌贼骨两味，就问患者平时是否有泛酸现象，得到否认的答案后，范师回忆起当年聂老师对治胃病时的教诲："治疗胃病要分清有无泛酸，泛酸者加桑漂硝、瓦楞子；无泛酸者加乌梅、五味子"，于是告诉患者这处方是一张治疗胃痛的名方，主方没大问题，既然没有泛酸的现象，我给你改两味药试试，随即去掉海螵蛸、瓦楞子，改成乌梅、五味子，结果服用了7剂胃就不痛了，续服7剂之后胃痛未见复发。这件事不仅给患者带来了康复的喜悦和对范师的加倍信任，同时也给范师从事医学工作打了一针大大的强心剂，增强了范师灵活运用医学知识的信心，对其对中医的理解也是大有裨益的。

还有这样一个案例同样是使范师倍感自豪和骄傲的，大队里有一妇女，45岁，平素身体健康，在临安牧家桥砖瓦厂打工，1个月前出现头痛、头晕、乏力怠倦、心悸怔忡、不思饮食等症状，伴随有失眠多梦、体感潮热等不适，于当地某医院诊治考虑后予以血府逐瘀汤（桃仁12g，红花、当归、生地黄、牛膝各9g，川芎、桔梗各4.5g，赤芍、枳壳、甘草各6g，柴胡3g）治疗，连服4周后，竟卧床不起，家人觉得她没有希望了，甚至都已经为其准备后事了（棺材、寿服、寿鞋都已备好）。恰巧该患者的侄儿是范师同学，抱着死马当活马医的心态，将其姑妈抬到范师诊室定要请范师看一看。范师见其面色苍白，毫无血色，语音低微，说话须俯耳细听方悉其意，舌淡苔薄白，脉细微，症属危象，心里暗忖这岂是"赤脚医生"所能治的，就劝其急送县人民医院诊治。其侄儿见范师为难，就说："炳华，咱们老同学一场啦！治不好不会怪你的，县城有名老中医都看过了，万一不行，家人也早有心理准备了，你就行行好帮个忙吧！"范师于是再次分析证、脉、方，认为患者如此虚弱岂能连续逐瘀攻伐，当务之急应以扶正为要务，予以八珍汤（人参、白术、白茯苓、当归、川芎、白芍药、熟地黄、甘草）加黄芪（重用）7剂，患者回去服用后大有起色，精神明显好转，再以原方服用7剂，症状完全消失，休息半个月后又重新去打工。这个病案的经验对范师的影响也是深远的，从此临证审证求因、灵活运用医识医理的习惯和严谨的作风伴随着范师临床工作的始终。

"土郎中"主要的工作和生活其实还是务农，那个时候，农业工作是农民的生计来源。说起干农活，范师自己也说，要不是去上大学或从医，即使是留在农村，农业上自己也绝对是一把好手。话说有一年临安大雪，雪的厚度一度没过膝盖，村子里和生产大队里的人们都弥漫着一股悲观的情绪，因为大家都对来年的小麦收成持悲观态度。那时候，没有小麦作为粮食的补充，一年之中的口粮是不够吃的，农民们为了渡过难关，普遍都要以类似"高利贷"的方式去别的村子或地区借粮度日。范师由于平时爱看书，善于学习和吸收各方面的知识，外加善于思考，知道小麦有小麦的生存条件和习性，于是组织带领大家开沟刨土，指导大家开沟多挖10公分再种小麦，大家不愿坐以待毙，都将信将疑地跟着一起干，待到第二年，真的迎来了村子里往年都少有的收获，大家激动地对范师说："幸亏你的建议，我们村今年大家都不需要去借粮食了，甚至还有富余的粮食可以卖钱！"范师自己也觉得欣慰和高兴。

"双抢"（抢收、抢种）在南方农业生产生活中是农民们再熟悉不过的名词，水稻在南方一般种两季，7月早稻成熟，收割后，得立即耕田插秧，务必在立秋左右将晚稻秧苗插下。因水稻插下后得60多天才能成熟，8月插下10月收割。如果晚了季节，收成将大减，甚至绝收。只有不到1个月工夫，收割、犁田、插秧十分忙，所以称为"双抢"。这时，有些农村学校会放农忙假，进城打工的人员也有请假回乡帮着做双抢工作的。所以，这段时间是农村最忙的时候。

这是一项极为艰苦的劳动，时间紧，任务重。要在20天的时间里将成熟的水稻全部收割完毕，再把田地全部犁一遍，马上就要将晚稻秧苗全部插上；在这段时间里，还要晒谷、把脱掉稻谷的稻草全部晒干扛回家。并且，这一切全部是在高温烈日下完成，更要命的是从事这样繁重的体力劳动绝大部分人是在填不饱肚子的情况下完成的。所以，有人说，"双抢"是农村每个家庭成员的两万五千里长征。时至今日，范师回忆起这样的岁月也是记忆犹新的。

气候热、时间短、任务重、节奏紧、消耗大，这些因素共同组成了"双抢"时节的魔鬼式训练课程，无情得考验着每一个人的身体状况。由于体力不支等原因造成生病的人比比皆是。因此，这个时节不仅考验着范师的身体素质，同时还考验着范师临床水平的过硬程度。他面临着要拥有比一般人强大得多的精神毅力。偏偏范师就遇上了这么一个病例。时值"夏收夏种"的"双抢"时节，在这个农村最忙的时候，生产队里一个30余岁的吴姓妇女，偏在这个时候出现了乏力现象（农村称为"脱力"），症状表现为四肢倦怠，面色萎黄，语声低微，气短乏力，食少便溏，舌淡苔白腻，脉虚滑。范师仔细辨证，考虑是脾胃气虚，运化乏力所致，另外又考虑这个时节暑湿较重，所以予以四君子汤益气健脾外加黄芪、薏苡仁、砂仁、生姜、红枣等益气渗湿，服3剂后，患者感体力恢复明显，原方再予3剂服毕后，坚持全程"双抢"，未感觉体倦乏力。中医中药的神奇功效乃至于此，也令范师着实折服。

时光荏苒，岁月流逝。虽然"赤脚医生"这个当年的历史名词已成过眼烟云，离我们渐行渐远了，但范师很自豪地说，我能有今天，与当年"赤脚医生"的生活经历的锤炼是密不可分的。苦难可以转化为精神财富，让人对人生的艰辛有了更多的领悟。铸造了刚毅、刻苦、自强不息的品格。

第三节 银针按摩初治病

现代中医院校普遍都有一个专业设置，为"针灸推拿学"，这是应中医中药发展专业、专科越来越细致的一个产物，目的是培养医学领域专业型人才。说起针灸和推拿，这是中医学的一个非常重要的组成部分，在中医外治方法中具有举足轻重的地位，这两种方法也是根据中医的诊疗方法诊断出病因，找出疾病的关键，辨别疾病的性质，然后进行相应的配穴处方，并进行治疗。而且作为中医特色的外治法，拥有许多其他方法所没有的特殊优势，第一，有广泛的适应证，可用于内、外、妇、儿、五官等科多种疾病的治疗和预防。第二，治疗疾病的效果比较迅速和显著，特别是具有良好的兴奋身体机能，提高抗病能力和镇静、镇痛等作用。第三，操作方法简便易行。第四，医疗费用经济。第五，没有或极少有副作用，基本安全可靠，又可以协同其他疗法进行综合治疗。这些也都是它始终受到人民群众欢迎的原因，也是范师赤脚医生生涯中很重要的医疗手段。

范师喜欢和乐于运用银针和按摩给患者治病也是有渊源的，这和他幼时的经历有关。范师家里兄弟6人，日常家务劳动如缝、补、汰、烧等全部都由母亲一人担当，工作很是繁重和辛苦，长年累月总难免操劳过度，所以经常会有腰酸背痛这样的毛病发作，因此母亲的健康情况对于这个家而言是极为关键的，倘若母亲病倒则必然是全家乱套。那个时代，坊间还是有走方医的，其中就不乏有一些擅长运用针灸、按摩方法治疗颈肩腰腿疼痛之类谋生的。走方医又名游方郎中、铃医、草泽医、走医，旧时指负笈行医卖药、周游四方者。因手摇串铃，又称串铃医。关于这一部分的史料，《串雅》里有专业而详细的记载。

《串雅》是一部关于走方医医术和验方的专著，具有独特的价值和意义。序文首先追溯了走方医产生的历史，分析了其受到社会轻视的原因，接着通过批评"国医"存在的弊端，表明走方医固有很多陋习，但不可因此一概而论的道理；随后叙述了自己广读医书而涉及走方医、却又无从深入的遗憾；最后交代了由此而终于幸遇具有真才实能的走方医、族人赵柏云，得其传授，经整理编次而著成《串雅》的经过，并举例说明了走方医术独具价值、不可轻视的观点。

中国民间的走方医，在行走江湖卖艺施治中，行之速效，愈者万千。在这些民间医士中，身怀绝技，几乎每个都有一技之长。由于民间"走医"自身行业特点，"走医"行走江湖，游走不定，卖艺施治，治病必须要用药简单，使用方便，疗效奇特，它必须达到"廉、简、便、验"的特点，这时才能让病人满意而获取病家的钱财。也只有如此，"走医"行走江湖卖艺，才有立足之地，才能挣口饭吃。

在范师的幼年记忆中就有这样独特的经历，有一次，一位擅长针灸的走方医路过家门口，由于家母很是受颈肩腰腿疼痛之困扰，就请他进门给母亲针灸治疗。范师说，过去的走方医真的就像《串雅》中描述的，摇着响铃穿街走巷，谁家有请就住下来设点，吃住在东家，东家治病是不收钱的，诊病治疗的诊室就设在东家，乡里坊间有人就医诊病都会到东家，范师在未进"赤脚医生"培训前就目睹了这一切，这或许也可以说是一种针灸推拿的启蒙和与其的不解之缘。这位郎中走方行医总是背着个大包裹，里面装有各种各样的盒子、小包袱，还有大小不一的瓶瓶罐罐，有盛酒精的、盛敷料的、放置棉球的、盛针灸针具的，还有切排脓的小刀具的等，装艾绒的包裹特别的大。范师对其中的针灸针具和小刀具特别好奇，常会在郎中的诊疗和适用过程中，仔细地观察它们的形态和各种器具适用的特点及如何操作等，郎中见状觉得范师好学，就和范师讲解："针灸针是银质的，粗细、长短不一，各有各的用处，要看治疗需要选择相适应的针具；这刀具看似小，但很锋利，大的用来切疮排脓，小的用来挑治，使用时要看病症部位的深浅、大小和治疗的需要来选择刀具。"郎中诊过母亲的舌苔和脉象的表现，判断是虚证，考虑是长期劳累导致积劳成疾，治疗上应以补肾强腰为主。于是他先在腰部做了按摩，按压了一番，然后他拿出银针在母亲的腰部密密麻麻地插了两排，再在两条腿上分别插上两针（足三里、三阴交），扎针结束拿艾绒捏成小核桃样大小的艾炷装在针柄上，点燃艾绒热灸，腰上的四根针（双侧肾俞、大肠俞）灸了3次，左右腿足三里处也灸了3次。这样就完成了一次完整的治疗。

这样的治疗每天进行1次，一共治疗5天，母亲的病痛就逐渐好了起来，随着乡里坊间其他来看病的人越来越少，郎中也就走了。不过每隔1～2年，郎中又会回来一次，给母亲和坊间的其他乡亲治疗腰背痛，母亲便也成了他的老客户。不需要服用药物就可以治疗陈年顽疾，按摩和针灸的神奇功效给范师烙下了深深的中医烙印，将这一切看在眼里并记在心里的范师，从此也对针灸、按摩产生了浓厚的兴趣。而至于按摩、针灸治病的原理，腰痛怎么会好起来，范师在"赤脚医生"培训前百思不得其解，为其今后的学习和培训以一探究竟也埋下了伏笔。

带着"赤脚医生"培训班的学习成果（60余个常用穴位的定位、主治功用及临床施针操作；按、揉、摩、捏、拍、点穴等的按摩手法操作），范师便在自己的"土郎中"生涯里但凡遇到机会，就小试牛刀，实践并验证着针灸和按摩的神奇。不久，第一个针灸治疗的临床案例就这样悄然而至了。有一年的夏天，在各种生产物资及农畜产品都匮乏的时代，西瓜是夏天解暑的最佳水果，那时候没有冰箱，老百姓喜欢把西瓜放到水井里冰镇后再吃，图个冰凉可口。一天晚上10点多，有一个年约15岁的许姓少年看电影回来，因为口渴难耐，于是吃了好多冰镇西瓜，到午夜时分，急性胃痛发作，病情严重到痛得在床上打滚，其父急急忙忙去请范师出诊。范师背着药箱赶到现场，见该少年痛得满头是汗，粗粗查体发现胃脘区域的腹部体表紧张拒按，脉弦数。询问病史后，家长告知说："看电影回来好好的，一个多小时前吃了冰镇西瓜，小鬼贪吃了点，没想到就闹肚子痛，而且痛成这个样子，你帮忙看看是不是有什么大问题？要不要送医院去看急诊？"范师于是继续查体发现麦氏点压痛不明显，初步排除急性阑尾炎的可能性，另外，胃脘部肌紧张、压痛明显，无肌抵抗、无反跳痛，初步考虑是吃了冷西瓜之后导致的急性胃痉挛。情况急迫，现场又无药可施，于是想到采用针灸来改善急性症状。便在药箱中取出银针若干，常规消毒后，在中脘穴和双侧下肢的足三里穴扎针，并在双侧前臂的内关穴上用按揉法治疗，只见范师时而提插、捻转银针，时而又按揉内关穴，交替不停地进行手法操作，5分钟后少年的呻吟声慢慢减轻，脸上的汗珠也渐渐少了，急性面容明显缓解，继续治疗约15分钟后疼痛竟然消失，少年能下床自由活动。再次查体发现腹部柔软，麦氏点无压痛，基本排除阑尾炎的可能性。安全起见，临走前嘱咐家长，如果再出现腹痛便送医院进一步诊治。一夜相安无事，范师第二天得知少年恢复如初。正确的诊断和及时的针灸治疗所带来的疗效可见一斑，这给范师树立了非常大的信心。

还有一个故事也是让范师深感骄傲的，这是一个针灸治疗贫血患者的个案。褚某，45岁，家庭妇女，家中有5个小孩，其丈夫是个残疾人，干不了重体力劳动，为了照顾全家，她既要做家务又要参加田间劳动，因操劳过度，出现疲惫乏力的现象，一度无法做事。经过卫生院检查发现严重贫血，血红蛋白降到了56g/L，先后多次到医院就诊，均予以硫酸亚铁口服、维生素B_{12}肌内注射治疗，2个月来贫血情况未见明显改善。由于患者经济负担也比较重，无法负担长期服用药物的费用，特地请范师帮忙治疗。范师上门诊查后，由于手上也非常缺乏药品，只能考虑运用针灸物理治疗。范师运用中医理论知识进行辨证论治，考虑患者是气血两虚证，然因为没有药物来补益气血，只好用针灸刺激穴位来调动身体机能，促进自身恢复。因为中医理论中说"脾胃为后天之本，气血生化之源"，所以范师觉得应以健脾益气的方法来组成穴位处方，在穴位选择的考量上，同样是治疗脏腑疾病，由于脏腑的气血精华在腹部和腰背部分别有输注点，所以可以用腹部的募穴，也可以用背部的俞穴进行治疗，于是综合考虑后决定取前后两组穴，第一组：上脘、中脘、气海、足三里（双）、三阴交（双）、手三里（双），其中上脘、中脘、气海、足三里（双）用温针灸，仰卧操作治疗；第二组：神道、至阳、命门、脾俞（双）、胃俞（双）、肾俞（双）、气海俞（双），其中脾俞（双）、胃俞（双）、肾俞（双）、气海俞（双）用温针灸，俯卧操作治疗。每日一次，两组穴位交替进行。经过两周的针灸治疗，患者渐感体力恢复，复查血红蛋白上升到98g/L。针灸治疗能够通过调动身体机能进而治疗内科疾病，它的奥妙着实令人震惊，范师也被中医中药的伟大深深折服。

　　针灸、按摩作为外治法，其操作方法和运用方式是多种多样的，其中有一种俗称放血疗法的应用，用来治疗一些急性病是非常有效的，是范师熟记于心的一种经验，他常常于委中穴放血来治疗腰痛、急性腰扭伤。操作时让患者采用站立位，酒精棉球消毒后，用三棱针直刺放血，很是灵验，往往都能立竿见影。还有刮痧，用麻油为介质，用调羹顺肌纤维方向来回刮擦起痧，或用拧痧法，主要用于颈项部、大椎穴，对于一些颈肩疼痛或发热、中暑之类的疾病很有效。

　　关于大学毕业至今所从事的推拿治病，范师实在的讲，在当时，专门用按摩来治疗的案例是比较少的，只是简单接触了一些类似按摩推拿的土办法。有关按摩这部分的记忆，一是跟一个老太学了点办法，当地一个老太会用点、按、揉的手法治疗腰痛，或是单用头发搓成球状在腰部按摩。范师揣测用头发按摩主要是增加摩擦力，减少手对皮肤的直接刺激损伤，对急性腰扭伤有活血作用，有较好的效果。二是以单个穴位按揉为主，主要是赤脚医生培训班得来的一些经验：掐合谷穴止牙痛，左牙痛掐右合谷穴，右牙痛掐左合谷穴，有即刻止痛的效果，对炎症性的牙痛可止痛但不能根治；按揉内关穴、胃俞穴治胃胀痛、泛酸、嗳气；按揉风池穴治偏头痛；用麻油擦腰部膀胱经可止腰痛。诸如此类，在范师的成长道路上都或多或少起到过一些作用和帮助。

第四节　机缘巧合上大学

在特殊的历史时期下，青年人对于求知的向往是抱有满腔热忱甚至是极其渴望的态度，更不用说上大学了，对于无数有志青年来说，就像古代的科举一样，读大学是他们获取高等教育、实现人生梦想和价值，甚至可以说是报效祖国的终极途径。然而，在那段特殊的岁月里，这样的机会是十分难得的。但是，命运再一次眷顾了自强不息的范师，让他迎来了人生转折的机遇。

"我是1977年进上海中医学院的，赶上工农兵大学生最后一届，所以很幸运。"范师如是说，他在发音"最后一届"的时候明显提高了说话的分贝，内心无法掩饰当时激动和庆幸的心情。

说起"工农兵大学生"，就像"赤脚医生"一样，都是特定历史时期里特定的历史产物。话说在那个年代一开始就取消了全国高考，直到1970年大学才重新开始招生，实行群众推荐、领导批准和学校复审相结合，后来人们把这些从工农兵中选拔的学生称为"工农兵大学生"。

到1977年恢复高考，全国高等院校共招收了94万基于推荐制的"工农兵大学生"。有插队多年的老知青、基层干部，有高干子弟，有工厂的技术骨干，有部队的宣传干事，有真正落实推荐精神、经过相对严格入学考试进来的，也有组织指派进来的。当年推荐工农兵上大学有着严格的工作程序。每到招生时节，先成立由地方、院校、部队的相关领导和工作人员构成的专班，然后层层下发招生文件，规定招生院校及名额、招生对象及条件、招生工作要求、领导责任、违规处分等，报纸、广播配合宣传招生意义、政策、要求等。其中招生条件具体明确，主要是：工作三年或在实践中锻炼三年以上（1972年招收的部分应届高中毕业生除外），高中文化或同等学力（初中毕业通过实践锻炼和自学达到高中文化），本人政治面貌、一贯表现（有劣迹者一票否决），身体健康（体检不合格者淘汰），年龄在25岁以下（前两届年龄要宽松一些），业余爱好和特长。招生指标层层分解到公社为止。

实施推荐时先由公社召开全社大、小队干部会议，传达招生文件和部署推荐工作；然后各小队根据公社的推荐指标及要求召开各自小队的社员大会推荐本队合格青年；大队党支部开会对各小队报来的青年择优选拔上报公

浙江中医临床名家·范炳华

社；公社党委再在各大队报来的青年中进行择优，选出推荐人和备选人上报区党委；区委比较研究确定后，组织对初选人员进行政审和体检；政审和体检如有落选人员，由区委在各公社报来的备选人员中择优补上，再对这轮初选者进行政审和体检，有不合格者仍照上述要求办理；直到推荐的人员都合格后，报县招办审查公布，接受举报，无异议后报地区审定；各地、市招收的人员均确定后，汇集到省招办审核、备案。其间招生院校参与层层推荐人员的业务及能力考核，还有最后的决定（录取）权。

工矿企业和部队的推荐工作也按照这样的程序从基层层层往上推荐。

当年工农兵学员的招生工作是一项政治任务，各级党委层层把关，因此，当年的推荐工作都是正大光明地在群众中进行的，就算有干部子女被推荐，与会者大都会慎之又慎，不是特别优秀的谁也不敢往上推荐，怕担责任。各级招办在研究招生人选时，凡与研究对象有瓜葛的人都要远远地避开。当时的干部真的要是有一点点徇私枉法的事情，会像秃子上的虱子一样，立马就会暴露出来。

能够上大学，能够有稳定的就业和收入来养家糊口以解决生计，让生活更加好一点，是范师当时迫切希望能够有机会读书的初衷。说来也是，没有一定的经济基础哪里来的上层建筑，哲学的辩证思想告诉我们做事必须务实和脚踏实地。在范师半农半医的勤恳工作和劳动中，机遇就这样来临了。

1976年，杭州卫生学校医学专业有"工农兵大学生"的招生名额下派到临安，范师所在的生产队也分到了一个名额。按照招生简章规定，每1个招生名额必须有2名候选人备选，按照1：2的标准进行推荐和筛选。同村的另一名候选人，在个人选拔条件上，两个人的条件其实是很接近的。那位候选人的赤脚医生经历比范师长2年，政治成分是团支部书记，在工作的资历上要稍稍优于范师；而范师的政治成分是党支部委员、团支部书记，在政治条件上较那位候选人要稍好一些。但因为是卫生学校医学专业招生，如果按从医经历长短优先的话，另一名候选人是有优先录取资格的，这个筛选工作着实为难着组织工作者。眼看就要硬生生淘汰一个候选人之际，在这个时候，天无绝人之路，一个巨大的红利消息从上海传来：上海中医学院又给范师所在的公社增加了1个招生名额，指定为援非班，候选人的前提条件必须是党员，这样一下子就化解了竞争的矛盾。

说起1976年的"工农兵大学生"的招生推荐工作，范师能够有机会入选，也是跟他自己的努力和争取是分不开的。当时的招生，年龄条件要求是不得超过25周岁，1976年范师刚好24周岁，其实也是最后一次机会了，因为如果换到是1977年的同一招生时间节点，范师便已经超过25周岁了，那就会失去推选的资格。因此，1976年报名时，公社已经将范师列入公社干部培养对象了，是范师自己争取来的，范师发自肺腑的真诚而又渴望的"总要给我一次机会的"的一句话，感动了公社党委书记。感动归感动，打铁尚需自身硬，过硬的基本有利条件才是让领导折服的最重要的原因，范师说自己有两个，第一个是政治条件：范师1971年5月加入中国共青团，1972年担任村团支部书记，1973年加入中国共产党，同年被推选为党支部组织委员兼团支部书记。1974年，组织发动团员捆扎军马草（专供军队马匹的饲料），并创收筹措经费2000多元。恢复被"文革"中断的文艺宣传队，把京剧《平原作战》改编成群众喜闻乐见越剧，当时县文工团只能演越剧《半篮花生》40分钟，而范师等人改编的越剧《平原作战》有2小时10分钟，整个春节期间到各村巡回演出16场次，在当地引起轰动，1975年春，某空军防化连野营进驻村里，村团支部组织军民联欢，演出《平原作战》第三场"军民鱼水情"，把联欢推向高潮，得到部队首长的赞扬。1975年又通过熟悉人拿到浙江越剧团改编的越剧《红云岗》剧本，通过20个晚上排练，于春节演出，极大地丰富当地农村文艺生活，在当地赢得了极好的口碑。第二个是赤脚医生的经历：招生条件规定，填报医学专业的考生必须有从事5年以上赤脚医生的工作经历，且没有发生过医疗事故和纠纷。范师当赤脚医生6年，并且没有医疗事故发生。过硬的政治条件、活跃的组织能力、严谨的从医经历，使得范师所具备的素质得到了领导的充分肯定，并且果断为他赢得了这样一次"工农兵大学生"的推选机会。

1977年，中国恢复高考，持续七年的工农兵学员招生成为历史。而1976年的那一届，也就成了最后的工农兵大学生。而站在1976年大学门槛上的范师，当然无法预测未来国情时局的变化，也来不及考虑这么多，在那个百废待兴的年代，显然觉得自己已经跨越了迷茫的人生十字路口，意气风发地向自己未来的中医事业、推拿事业迈开从容而坚实的脚步。

第二章

名 师 指 引

第一节　初进学府压力大

　　1977年那个春天雪下得特别大，连续下了20天，冰天雪地，气温达
-8℃，雪积得足足有半米深，整个天目山区域白茫茫一片，杭州西湖的冰结
得很厚，能骑三轮车去三潭印月游玩。也就在这一年的2月28日，范师打点
好简单的行李，挑着木箱、行李铺盖，怀着喜悦的心情，从藻溪汽车站乘长
途车到杭州，再换乘火车踏上去上海中医学院求学的征途。这是范师第一次
乘火车，第一次到上海，什么都充满着新鲜感、神秘感，也有着巨大的压
力，毕竟一个山沟沟里长大的娃，从没出过远门，一下子来到上海这个素有
十里洋场之称的大城市。只见高楼大厦满目皆是，这个刚从山沟沟里出来的
农家子弟，大有刘姥姥初进大观园的感觉。可初到上海的新奇感很快就被适
应未来学习生活的压力所取代。

一、生活费问题

　　范师就读的针灸推拿系针灸推拿伤科专业，全班60名同学，来自华东
地区的江苏、上海、浙江、安徽四省市，除了浙江5人、江苏1人、安徽1人
外，其余的都是上海厂矿企事业单位及上海户籍的"小三线"农场知识青年
（带薪），带薪读书的占70%以上。同学中在厂矿企事业单位医务室工作或
从事中医院校教学的学员约占30%，家庭经济条件都比较好。浙江同学共5
人，分别来自浙江中医学院1人、浙江医科大学附属二院1人、萧山钱江农场
知青（带薪）1人、建德县1人、临安县1人，全班真正来自农村户籍没有经
济来源的只有范师和建德的同学两人。出发前，范师卖掉口粮300斤稻谷，

当时晚稻谷每百斤收购价是11.5元，按余粮卖每百斤15.0元，范师就是拿着这45.0元余粮钱上学的。

在那个年代读书，学费是全免的，学校还每月发放18元生活费，27斤粮票。但在大上海生活，每月的生活费真需要精打细算。每月生活费发放后范师先留足13元伙食费，当时饭票是每斤0.15元，用去4元，剩下9元就买成菜票，余下5元用作学习用品和生活用品的开销。可一个农村干农活长大的孩子，本来胃口就大，每月27斤的定量哪够吃啊！起码每月36斤才勉强能过日子。于是，出现两个难题，一是粮票，二是钱。范师离家时带了几十斤浙江定额粮票，但在上海不能用，需要全国流动粮票才行，这可难倒了范师。在这危难时刻，都锦生丝织厂的老师傅张大伯想办法资助了50斤全国流动粮票，解了燃眉之急，这件事让范师终生难忘。那钱的问题又该怎么办？范师第一次开口向妈妈要钱，真是可怜啊！家里还有五个兄弟，哪有钱能资助范师呀。范师说，我先向家里借，到时候我会还的。就这样家里想办法每月汇给范师10元，才渡过困难期。

1977年的暑假，家乡接连下了几场暴雨，山坡塌方把公路的排水沟埋没了，县公路养护段急需疏通水沟，时值农村"双抢"季节，村里根本没有劳动力能承担清淤，范师就承包了100米工段的疏通任务。按照合同规定沟深1.5米，每米清淤费3.0元，工期7天。就这样范师一个人，在1.5米深的沟渠里跳上跳下，清淤、倒泥、运走，无数次的上上下下……每天劳作后都腰酸背痛。就这样范师人生中第一次用7天时间，赚到300元，算是人生掘得第一桶金，也可以说是大学生暑期打工第一人了。这一笔钱可派上大用场啦！范师首先给了妈妈100元，再用80元买了一块上海牌手表，剩下的120元可用于临时救急。

二、语言关问题

初到上海，语言是最大的问题，当时普通话未普及，要在上海学习、日常生活，不懂、不会上海话简直是无法生活下去。在上海通用上海方言，连浦东都算是乡下人，老师上课多数用上海方言，听不懂啊！范师心里为难了，怎么才能学好上海话呢？怎么才能跨过语言关？范师没有垂头丧气被困难吓倒，反而有一股初生牛犊不怕虎的气势，范师主动跟同学交流，听懂上海话与普通话的表达对接，练习上海话的发音技巧，一遍又一遍的练习，一天又一天的锻炼，终于慢慢地掌握了上海话的味道，以致后来出口就会被认为是个上海人，范师也算是勉强跨过了语言关。

三、面临淘汰的危机

1977年3月1日是学校开学典礼，开学典礼应该是一件高兴的事情，但对范师来说始终高兴不起来，为什么呢？在这个会上学校教务处处长说："你们这届学生属于工农兵大学生最后一届学员，是没有通过考试入学的，本来国家教育部打算不招了，考虑到通知已经发出了，所以你们还是幸运的。学校按照特殊情况特殊对待的原则，设置一个试读期，试读期为3个月，3个月后进行考试，淘汰率为10%，被淘汰的学员退回原籍。"范师如同听到一声惊雷，这不意味着全班要淘汰6个人。范师想自己毕竟从小学到初中真正只读了七年书，要不是招生政策，要不是机遇根本就没想过要上大学。可如今已经进了校门，因考试被淘汰回原籍，那也没有脸面见父母，没有脸面见父老乡亲了，范师曾经想过如果被淘汰只有跳黄浦江一条路可走。

范师通过日夜恶补，考试结果班里排名第54位，实际被淘汰5名，范师排名倒数第二名。通过这次危机，范师感到压力之大，要跟上教程完成学业，只有埋头苦读，于是没有双休日，没有节假日，连晚上也一直学习到教室熄灯。

四、婉拒担任班干部

开学第二周，班级要选班干部，指导员葛老师找范师谈话，说你是党员、又当过团支部书记，有担任党支部委员的经历，政治条件很好，既有社会经历，又有管理能力，是全班各方面条件最理想的班干部人选之一，动员范师作为党支部委员候选人，出任临时副班长兼学习委员。面对指导员的器重，范师既感到欣慰，又感到为难，考虑到自己的文化程度和知识水平，且在高等学府自己一切都还没有适应过来，各种压力和为难情绪涌上心头。范师惭愧地对指导员说："我只读过7年书，现在突然跳到大学，要跟上学习都困难，对我来说压力真是太大了。当上班干部如果连自己学习成绩都不及格，怎么能服人呀？班里的工作怎么做啊？我不是理想的班干部人选，我是来自浙江农村，没见过大世面，班里绝大多数是上海人，更适合作为党支部委员候选人。"范师又觉得这样直接回绝指导员的好意不妥，又补了一句："过一个学期看看再说吧！"指导员说："那也行，这次是临时的班委组织，下学期正式选举时再考虑吧！"

五、刻苦学习见成效

经过一学期的努力，期末考试成绩出来了，七门考试科目中五门考查成绩及格，《中草药学》《中医基本理论》两门考试成绩全是优，尤其是《中草药学》试卷一处修改都没有，排名全班第一。通过一学期的学习范师找到了学习方法，并始终努力，最终在毕业的时候总成绩从当初的全班倒数第二，上升到全班排名第二。

第二学期伊始，指导员又找范师谈话："通过一个学期的学习证明你是有能力的，第一学期考试成绩你是最好了，任课老师路一平教授说你的《中草药学》考试是满分，试卷连一个字都没有改过，你真的很优秀。这个学期班级要正式选举班委会及党支部委员会了，你必须参加党支部委员会候选人。"面对现实，范师表示服从组织安排。在这次党支部委员会选举中，范师当选为班级党支部委员，分管共青团工作（图2-1）。1978年8月当选上海中医学院唯一的中国共产主义青年团上海市第七次代表大会代表，出席在上海市人民大会堂召开的中国共产主义青年团上海市第七次代表大会，1978年9月被授予上海市大中小学学雷锋创"三好"积极分子（图2-2），1979年出席共青团上海中医学院第八次代表大会。

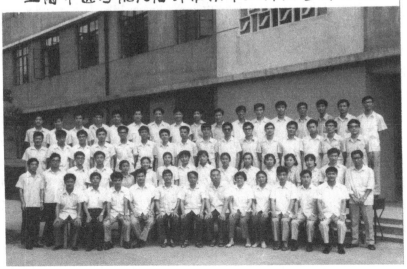

图2-1　上海中医学院76届针推系毕业照（前排右3为范炳华）

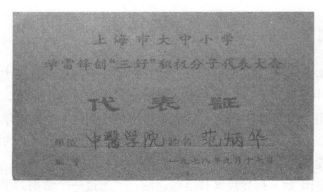

图2-2　上海市大中小学学雷锋创"三好"积极分子代表大会代表证

　　范师求学的这段时间，不仅提高了自己的医学能力，各方面成绩都很优秀，同时提高了为人处世的能力，锻炼了自己的领导才能，为以后临床工作跟行政工作的开展打下了坚实的基础。在1981年浙江省举行的对"工农兵大学生"学历认定的考试得分为94.6分，在800多名考生中名列第一，范师的知识扎实程度再次得到印证。

第二节　推拿传承一指禅

　　一指禅，又名一指头禅，佛教禅宗用语，喻万法归一。"吾得天龙一指头禅，一生用不尽。"（《景德传灯录·俱胝和尚》）。宋代陆游《冬夜读书有感》诗中说："一指头禅用不穷，一刀匕药去凌空。"据考证，一指禅推拿起源与佛教甚有渊源。由于社会的变迁，一指禅推拿也经历了人间的沉浮。

　　现今的一指禅推拿确切的师承关系可追溯到清代，相传在清朝嘉庆年间，由河南擅长一指禅推拿的太医李鉴臣创立，其生于清朝咸丰同治年间，河南人，一指禅推拿先驱。相传李氏曾为宫廷御医（一曰武师），后在江苏一带行医，在其客居扬州的时期将一指禅推拿授传于丁凤山。丁氏擅长骑马射箭，考取武秀才，丁氏继承了先师的一指禅推拿之精髓，除跌打损伤外，还擅治疗内科、妇科等杂病，尤其在用缠法治疗喉痹等咽喉部疾病方面，开创一指禅推拿的先河，当时在江浙两省极负盛名，著有《一指定禅》一书。丁凤山先行医于江都，后开业于上海，就诊者纷至沓来。为使一指禅推拿发扬光大，不再出现后继无人之境，广收门徒。其入室弟子有王松山、钱福卿、丁树山、沈希圣、钱砚堂、黄海山、丁鹏山、丁宝山、周昆山、翁瑞午、吴"大嘴"等。

王松山（1873～1962年），丁凤山首徒，字涟，扬州西门人。18岁拜丁氏为师，为其首徒，一指禅推拿的第三代传人，为我国推拿界第一位三级推拿专家。王氏较系统地继承了一指禅推拿流派的真传，在实践中不断创新。他擅治头痛、头晕、胃肠疾病及小儿急惊风等疾病。在治疗上，强调手法刚柔相并，柔和深透。其在1920年聚集丁氏传人10余名，在上海成立了推拿研究会。其入室弟子有王子余、王纪松、王百川、王少松、王亦松、王家齐、刘景山、毛若周、王春山、王柏山、池芝山、李祖道、赵元鼎、葛荣海、叶椒升、郭英成、吴金榜、何宗麟18人。

钱福卿（1884～1967年），丁凤山次徒，江苏扬州人，一指禅推拿的第三代传人，三级推拿专家，钱氏最擅长手法有："弹法"施于枕部，颈部、腹部、胸部等；"抄法"施于腰腹部治疗胃肠疾患；"缠、搂"等手法在临床上的广泛运用。尤其对中医一指禅"易筋经"练功十分强调，特别是推拿医生的精、气、神三者结合的内涵功。钱氏参与"推拿研究会"，后为上海推拿学校创始人之一，并任教师，为上海中医学院附属推拿门诊部推拿医师。其入室弟子有钱志坚（长子）、钱纯卿（弟）、钱小平（侄）、钱雪庚、曹寿民、韩樵、王群、杨影、胡玉衡、俞大方、曹仁发、陈力成、张炳元、钱裕麟（孙）、赵善祥15人。

丁树山（1886～1931年），扬州人，为丁凤山堂侄及弟子，学成后开诊，成为一指禅推拿的第三代传人。其入室弟子有丁季峰（子）、丁鹤山、丁伯玉、朱春霆、丁逸群5人。

朱春霆（1906～1990年），字维震，江苏嘉定人，为黄墙朱氏中医六世医。其父朱芝孙精于中医内、外科，饮誉淞沪，业务鼎盛，声誉卓然。曾运用一指禅功治愈名画家吴昌硕半身不遂顽症，吴挥毫泼墨作《秋菊图》一帧谢赠，一时传为杏林佳话。17岁父殁，赴上海师从中医一指禅推拿名家丁树山学习一指禅推拿医术，学成后开诊行医，擅治内、外、妇、儿、伤及五官科各类疾患，一指禅推拿的第四代传人，近代推拿学教育家。朱氏先后担任华东医院推拿科主任，主任医师，长期担任党和国家领导人的医疗保健工作，是第一位被国务院专家局授予"推拿专家"称号的。1956年创建了我国第一所上海推拿专科学校（后改为上海中医学院附属推拿学校），并设立了推拿门诊部，朱氏任校长和推拿门诊部主任，自编教材，亲自授课，先后培养了500余名学生，现分布全国各地，桃李满天下。中华全国医学会上海分会常务理事，推拿科学会主任委员，全国中医推拿学会名誉主席等职。并被载入《上海医学学者名录》《中国人名词典》。朱氏曾主编《中医推拿学》，著有《推拿发展史》，修订《中医大辞典》推拿部分，撰写《近代中医名医选》推拿部分。在推拿学理论、实践、教学方面做出重要贡献。

丁季峰（1914～1998年），男，汉族，江苏扬州丁氏推拿世家之后裔，丁树山之子，一指禅推拿的第四代传人。1958～1960年受聘于上海中医学院附属推拿学校、推拿门诊部担任教学、医疗工作。1960年正式调入上海市推拿门诊部（后为岳阳医院）工作，1979年任岳阳医院推拿科主任、主任中医师。此后先后担任《中国医学百科全书·推拿学分卷》主编、上海中医学院学位评定委员会针灸学科与推拿分会副主任、上海市高级科学技术专业干部技术职称评定委员会（中外、伤、推、针科）专业学科评审组成员、岳阳医院推拿科顾问、上海中医学院专家委员会委员、上海中医学院医疗事故鉴定委员会委员，1984年9月任学术经验继承老师、硕士研究生指导老师，1987年任中医学综合特邀编委。1990年任上海市继承老中医药学术经验研究班指导老师，1995年被评为上海市名中医、全国名中医，并享受国务院特殊津贴。丁季峰老师继承发扬，不墨守成规，取长补短，在一指禅推拿流派的基础上，创新㨰法手法，形成㨰法推拿流派。

据范师说，上海推拿学校的创办归功于时任中宣部部长的陆定一同志。1956年陆部长因长期操劳患有严重失眠症，每晚最多只能睡2个小时，上海市卫生局派出时任华东医院推拿科主任朱春霆主任，在上海去南京的火车上为陆部长推拿，朱老用一指禅推法治疗半小时后，见陆老已经睡着了，朱老先生担心再推拿影响陆老休息即停止推拿，一直守护在陆老身边，等陆老先生醒来看看表竟然睡了六个小时，几年来陆老从来没睡过那么长时间，感到推拿真是神奇，到京后陆老提出要兴办推拿学校，上海中医学院附属推拿学校由此而诞生。

据时任浙江省委宣传部部长、后任天津市市委书记的陈冰同志离休回杭州休养推拿时与范师交谈回忆道：你们推拿要感谢陆定一老部长啊！1956年陆部长在全国各省市宣传部长会议上，讲推拿这个事就讲了15分钟啊！这是从来没有过的事情，可见陆老是亲身体验，真心重视推拿啊！有陆老先生1988年在杭州休养时的题词"朱春霆大夫能治顽疾，确为其他疗法所不能治，推拿之能独树一帜非偶也"为证。

范师是79届上海推拿学校的毕业生，受一指禅推拿流派的影响颇大。范师特别感恩在上海的学习时光，范师说："上海是中国推拿的发祥地，没有上海推拿学校培养的10届推拿师资力量，就不可能有推拿的今天，海派推拿的影响力遍及全国"。范师毕业后就回杭州工作，在浙江医院开始自己的工作生涯，病人从少到多，职务从低到高，荣誉从无到有。范师一直保持着一指禅推拿人应有的禅定的心态，求真务实，心无旁骛，将自己的所学毫无保留的带给了医院，带给了病人，也带给了学生。

范师经常在思考推拿人如何才能有自己的归属感？如何才能在浮躁的今天保留推拿人的那种热忱？如今全国推拿学科的格局发生了变化，浙江的推拿该怎么办？范师心里清楚，要找源头。找到了源头，才会有细水长流；找到了源头，才会有归属感；找到了源头，才会有生命力；找到了源头，才会有发展性。于是范师在2018年以"全国名老中医专家传承范炳华工作室"的名义，召开了"浙江推拿流派的源流与发展"研讨会，会上范师做了关于浙派推拿源流及发展的初探，同各位推拿前辈在一起追根溯源，希望能找到浙江推拿的源头。虽然是起步阶段，但是说明了范师心系浙江推拿，不仅没有忘本，还为了更好的传承创新而作出努力。

第三节　手法启蒙曹仁发

范师在上海学习期间，不仅思想上得到了先进理论的冲击和洗礼，在手法学习上也是得到了真正的启蒙。范师的启蒙教师是曹仁发先生。曹仁发，浙江宁波人，1931年出生。献身中医推拿的医疗、教育半个多世纪，是我国现代推拿事业发展承上启下的主要人物之一。1959年毕业于上海推拿学校，是该校第一届毕业生。与一指禅推拿名宿钱福卿结对师生，尽得其真传，为一指禅推拿流派第四代传人。在进行临床医疗工作的同时，长期担任推拿教研室负责人、上海中医学院推拿教研室副主任、主任。历任中华中医药学会推拿分会第一届主任委员、全国中医推拿医疗中心名誉主任、上海近代中医流派临床传承中心一指禅推拿临床工作室传承导师等。曹仁发教授在1960年和1962年先后负责编写我国推拿学科最早的专业教材《推拿学》《中医推拿学讲义》，开创了推拿教材从无到有的先河。他强调推拿手法对于疗效的直接作用，同时注重"用心"治病，医者应当"专注一境"，思想集中于某一目标，细心体会患者的细微反应，也就是所谓的禅定。

范师回忆说：曹老师憨厚慈祥，言语不多，个子不高，身体结实，尤其是掌指厚实，拇指上翘45°，与俞大方老师一样，天生推拿的一双好手，手法功底很深，出手大有入木三分之劲。他见范师手型指型与其很像，是搞推拿的一块好料，故厚爱有加，很是喜欢。可范师1974年因一次车祸右手腕创伤性骨折，造成屈腕功能障碍，而推拿手法练功主要是练腕关节，尤其是一指禅推法"沉肩、垂肘、悬腕、掌虚、指实"的要领，对腕关节的要求很高。可范师屈腕动作不足30°，根本达不到悬腕90°的要求。为此，范师每天把手腕放在右膝盖上，膝关节屈曲，用左手使劲拉手指来锻炼腕关节的屈曲功能，练得右手屈肌痉挛，拿筷子手都发抖。经过努力屈腕功能有所改善，勉强能适应手法练功。

另外曹老师对手法训练的要求很高：重点突出，课堂教学以基础性练功手法教学为主，临床应用性手法为辅的安排。手法课堂教学以一指禅推法、㨰法、摩法、揉法、擦法、振法作为基础手法训练，其他手法，以课堂学生对练和跟师临床操作为主。他反复强调推拿是以手法为治疗手段的，作为针推伤专业练好手法是关键。《幼科铁镜》曰："寒热温平，药之四性，推拿揉掐，性与药同，不明何可乱推？"手法练习如同"拳不离手、曲不离口"的武术行话和艺术行话，要经常练、反复练，才能"由生而熟、熟而生巧，乃至得心应手，运用自如"，达到"一旦临证，机触于外，巧生于内，手随心转，法从手出"的境界，正如《医宗金鉴》所说的那样"法之所施，使患者不知其苦，方称为手法也。"推拿手法直接作用于人体，以力为作用特征，手法分三步完成。第一步，手法力的发动；第二步，手法力的传递；第三步，组织接受力后产生生物效应。

范师告诉我们："曹仁发先生在推拿学校学习推拿的时候，一指禅推拿的老师中有3位老先生是丁凤山的徒弟，分别是王松山、钱福卿、沈希圣，应该是最正宗的一指禅推拿老师，在手法训练的时候还有王纪松、王百川等老师。这五位老师一直来上手法课，但因为每个人手指是不一样的，区别最大的是指间关节，在推的时候有的是屈指间关节的，有的是不屈的。不屈的就是所谓推螺纹劲，屈的是指端劲，两种操作都是可以的，必须根据自身身体条件，找到适合自己的手法。"

范师讲，一指禅推法要求以拇指端或罗纹面处着力，通过腕部的往返摆动，使所产生的功力通过拇指持续不断地作用于施术部位或穴位上。其特点是手法操作缠绵，讲究内功、内劲，故初学时易形似，难以神似，须刻苦、经久习练才能掌握。可演化为三种：偏峰推法、屈拇指跪推和缠法三种。其动作要领为：拇指伸直，余指的掌指关节和指间关节自然屈曲，以拇指端或罗纹面着力于体表施术部位或穴位上。前臂主动运动，带动腕关节有节律地摆动，使所产生的功力通过指端或罗纹面轻重交替，持续不断地作用于施术部位或穴位上。操作时要沉肩、垂肘、悬腕、掌虚指实、紧推慢移。沉肩，指肩关节放松，肩胛骨自然下沉，以腋下空松，能容纳一拳为宜；垂肘，指肘部下垂，一般体位下肘部宜低于腕部；悬腕，指腕关节悬屈，弓背向上，有如悬吊一般，在腕关节放松的基础上，应尽可能屈曲90°，肘低于腕，尺侧略低于桡侧；掌虚指实，指手法操作时，除拇指外其余手指及手掌部均要做到放松，虚不受力，而拇指则要蓄满功力，以自然压力进行操作，拇指端或螺纹面吸定于一点，不要来回移动和摩擦；紧推慢移，指手法操作时腕部的摆动频率较快，每分钟120～160次，但拇指端或罗纹面在施术部位上的移动却较慢。操作的时候给予自然压力，不能用蛮力，以免锁死腕关节。

范师总结道，一指禅推法为一指禅推拿流派的代表手法，其特点是接触面积小，压强较大，渗透力强，手法功力缠绵。如以指端操作，其接触面最小，易于施力，刺激相对较强，而如以罗纹面操作，则接触面相对较大，刺激亦相对较平和，两者多用于躯干部及四肢部的经络腧穴。由一指禅推法演变而来的一指禅偏峰推法和跪推法，前者接触面小而窄，以其"少商劲"的轻快柔和，多用于颜面部，而后者接触面亦小，刺激却刚劲有力，一般多用于颈项及四肢关节部。一指禅推法并非以外力操作求效，而是讲究内劲、内功，待手法成熟后，功到自然成，渗透力强。一指禅推法既是临床应用手法，又是手法训练的基础手法。其沉肩、垂肘、悬腕、掌虚、指实的严格要求，把上肢各关节活动度限制到最小范围，在这种条件下进行手法练习，其目的不仅包括训练手法的指力、持久力、耐力，锻炼意志；还包括训练肩、肘、前臂、腕、掌、指的协调性和柔和性。

范师除了深受一指禅推拿流派的影响之外，在当时的上海，受丁氏𢭃法推拿流派的影响也是很大。𢭃法是以小鱼际掌背侧或掌指关节部附着于体表一定的治疗部位上，运用腕关节屈伸、内外旋转连续往返运动的手法。𢭃法为𢭃法推拿流派的代表手法，以其滚动之力作用于体表，刺激平和，安全舒适，易于被人接受，具有良好的调整作用。范师跟随曹老师学习多年，深刻地认识到：手法的好坏、功底深浅，直接关系到推拿的疗效，苦练才能掌握手法的真谛。范师讲，一指禅推拿学术流派的前辈们非常重视功法锻炼，要求学者先锻炼外桩功、易筋经和在米袋上练指力的基本功，以求强壮的体魄与手法的基本技能，在此基础上才能进一步在人体上进行操作训练，使手法日趋纯熟。范师告诉我们："曹老师经常给他们讲，那时我们每天要做三四节课的手法练习，一开始也是在米袋子上练基本功，手法成熟以后，与同学在身体上互相练习。身体和米袋子的感觉是完全不同的，人体肌肉有弹性，各部位的感觉都不一样，头部推拿要打滑的。因此，手法要适应身体各个部位的情况，要熟悉经络、穴位的位置，做到心到手到，在临床上才能得心应手。每天早晨还要练习易筋经和外桩功，起到拉筋、强健体魄的作用。"范师讲曹老师对一指禅推法训练要求很高，特别强调拇指吸定的重要性：要求采取坐位，右膝搁在左膝上，右拇指置于右膝髌骨上缘进行练习，要求达到持续不打滑操作15分钟以上，如打滑中断必须重新计时练习，由此可见是相当严格的。范师的"蝴蝶双飞"式推拿手法，更是深得一指禅推拿手法的精髓，范师操作时，手法灵活，力量渗透适中，吸定明显，且富有美感，令人赏心悦目，被操作者常沉浸其中，连呼过瘾。范师在教学和临床操作时重点强调这一点，要求学生严格按照一指禅推拿流派各类手法操作的要领去锻炼，经过范师的指导，学生在临床操作时不仅保证了手法的专业性、有效性，更注重了安全性，有效避免了腱鞘炎等筋伤疾病的发生概率。范师毕业后，从医从教，一直工作至今，期间一直坚持锻炼功法。现一直在临床上坚持每周四个半天的门诊，每次门诊量爆棚。另外还开展了"范炳华教授湖州名中医工作室""范炳华教授临安名中医工作室"，一周至少有五天在诊疗患者，另外还奔赴各地区开会讲学，范师精神矍铄，身体硬朗，这都得益于练功打下的身体底子。

　　范师认为中医诊疗疾病，强调整体观念，讲究辨证论治，施以理法方药，处方按君臣佐使原则进行整体调节，推拿治疗疾病亦是如此。疾病的产生，纵然有诸多原因和途径，但主要病因和发病途径往往是治疗的关键，可能成为推拿治疗时手法作用的关键部位和层次。疾病的多样性，导致了人体组织"手法最佳作用层次、次要作用层次、辅助作用层次、不适宜作用层次"的多样性，如果在对疾病的推拿治疗过程中，任意和无序的不分组织层次予以手法力能的释放，不但会大量消耗医生的体力及时间，还不能集中手法力能产生最佳作用，还可能引发各种干扰反应，最终达不到好的疗效，甚至发生推拿意外。范师讲：推拿如用药，用药如用兵。手法做功是1+1>2的累积，而不是1=1的耗散。要想做到用兵如神，就必须熟读兵法，积累经验。范师在临床和教学中，首先对六大类手法有主次之分，范师把摆动类、摩擦类、振动类三类手法定义为练功基础与临床应用双重功能手法，作为重点强化和教学内容；把挤压类、叩击类、运动关节类这三类手法定义为临床应用手法，手法练功以前3类作为重点，把后3类着重于临床教学为主。这样分类定义，学生重点明确，锻炼起来针对性强，起效也快。另外范师主张开设推拿手法基础课程，使练功基础与临床应用双重功能手法提前3个学期教学，使学生有更多的手法练习时间，开设学生"晨曦医院"，使学生手法训练有一个固定的场所；举办学生手法大赛，提高学生推拿手法学习兴趣。为了鼓励学子们"学理论，重临床，练手法，勤实践"，范师数次担任手法及功法大赛的评委，并且把自己全国优秀教师的奖金都捐给了晨曦针推协会。如今晨曦文化已经成为浙江中医药大学对外宣传的一张靓丽的名片。

范师在手法教学方面，一直在思索如何把握教学里面的优势和弱势问题，如何在教学过程中体现"以学生为本"的教学理念，如何最大化提高学生的能力，由此提出了"先与师合、后与师离"的教学理念。

范师在临床治疗方面，强调选择合适的治疗体位；着重体现手法作用浅层、中层、深层三个层次；突出手法作用点、作用力、作用力方向三个要素；严格推拿适应证、慎用证、禁忌证三个标准。范师通过多年的临床工作，总结前人的学术经验，创出一套套独特治疗疾病的方法，其中三部推拿法治疗椎系眩晕，根据各生理段椎动脉血管形态改变的规律和特点，创新定位、定点、定方向的"开源增流、补偿平衡、解痉通畅"三部推拿法，取得明显疗效。"一穴三向"法，三向推拿风池穴治疗眩晕、头痛、耳鸣等症。改良骨盆复位方法，创立"蛙式四步扳法"治疗产后腰痛，均是范师智慧跟学识的结晶，这些结晶正在浙江推拿这块土地上结出累累硕果。

作为范师工作室的成员之一，笔者2018年的一次门诊经历记忆犹新。2018年9月，在门诊笔者碰见一例"颈痛"病人。该患者以"颈痛伴活动受限半个月"来门诊就诊。半个月前无明显诱因出现颈痛，同时伴颈部活动受限，以左右旋转及前屈受限为主，偶有头痛，无头晕，无双上肢麻木，无脚踩棉花感，无视物模糊感，初诊经过检查，考虑寰枢椎半脱位可疑诊断。予消炎止痛治疗后，效不佳。遂麻烦范师会诊，范师在看过病人后，果断地让病人住院综合检查，结果"不看不知道，一看吓一跳"，入院进一步的检查结果显示这是一例极其年轻的恶性病变病人，当时知道后惊出一身冷汗，深深感觉到做医生就是在刀尖上跳舞，时刻伴随着高风险，同时心里是深深感激和佩服范师。范师在多年的诊疗过程中练就了一双"火眼金睛"，值得吾辈毕生学习。

第四节　推拿感恩俞大方

范师是上海中医学院"工农兵大学生"最后一届，1977年2月进校，学制三年，内定是"援非班"，学法语，1979年教育部部长蒋南翔批复延长学制三年，享受大学本科学历，故在校学习三年半，后因种种原因仍为大学普通班学历。范师大学期间，最感恩的当属俞大方老师。推拿流派众多，在华东地区，推拿以上海马首是瞻，主要有一指禅推拿学术流派、滚法推拿学术流派、内功推拿流派。上海是中国推拿教育的领头军，俞大方先后师从一指禅推拿名家钱福卿、内功推拿传人马万龙等推拿大家，成为内功推拿流派第四代传人。俞大方老师是1978年第三学期给范师上《推拿治疗学》课程。范师回忆，当时推拿系主任是俞大方，矮矮胖胖，却很结实，沉着睿智，精力过甚，总是面带微笑，充满自信，很具名医的气派。范师谈起俞大方老师的肺腑之言："在医院，推拿是最次等的科室；在中医，是最低档的医术，虽然是最古老，却至今还没有独自的理论和治疗体系，历史上曾几次被取缔行医地位"。"然而推拿在治疗许多疾病方面，尤其是颈腰痛，有着独到的效果，是其他治疗手段无法匹及的。推拿医学的现状不是推拿本身造成的，而是缺乏人才去研究，你们是未来推拿界的栋梁，历史赋予你们重任，拜托各位为推拿医学做点事，让推拿在医学界得到应有的地位，同时也使许多疾病能得到更有效的治疗"。这是俞大方老师对推拿现状的客观评价，虽有一丝悲哀，却毫无抱怨和自卑。"医者，生生之道也"，"人命至重，有贵千金，为医者，不可不慎也"。俞先生的这些话给范师今后的行医准则定下了基调。范师回忆说，有一次门诊跟师，一位50余岁的大妈患肩周炎来门诊，化验结果显示血沉为96mm/h，抗"O"（－）、类风湿因子（－），俞老师让范师给她推拿，一次推拿后患者非常满意，俞老师就指定范师给她推拿，经5次推拿后肩关节疼痛、活动功能明显好转，血沉下降到43mm/h，俞老师鼓励说疗效明显。继续推拿1个疗程，疼痛消失、活动自如，复查血沉为28mm/h，俞老师非常满意，病人说这个学生靠得牢。范师认为俞老师对他是放心的，也说明俞老师带教让学生有更多的动手机会，这种带教学生的方法能使学生学到更多的东西，范师在教学过程中也选用这种方式。范师回忆说，俞先生授课语速较慢，平易近人，喜欢与学生讨论；现代医学知识雄厚，授课内容有根有据，以理服人；擅用板书，以图表形式施教，易学，易懂，易掌握；采用亲身故事和小故事点拨、启发学生思维，这些都对范师38年的临床、教学、科研工作起到重要影响，对推拿学术与价值有更多的理解和认识。

范师在多年的临床治疗当中，提倡"症因相关，治因为先"的学术理念，临床操作讲究作用力、作用点及作用方向。下面分享范师的几个神奇验案。

案例1 1978年放暑假回杭州的车上，车过嘉兴站15分钟，列车广播传来："4号车厢有位老农胃痛得厉害，我们的列车是短途列车，没有配备医务人员，车上谁是医生，请到4号车厢诊治"。范师当时在7号车厢，一个大二学生，去与不去纠结得冒汗，约5分钟赶到4号车厢，当时已有4人在场（外科2人，内科、护士各1人），说是急性阑尾炎。范师当时问年长的外科医生道"老师，广播不是说胃痛吗"，医生两眼一瞪："去看书去。"另一位说："急性阑尾炎最开始表现为上腹部疼痛，2小时后转移到右下腹痛的。"吩咐老农到前面车站下车去看急诊。他们走了，老农躺在长凳上不断呻吟，范师问老农，得知老农有胃病史16年，为赶这趟车空腹跑了15里路，到嘉兴吃了2只冷粽子，上车后就胃痛了。范师在其背部$T_7 \sim T_9$左侧脊柱旁寻找压痛点，果然找到了，范师用重手法点按、按揉操作，3分钟后老农停止了呻吟，汗出渐止，5分钟后基本缓解。范师说，这个案例是俞老师案例教学法的结果，也应验了老师丰富的临床经验，范师受益匪浅。《黄帝内经》曰："有其内，必形诸外。"过去总理解为脏腑病症可以通过经络反映到人体体表，主要用于诊断。范师讲是否可以引申思考"有其外，必可引其内"？

案例2 患者，女，26岁。2006年11月初诊。诉腹胀3月余。患者于3个月前出现腹胀不舒，和饮食无关，二便正常，自觉腹部胀满下坠，似有气堵于胃肠之间，腹部按之无明显压痛。曾于杭州某医院消化内科、妇科就诊，查B超、生化、肠镜等，均未发现明显异常，服用中药治疗7周，症状亦无明显改善，遂找范师会诊。查体：腹软无明显压痛，胸椎无侧弯，胸腰活动尚可，胸椎棘突无偏歪，$T_{12} \sim L_1$左侧存在明显压痛，并触及条索状结节，两侧脊旁肌肉痉挛僵硬。诊治过程：根据查体结果，范师诊为脊柱型腹胀。嘱患者俯卧位，于患者腰部做㨰法、按揉法、一指禅推等放松手法，缓解肌肉痉挛。待肌肉痉挛缓解后，实施上腰段斜扳法：患者健侧卧位，健侧下肢自然伸直，患侧下肢屈髋屈膝。术者面对患者站立，以一手按患者肩前固定，另一手前臂肘部抵住患者臀部向内下掀按，当遇到明显阻力时，做一个瞬间增大幅度的扳动，此时使扭转的支点在上腰段（T_{12}~L_2），听到"咯咯"声响，左右各扳一次。最后使用介质沿督脉经将腰部擦热。治疗后，患者即感觉腹胀消失。1次治愈，随访4年未发。范师讲，该案例腹胀3月余，经消化内科、妇科检查，未发现明显异常，且中药治疗后，亦无明显效果。遂从脊柱功能紊乱的角度思考。患者由于脊椎关节紊乱刺激了胸腰段支配腹腔脏器蠕动功能的脊神经节段，通过刺激其外在的阳性反应点，并纠正相应节段的脊柱紊乱，效果显著。说明纠正该节段的关节紊乱是此症治疗的关键。脊柱关节的整复需要准确到位。范老师将腰椎斜扳法对应不同的节段分为上、中、下三种：上腰段斜扳法（支点在T_{12}~L_1、L_1~L_2），按压臀部的力量和幅度大于按压肩关节；中腰段斜扳法（支点在L_2~L_3、L_3~L_4），按压臀部和肩部力量幅度相当，下腰段斜扳法（支点在L_4~L_5、L_5~S_1）按压臀部的力量和幅度小于按压肩关节。三种不同用力方法针对不同的节段，可以使扳法运用定位准确，做到"哪里不正纠哪里"，极大地提高了疗效。

案例3 患者，男，45岁，诸暨市某老总。就诊日期：2016年9月。患者左侧臀部及大腿后外侧酸痛5年，浙江、北京、上海、苏州等著名骨科医院看了4年余，腰椎MR、CT、PET/CT已经检查了10余次，结果显示L_5/S_1间盘突出，L_3/L_4椎间盘膨出，曾按照强直性脊柱炎治疗2年，费用为每年20余万。某健康咨询公司邀请省内外骨科、伤科专家会诊讨论多次，都从腰椎间盘突出考虑，自然治疗无效。本次邀请范师参与讨论，范师认为：患者虽有腰椎间盘突出，但始终未出现膝关节以下，是T_{12}~L_2关节突关节错缝所致。1周后患者由公司人员陪同前来就诊。查体：左侧腰背肌肉紧张，左臀及股后外侧未触及阳性体征，臀部肌肉无痉挛压痛，腰部活动受限，左侧臀部、大腿后外侧有牵掣酸痛感，髋、膝关节活动正常，T_{12}~L_2脊椎左侧压痛（++），右侧压痛不明显，腰椎X线片显示T_{11}~L_2椎体后缘双边影。拟诊断：胸腰段后关节错缝症。给予胸腰段错动整复法、右侧卧位胸腰段扳法1次，患者说症状消失60%以上。后巩固治疗2次，症痊愈。随访1年无复发。这个案例说明范师的临证思维灵活，当然这些都是得益于俞大方老师学术思想的挖掘和自身临床经验的总结。

范师在临床上擅长眩晕的诊治，且根据"无痰不做眩""无虚不做眩"理论，首次提出了"椎系眩晕"理论。在颈椎病的诊断下，范师认为首要任务是"审症求因"。范师在临证时问诊、查体都相当仔细，除了常规的体格检查如颈椎的曲度、活动度，压痛点，肌肉紧张程度，特殊的体格检查以外，还仔细询问各种症状、发病时间、症状先后、生活习惯、姿势等，总之用尽可能多的有针对性的问诊、查体来获得有用的信息，为临床每一"症"都找到合理的"因"。找对了病因，由于"症因相关"，才能"纠错"。这里的"错"有三方面含义：其一从治疗上讲，患者存在影像学意义上的颈椎小关节的错缝，需要纠"错"；其二从预防角度上讲，对导致主要症状的错误姿势或习惯动作，也要纠"错"；其三对颈椎病认识上的误区，更要纠正。这样才能有针对性地治疗，并解决根本问题，提高治病的效率。"推拿八法"是《厘正按摩要术》中提出的推拿治疗的总则，包括温、通、补、泻、汗、和、散、清八大治疗原则。范师善用"通法"创新杠杆扳法，在临床实践中，范师针对不同的影像学资料，采用不同的整复法来通利关节。范师常用垫枕法来矫正颈椎侧弯，强调治疗和自我矫正相结合的治疗方法。这是应用了"推拿八法"中的"和"法。"和法"是以调和人体气血阴阳和筋骨肌肉，以使两侧阴阳趋于平衡为目的。以上充分体现了范老师临证一贯强调的"有症必有因"的诊疗思维，和治疗要遵循"治因为先"的原则。范师认为有症必有因，凡症皆由因所致。但因也有主次先后之分，真伪夹杂。临证时当应先审主因，后审次因，分析主次因的相关性，辨明主次真伪，再抓住主因治疗，就能起到事半功倍的效果，体现了范老师在内科、伤科疾病推拿治疗中的治疗理念。

范师除了临床上跟俞先生学到了很多，在教学上也是获益匪浅。范师认为俞老师上课三大特点：①擅长用案例教学法，把亲身经历的案例融入授课内容中，使学生容易理解、印象深刻，给学生有举一反三的启示作用，并有再思考的思维空间。②解剖学功底深厚，每一个症状都用解剖知识结合起来解释因果关系，为范师后续"症因相关"临床诊疗思维的萌发有直接影响。③板书简洁明了，一般分"因""症""治"三大块，然后用"因"对应"症"，"症"对应"治"，用板书线条串连起来讲解，易学、易懂、易掌握。2003年10月范师正式调入浙江中医药大学，主要授课课程是"推拿手法学"和"推拿治疗学"。2004年5月，省教育厅对浙江中医药大学学院新办康复学专业进行教学质量评估，听课当天通知要听范师的课，范师一点准备也没，授课内容是肩周炎，备课是按照常规的定义、病因病理、临床症状及分期，治则治法、推拿治疗、注意事项与锻炼这些老套路编排的，心里特紧张。临上课范师突然改变风格，在黑板上写出肩周炎三大期板书，将备课内容分别插入每期中去讲解，讲课要点写在分期下，又临时叫同学上来做示范教学，包括操作时体位应该怎么站，注意些什么事项，掌握哪些原则，一堂课的授课时间超时2分钟。一节课结束后组长临走时握着范师的手说：你的课上得很好，我的心里踏实了很多。反馈时讲了五句话：到底名中医，就是不一样；备课很充分，讲课不看稿；板书很规范，信息量很大；师生互动多，课堂气氛活跃；既教书，又育人。结果顺利通过评估，范师也被全校学生公选为"我心目中的好老师——学识渊博奖"。

范师说俞老师特别喜欢他的拇指形态，拇指粗大，掌指关节稳定，指面厚实，指端盖过指甲，着力面大，与他的一模一样，是从事推拿的理想指型。毕业的时候俞老师很想把范师留下来继续做他的学生，因此建议学校让范师留校从教，从年级指导员、系党总支书记、教务处处长、到校党委副书记做了四次思想工作，劝范师留校任教。范师当时考虑上海是个大都市，他从农村来的，不适应都市生活，再是上海同学要分配到外地去哭哭啼啼的，不如把名额机会让给上海同学，就婉言谢绝了留校。这还引出了一段后事：1982年范师出面邀请上海中医学院针推系丁季峰老师、俞大方老师、陈国发总支书记来杭给浙江推拿学会讲课，俞大方老师问范师现在每月工资多少，范师说42元，他说上海是56元，你为什么不留上海呢？范师说你有本事再把我调到上海去，他说现在哪还有办法啊！两人哈哈一笑，惺惺相惜之情溢于言表。

俞大方老师教给了范师智慧、技巧、力量和勇气，教给范师为师、为人、处世的原则和方法。范师也在平时的一言一行，一举一动中影响着我们。2018年12月13日范师赴京开会，回杭的高铁上，广播里突然响起寻找医生的播报，原来是一位女性，突发胃脘痛，伴恶心欲吐，范师坚决地带着师承弟子许丽教授赶赴患者所在车厢，通过望问切触，巧妙地运用推拿手法解决了患者的不适问题。通过这个例子，范师言传身教，教导我们"功夫要下在平时"，"用时方知推拿精髓"，推拿人就是应该"该出手时就出手"。

第五节　儿推指点金义成

推拿自古以来流派众多，有内功推拿流派，脏腑推拿流派，一指禅推拿流派，滚法推拿流派等，治疗的疾病范围遍及内、外、妇、儿、伤科。范师在上海求学期间，有幸得到儿推大师金义成教授的指点。金义成，男，小儿推拿联盟名誉顾问，主任医师、教授，一指禅推拿流派第四代传人。原上海中医药大学岳阳医院推拿科主任、上海中医药大学小儿推拿教研室主任、上海中医药大学老教授协会副会长。主攻小儿推拿，学识渊博，为我国小儿推拿领域的学科带头人，上海中国传统医学推拿协会理事长。擅长治疗小儿腹泻、脑性瘫痪、儿童特发性脊柱侧凸症等儿科疑难杂症。1963年毕业于上海中医学院附属推拿学校，毕业后留校任教；1971～1975年曾先后师从朱小南、石幼山两位名老中医进修中医妇科和伤科；1975～1985年在上海中医药大学附属曙光医院推拿科从事小儿推拿临床和教学工作；1985年至今在上海中医药大学附属岳阳医院推拿科工作；1988年晋升为主任医师，历任小儿推拿科主任、小儿推拿教研室主任、推拿科副主任、推拿科主任、推拿临床教研室主任。金义成教授是海派儿科推拿学术流派的创立者，同时也是推拿发展史研究的先行者、古代推拿文献的发掘整理者、小儿推拿学的建设者、小儿推拿人才的培育者，是全国小儿推拿领域的领军人物。海派推拿融小儿推拿、一指禅推拿、滚法推拿、内功推拿为一体。范师认为，海派推拿的手法操作，融入了上海几大流派的一指禅推法、滚、擦、拿、扳、抹、捻、捏、刮、抖等手法，手法柔和轻巧，韵味十足，具有轻而不浮、重而不滞、快而不乱、慢而不断的特点。金义成教授看病讲究"审证求因，关注情志"，"四诊合参，触摸察病"，强调了治病必求之于本，如何从有限的交流中获得准确直接有鉴别性意义的诊断信息是考虑一个医生能力的重要方面。范师通过学习及自己的临诊总结，深刻体会到"症因相关""骨正筋柔"这一黄金治则。

案例1 惊吓性遗尿案。某女孩，3岁，家长认为其女胆量小需要锻炼，某次在儿童公园父亲与其坐摩天轮玩，当摩天轮起动时父亲跳出座位让其一人坐着。当摩天轮停下来女儿受惊吓出一身尿，从此白天每隔5分钟尿一次，其奶奶整天拿着一块抹布跟在后擦地板，每天晚上要妈妈的手垫在屁股上才肯睡觉，睡着了无遗尿发生，请范师推拿治疗（按遗尿常规取穴推拿），重在骶骨背部八髎穴。经5次推拿后间隔时延长半小时一次，经10次推拿后痊愈。

案例2 急性感染性斜颈案。患儿，男，6岁。2015年5月26日初诊。因"颈部歪斜不能转动3天"来就诊。患儿3天前突然发现脖子歪，家人用手尝试扶正，但患儿一直抗拒并哭闹，故来求诊。范师询问患儿发病前是否有感冒，母亲述1周前感冒，服药后效果欠佳，至今未痊愈。诊见：患儿头呈右偏，颈周肌群紧张，尤其以患侧胸锁乳突肌明显。X线检查显示：寰枢关节半脱位。范师诊断为急性感染性斜颈。治疗时，范师在颈项后部膀胱经、督脉，和双侧胸锁乳突肌行一指禅推拿放松，手法轻柔，时间20分钟。治疗完，叮嘱患儿母亲，晚上睡觉时让患儿右侧卧，并把枕头垫高，高度以患儿舒适度为宜，此种睡姿连续保持一周。1周之后复诊，患儿母亲诉第4天脖子就正了，经检查寰枢关节已复位。

案例3 患者，女，4岁，因"车祸致颈项部向左侧歪斜3天"。在浙江某推拿微信群里咨询就诊。患者就诊前已经排除了骨折情况，群里各位大咖纷纷建议，有说给牵引固定，有说做颈椎矫正，说法不一，因患儿年幼，患儿家长表示不接受。后范师说："直接左侧卧位垫枕"即可。患儿家长采纳了范师的意见，果然没几天反馈，患儿症状明显好转。

通过这些验案，我们可以体会到范师的一些诊疗思路，直接、简单、有效、安全是范师临床治疗追求的金标准。范师指出，上呼吸道出现感染时，因咽后壁由齿状突静脉丛缺少淋巴结，而寰枢关节与咽后壁相邻，故炎症因子可通过血源性感染波及后方的寰枢关节，从而使寰枢关节周围滑膜充血、水肿，导致韧带松弛，齿状突与韧带之间的间隙增宽，失去束缚之后的齿状突滑脱，最终形成关节半脱位。在治疗上，范师采用一指禅推拿法，可以放松局部，舒筋活血，软坚散结，从而促进局部气血循环，加速炎症因子的吸收，缓解疼痛。垫枕法是范师临证治疗脊柱曲度的灵活变通，旨在通过生物力学原理，利用自身头部的重力自我修复侧歪颈椎的重要举措。上述案例中，患儿头偏向左侧，通过左侧垫高不仅可以产生向右侧的剪切力，还能拉伸左侧的肌肉，减轻肌肉筋膜张力，从而松解肌肉痉挛。范师采用推拿结合垫枕法治疗小儿急性斜颈的方法，相较于现代医学常采用的激素抗炎、颅骨牵引、钢性围领制动，甚至手术等治疗方法，操作简单，患儿易于接受，中医药特色明显，且临床疗效显著，值得临床借鉴。

范师在临床诊疗过程中，一直强调精准治疗。范师历时20年，以"髓海不足"与椎动脉供血不足的相关性研究等5项课题潜心研究，揭示了椎系眩晕与椎动脉血管形态改变的相关性，创新椎系眩晕的三部推拿法，根据各生理段椎动脉血管形态改变的规律和特点，创新定位、定点、定方向的"开源增流、补偿平衡、解痉通畅"三部推拿法，取得明显疗效并组织推广应用和临床疗效验证，形成椎系眩晕的新理论和三部推拿法治疗新技术。范师"一穴三向推拿风池穴"的方法，要求穴位定位要准，手法作用力遵循手法施用原则，手法作用力方向因症制宜，力度因人而异。

另外范师在临床治疗过程中，从不过度治疗，不过度检查，不开大处方，充分展现了老教授高尚的医德医风，值得吾辈学习。

第六节　科教受益严隽陶

作为20世纪70年代走出的大学生，范师深感科学技术才是第一生产力。范师常讲："推拿人，不仅是能工，而且是巧匠。推拿人如果一辈子只是埋头推拿的话，那一辈子充其量也就是技工了，必须要搞科研。"

范师在成长历程中受严隽陶老师的影响极其深刻，尽管在校读书期间严老师没有给范师上过课，但他的教学、科研、医院管理等方面的精神一直影响着范师的一生，从严老师多次来浙江检查实习的点滴可反映出，始终影响着范师的成长，这在范师后来转行教育工作中体现出来。范师说："我的教学、科研、医院管理工作中，严老师对我影响非常大。"

严隽陶，1942年出生，主任医师，博士生导师，博士后合作导师，中国共产党党员。1961年毕业于上海中医学院附属推拿学校，曾任上海中医药大学附属岳阳中西医结合医院院长，现任上海市中医药研究院推拿研究所所长，上海市中医针灸推拿临床医学中心主任，国家中医药管理局中医推拿重点专科主任。任中华中医药学会第四届理事会理事兼推拿分会主任委员、上海市中医药学会常务理事兼推拿分会主任委员、中国康复医学会第五届理事会理事、上海市康复医学会第四届理事会副会长、上海市康复医学会第一届中西医结合康复医学专业委员会主任委员、上海市康复医学会第一届管理专业委员会副主任委员、中华医学会医疗事故技术鉴定专家库成员、上海市医学会医疗事故技术鉴定专家库成员、上海市卫生系列高级职称资格评审委员会委员兼学科组组长。1992年起享受国务院政府特殊津贴。擅长治疗内科杂病和颈肩腰腿痛。国家中医药管理局"新世纪规划教材"《推拿学》主编。全国首位推拿专业博士生导师，博士后流动站合作导师。先后培养硕士研究生16名，博士研究生15名，博士后2名。多次承担国家级、省部级课题，具有丰富的理论和实践经验。2002年，成为全国第三批老中医药专家学术经验继承班导师之一，2006年成为上海市名老中医学术经验研究工作室导师。论文1992年《推拿手法测定仪数据处理研究》获国家中医药管理局科学进步二等奖；1996年《自动生成颅脑冲击响应的图象三维有限元分析》获上海市科技进步二等奖。

范师经常跟我们聊起严隽陶教授，认为他热心教育事业，时任上海中医药大学推拿系主任的他，每年亲自带队来浙江医院看望实习的同学，范师时任浙江医院推拿科主任，对此深有感触，每次严教授来都带些水果慰问实习同学和带教老师，师生关系十分融洽，像关心自己的子女一样。严教授说，我每年都跑遍江、浙、皖、沪所有的实习点，你们浙江尤其是浙江医院带教最认真，同学反映最好，对海派一指禅推法、滚法流派手法保存的最完整，完成继承和发挥了海派推拿的特色优势。这说明范师完全传承和保持了海派推拿体系，也印证了范师当年读书期间学习推拿的认真与勤奋程度。

严老师对科研的思路十分清晰，能站在学科发展的前沿和高度思考研究的重点和研究意义，范师深受其益，影响深刻。范师对他的思维归纳为四句话："为什么要研究？研究什么？怎么样研究？能研究出什么？"第一句话表示研究选题的目的和意义，第二句话表示研究的思路和内容，第三句话表示研究的技术路线和方法，第四句话表示研究结果和结论的预判。范师说："我从来没有搞过科研，也不懂得怎样申报课题。"在严老师的精神鼓励下，自选研究方向，与浙江电子音像出版社合作拍摄《中老年常见病自按摩保健疗法—VCD光盘》、浙江科学技术出版社出版《老年常见病自我推拿》专著，于2001年获浙江省科学技术进步奖三等奖、浙江省中医药科学技术进步奖三等奖。从此范师开启了科研的大门，也获得了诸多奖项。

范师作为针灸推拿医院的副院长，对于医院管理也从严老师身上取经不少。岳阳医院组建时实行医教结合的模式，严老师身兼两职，既是上海中医药大学推拿系主任，又任上海中医药大学附属岳阳医院院长，医院创建于1976年位于上海徐汇区的岳阳路上，规模较小，且以针灸推拿学科为主，其他学科技术力量也相对较弱，发展空间有限，严老师审时度势，抓住机遇，果断决定把岳阳医院搬迁至虹口区甘河路110号，从此医院的发展有了很大的空间，医技实力明显增强。之后，在医院等级评审过程中又遇到了麻烦，按照评审规则，医学院校附院在3家以上的，必须有一家是三乙，当时上海中医药大学已有4家附院，严老师仔细分析，岳阳医院成立最迟，处于劣势，又考虑到上海没有一家中西医结合医院，果断把岳阳医院更名注册为岳阳中西医结合医院，顺利评审为三级甲等医院，使医院发展驶上快车道。

岳阳中西医结合医院的发展过程与浙江省中山医院（浙江省针灸推拿医

院）十分相似，严老师的这种思维对范师的影响很大。2004年学校决定将学校门诊部与针推系组合成立浙江省针灸推拿医院，领导班子成员对医院管理都没有经验。时任针推系副主任兼医院业务副院长的范师，对医教结合型医院如何管理心中没底，就跑到上海向严老师请教取经，在严老师的指点下，医院发展很快，直至2009年与浙江省邮电医院合并组成浙江省中山医院（浙江中医药大学附属第三医院）。回顾这段经历范师终生难忘。

第三章

声 名 鹊 起

第一节　不忘初心医者心

　　从学生到医生的角色转变，心里难免有些紧张。范师尽管在学生时期临床实习，有跟着老师针灸、推拿的经历，但当自己单独坐诊心里总是虚的。第一天上班，得知浙江医院从上海中医学院附属推拿学校毕业的有3位前辈，分别为59届毕业的副院长陈省三、医务科干事徐永兴，64届毕业的推拿科负责人郁晓东。有3位学长在同一个医院心里踏实了许多，一周下来也就基本适应了。但事情并非一帆风顺，由于"工农兵大学生"的特殊原因，面临的遗留问题有待解决。

一、重新定级考试显实力

　　所谓的定级考试，其实是"摘帽"考试。由于"工农兵大学生"学制是3年，全国多数学校不实行考试的，没有档案成绩。而"文革"结束后的医学本科生学制是5年，怎样来补齐这个差距，就是通过考试来遴选，凡经考试及格者定为医师（相当于本科毕业），不及格者定为医士，且只有2次考试机会。1980年10月，医院办公室通知范师好好复习，参加12月份第一次考试。但到临考前一周又通知说你不要考试的，范师以为我有学校的成绩可以免考了，心里自然有说不出的高兴。谁知第二年又通知要参加考试了，而且最后一次机会了，考试时间是5月。参加这次考试的人员包括未参加第一次考试和第一次考试不及格全省共800多人，范师的考试成绩是94.6分，这个成绩与范师在校的考试成绩基本相符。省卫生厅打电话给医院办公主任说：你院范炳华这次考试成绩是全省第一名，向他表示祝贺。后来得知医院仍有2

人考试不及格被定级为医士。这次考试既为范师"摘帽",也为今后的职称晋升奠定了基础。

二、偏头痛破涕为笑成佳话

1983年某日下午,家住龙井路黄泥岭的一位老年妇女,偏头痛发作由女儿陪同前来就诊。一位神经科的医生接诊,由于边哭边叙述病情经过,讲也讲不清楚,医生十分犯难。范师正好路过诊室门口,神经科医生急忙让范师帮助会诊。患者偏头痛反复发作史3年,以前吃1片索米痛片可以止痛,这次无明显诱因突然发作,服用索米痛片仍不能止痛。赶到医院医生已经下班了,在门诊走廊上已经痛哭了一个多小时。范师问:"你哪里痛?"她指了指右侧。"痛到哪里?"她用手比划着沿头颞侧呈线条状到右侧前额太阳穴位置。范师初步诊断为枕大神经痛,就在枕下三角区的风池穴,沿枕骨下缘寻找压痛点,当找到痛点时病人"啊"的叫了一声,范师问有没有放射到前额,她说就是这条线痛。范师按压痛点做直上方向的按揉,手法以她能忍受为宜,按揉了一分钟问她,现在痛不痛啦?病人当即大声笑了起来,连声说:"我头不痛了,我不痛了","扑通"双膝下跪,双手合十拜了起来,范师赶紧侧身避让。通过这个案例,独穴推拿治头痛,破涕为笑成佳话,传遍医院每个科室。从此,凡有偏头痛的病人都介绍给范师治疗,每每奏效。为啥有这等奇效?原来范师在校期间查阅了13部针灸古籍,对偏头痛针灸取穴首选风池穴的占65%以上,针灸首选风池穴,那推拿为什么不可以呢。范师说,凡偏头痛者,呈线条状放射至前额痛,与枕大神经循行线是完全相吻合的,且疼痛剧烈。如果是颅内占位性病变,应该是起病缓慢,进行性加重,且痛觉应该是模糊的,其后期会出现颅神经症状,没有像枕大神经受刺激引起的疼痛那样清晰,这是临床上最主要的鉴别点。2013年范师应云南中医药学会康复分会邀请讲课,现场上来3位偏头痛者,经范师一分钟推拿头痛症状完全消失,因而称赞一分钟治偏头痛是范师独门绝技。

三、策划第一次学术年会

浙江省推拿学会成立于1979年,与浙江省中医药学会同时成立的,主任委员是学长陈省三副院长,但从成立到1983年没有办过一次学术活动。范师想学会虽然成立了,但没有学术活动怎么能活跃学术气氛呢,在上海各种

浙江中医临床名家·范炳华

学术交流很多，学术氛围很浓。为了这事范师考虑了很久，一心想把学会的学术氛围搞上去，就问陈副院长我们推拿学会什么时候有活动啊，没有活动就不能活跃学术气氛，范师想法与陈会长不谋而合，范师认为可以请上海的老师来讲课，第一可以联络师生感情，第二可以让浙江推拿同行了解海派推拿的来路去脉，更重要的是把学术活动开展起来，促进浙江与上海的推拿交流，就说可以请上海老师来讲座呀。于是，范师就与上海中医学院联系，邀请了一指禅推拿第四代传人、滚法推拿创始人丁季峰老师，一指禅推拿第五代传人、内功推拿名师俞大方老师，及一指禅推拿第五代传人、针推系主任陈国发老师3人来杭州讲学。学术活动在浙江省人民大会堂会客厅进行，在杭各医疗单位从事推拿专业的20余人参加，多数是师带徒学的推拿，听得很认真。这次学术活动中陈国发老师主要介绍上海推拿发展的历程与现状，丁季峰老师讲授一指禅推法、滚法推拿的手法要领及临床应用，并现场做手法操作演示、常见病推拿治疗，俞大方老师介绍内功推拿在内、妇科疾病中的应用与整脊操作，与会代表大开眼界，因为参会人群中多数人是学徒出身，经过师傅带徒弟学出来从事推拿工作，没有经过系统的理论知识学习，所以感到收获颇丰。这次讲课更重要的是推动了浙江推拿学会的学术氛围，因此决定今后学会的学术活动每2年举办1次，在全省各地轮流召开，使学会的学术活动走上正常化、常态化，范师的初衷得以实现。

中午吃饭的时候，俞大方老师问："小范侬现在每个月工资是多少？"范师说："48元。"俞老师说："你们同学在上海的都有64元。"范师说："杭州六类地区，上海是八类地区，工作级别差两级，所以只有48元。""当时学校要留侬，侬为啥硬要回来？"范师说："我是浙江人，是浙江送我出来培养的，我应该回浙江做点有益的工作。"

四、搞活医院经济试水人

随着改革开放的深入，外国游客和港澳台胞来杭州旅游的人日益增多，旅行社、宾馆客满为患。尤其是日本游客对中国推拿保健很感兴趣，需求十分火爆。但是这种需求的特点是外宾白天游玩，没有时间到医院体验推拿，只有晚上回到宾馆后才要求上门推拿消除疲劳。面对突如其来的浪潮和需求的特点，如何抓住商机，时任科主任的范师向医院提出调动推拿科医生的积极性，能不能尝试一下让推拿医生夜间上门服务，适当提取劳务费的方案。

当时外宾推拿每次30分钟，收费20元兑汇券（俗称小美元），医院同意这个方案，但规定必须收取兑汇券，不得私下兑换成人民币，所得劳务费全部上交医院财务，按2：8比例以人民币二次提成分配，即推拿科提二成，医院留八成，这一下可调动了推拿医生的积极性。科室按照多劳多得的原则，1年下来每人也能拿到1500～2000元的收入，这相当于当时3～4个月的工资。这个方案成为医院搞活经济、改革分配制度的第一个范例。

此时，一位挚交的离休老同志对范师说："现在外宾那么多，生意那么好，还不如辞职出来自己干。我少年宫广场边上有一套120平方米的房子，楼上楼下两层，给你开推拿馆，望湖饭店就在旁边，真合适开诊所，我不收你租金，你干不干？"范师答道，地点确实非常好，过往游客很多，离宾馆又近，很适合开诊所，但我是国家培养出来的医生，不能贪图眼前利益出来赚钱，我应该为国家多做点有益的工作。范师婉言谢绝了老同志的好意。

第二节 保健工作二十载

浙江医院始建于1954年，1956年正式启用。医院的功能定位是干部医疗保健医院，除担负本省干部的医疗保健之外，还担负着中央、省市重要会议及外国元首和国内外来宾在杭的医疗保障任务，其功能仅次于上海华东医院。从事干部保健工作有许多不成文的"规矩"，一是文明礼貌；二是态度端正；三是有问必答；四是安全保密；五是不谋私利等。范师进院第3年就开始担任干部保健工作。

一、初次保健显奇效

1986年某日，干部保健科领着一位红军老干部张老来找范师推拿，保健医生介绍说张老右足跟骨骨质增生疼痛，在骨科、伤科、针灸科治疗了6个月，一直未见好转，想来问问推拿有没有好的方法。范师先做体征检查，患者的右足底跟骨跖面压痛（++），左足压痛不明显，行走时跛行，右足跟不能着地。双足X线片显示：右跟骨跖筋膜附着点骨质增生约5mm，垂直向下，末端尖锐。对于这种病理改变引起的跟痛症，范师认为骨刺有垂直和斜向两种，张老的增生骨刺是向下的，尖锐部着地接触地面刺激而产生疼痛，因此疼痛症状明显。临床常用的方法有鞋内垫海绵、鞋底挖洞等避免骨刺直接接触地面的方法。增生向下的骨刺如果不解决，则疼痛始终会存在，推拿也只能暂时缓解疼痛而已。面对如此棘手的情况，范师灵机一动，想出个用敲击法使尖锐的骨刺变钝，效果又会如何？在征得张老同意的情况下，范师用啤酒瓶做治疗工具，在骨质增生部（疼痛明显处）涂上冬青膏，用㨰法或按揉法做常规治疗，再用啤酒瓶敲击跟底骨质增生部位。敲击时须用腕力，要有节奏感，频率要快，如蜻蜓点水状；用力要适中，以患者能忍受为度。敲击约3分钟后，张老感觉足跟麻木，下地行走疼痛明显减轻，跛行步态好转。按此法共治疗5次，症状痊愈，行走自如，随访10年未复发。

1987年某日，范师接到省保健办急电，说家住北山路84号的刘同志（重点保健对象）在宁波出差突发足跟痛，不能行走，宁波保健办陪同到医院做了检查，发现左足跟骨骨刺，呈斜向增生，骨刺长约8mm，宁波医院方面认为必须就地手术，向省保健办请示。省保健办主任问范师的意见如何？范师很明确地回答3个"慎重"："一是她的病情、症状、骨刺厉害程度到底怎样，大家都不够明确，必须慎重；二是宁波当地医疗条件、业务水平到底怎样不清楚，如意外情况出现应对措施如何？必须慎重；三是跟骨骨刺部位是跖筋膜附着处，骨刺切除，跖筋膜附着问题如何解决，万一挛缩怎么办？必须慎重。我个人建议速回杭州，请专家会诊以明确治疗方案。"当天由宁波保健办护送回杭州住进浙江医院。专家会诊后感到范师提的"三个慎重"必须慎重考虑，会诊结果一致认为：先保守治疗，如保守治疗无效再考虑手术。

刘某，女，体胖时任望湖饭店党支部书记。据保健护士讲，她足跟痛已有2年，平时在家基本上没有运动，每天行走还不到500米，这次去宁波出差因劳累以致不能行走。范师根据刘某的身体条件、症状体征、病理状况，制订出治疗与锻炼调护并重的治疗方案，同样采敲击法治疗，每天治疗1次。经范师3次治疗后能下床在房间内行走，5次治疗后能在医院内散步1～2圈，每圈约400米。经过15次治疗，她每天早上能从浙江医院出发，沿西泠桥、白堤、少年宫走到望湖饭店吃早餐，然后从北山街走回浙江医院。据护士说由于运动量增加，体重也减轻了10kg。住院1个月后出院，最终跟骨骨刺一直没有手术治疗。

经过这些案例经验的积累，范师创新了敲击法治疗跟痛症的适宜技术，1995年由他撰写的论文《推击法治疗增生性跟痛症》发表在《中国骨伤》杂志（1995年第8卷第4期）上。

二、膝部顽疾推拿消

话说1999年9月初，范师接到一个来自北京的保健任务，时任中央政治局委员、国务委员兼国家经济体制改革委员会主任的李某来杭州疗养，请范师担任保健工作。电话中也没有说明是什么情况，省警卫局接范师当即赶到刘庄。李首长夫人（医生）介绍病情经过，首长右膝关节疼痛3月余，因膝关节扭伤后逐渐不能行走。北京各大医院专家都会诊过，膝关节积液、半月板损伤、交叉韧带损伤、膝关节滑膜炎、髌骨软骨软化症，各种说法都有，关键是治疗3个月不见好转，组织上安排来杭州疗休养，想麻烦范师再帮忙看看。

范师进行了仔细检查，膝关节肿胀不明显，膝关节外侧压痛，外侧副韧带附着处尤为明显，髌骨活动度良好、无摩擦音，两侧膝眼压痛不明显，膝关节活动因疼痛受限。范师问有检查报告吗？首长夫人说：检查报告没有带来，X线片、CT、MRI都做过没有问题。范师根据体征检查情况与首长夫人交流："因首长有膝关节扭伤史，且伤后出现疼痛、活动功能障碍，首先考虑膝关节外侧副韧带的损伤，关节内损伤的可能性较小，我先用按摩、推拿的方法治疗试试？"首长夫人表示同意。范师先在膝关节损伤处涂上冬青膏，用一指禅推法、按揉法治疗，手法操作由轻渐重，先痛点周围后痛点部位反复操作，使局部活血透热，配合膝关节的侧向运动和屈伸运动，治疗20余分钟；再应用范师首创的膝关节杠杆扳法技术，缓慢牵伸关节韧带，以增加关节活动度；再在膝关节外侧用擦法，总治疗时间在30分钟左右。治疗结束后，首长站起抬抬腿说轻松了，关节都热乎乎的。范师嘱咐首长以休息为主，适当运动，但运动量不宜过大，逐渐增加，按此方法每晚治疗1次，经5次治疗后症状明显好转。

第6天晚上范师按时来到刘庄，首长不在，警卫员也不在。范师问服务员，首长去哪儿啦？服务员说首长出去了，去哪里不知道。等到7点多，首长一身运动员"打扮"回来了，看见范师就说：让你久等了，刚才去打了一场网球。这一说范师吓了一跳，连忙问怎么样？首长说：挺好的！3个月没运动了挺舒服。范师说还是注意一点，要循序渐进慢慢来，不可心急。首长在经范师10次治疗后症状基本消失。期间中央保健办通知首长到上海进行专

浙江中医临床名家·范炳华

家会诊治疗。首长回来的那天，范师早早到了刘庄，因高速堵车首长到9点才回宾馆，一进门就说"专家五六个，理论十三条，条条不管用，还是你最好。"从上海回来后3天后首长启程回北京，临走时握着范师的手说："谢谢您！"

三、接近领导不谋私利

范师自分配到浙江医院的第3年就开始担任干部保健工作。当时的范师还是个住院医师，2003年调到浙江中医学院任教，因此这保健工作一干就是20年。这20年内服务过外国元首、中央领导、省市保健对象等无数患者，从不要求与领导合影留念，从不索要领导题词、签名，也从不索取任何待遇、提出任何要求。范师做人的座右铭是：不给领导添麻烦，不给社会添累赘。

干部保健工作时间做长了，医疗保健疗效明显，难免会引起领导的关心和爱护，但范师丝毫没有非分之想。他认为：医疗保健是分内工作，做好服务是第一位的，疗效好是应该的，如果效果不好反而心里感到内疚，在这个问题上范师的分界线非常清楚。1994年3月31日，千岛湖发生一起重大抢劫杀人案。一艘由福建青年旅行社旅游团组织搭乘的游船从安徽歙县开往千岛湖的途中，在途经千岛湖地区的时候遭到了抢劫。"海瑞号"游船被烧毁，船上24名台湾游客、2名导游、6名船员全部遇难。任何事件处理最终涉及赔偿问题，这是一起重大事件，既涉及两岸关系问题，又涉及赔偿问题，由于两岸赔偿差距太大，始终达成不了共识。市委主要领导更是寝食不安，日夜操劳，最终由于体力不支，头晕头昏发作住医院。经全面检查未发现明显器质性病变，输液3天症状未见明显改善，医院派范师作为保健医生介入推拿治疗。范师采用眩晕病三部推拿法，每天治疗2次，7天后头晕头昏基本消失。在最后那次推拿的时候，领导问范师：你有什么要求？范师说我没有要求。他继续问，范师以我们现在先推拿避开话题，这次推拿后李书记就出院了。没想到当天下午领导的秘书、司机又跑来找范师，说领导问你有什么要求，叫我们来问你。范师说你们回去告诉领导说我没有要求。秘书说是领导特地吩咐我们来的，那我们回去不好交代啊！范师说：那好，随手拿了一张纸写上：××领导好！我没有什么要求，谢谢您！签上范炳华3个字交给了秘书，这下你们可以交代了吧。类似这样的关心还有很多，范师都婉言谢绝。这充分显示范师的一身正气与"不谋私利"的庄严承诺。

2003年省卫生厅得知范师要调到浙江中医学院工作，卫生厅副厅长立即给范师打电话说："范炳华你不要走，我问你望江山你去不去？"范师说："副厅长，不好意思，我先下手啦。"副厅长说："人才外流啊！"范师答："只不过钱江两岸。"他又说："那保健工作怎么办？"范师答："随叫随到。"副厅长继续问："还有全运会医疗保障工作怎么办？"范师说："身为浙江人，义不容辞。"

自2003年调到浙江中医学院后，范师认真履行当初向省卫生厅许下的承诺，在全运会医疗保障方面，第十届（2005年南京）、第十一届（2009年山东）、第十二届（2013年沈阳）、第十三届（2017年天津）全运会比赛，全部参加了浙江运动队的医疗保障工作，至今已连续九届。范师说："争取干满十届，圆满收官。"在干部医疗保健方面，鉴于范师以往干部医疗保健的优异工作业绩和良好的口碑，省保健委员会继续聘任他担任干部医疗保健专家（图3-1）。

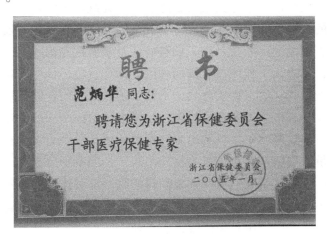

图3-1　2005年聘书

第三节　实至名归成大医

范师整个从医、从教职业生涯分为三个阶段，第一个阶段是1969起的赤脚医生阶段，第二个阶段是1980年起的从医阶段，第三个阶段是从2003年起的医教结合阶段。回顾范师浙江医院23年从医历程，曾任浙江医院针灸推拿科主任、门诊党支部书记，门诊部主任兼预防保健科副主任、主任，医院办公室主任兼推拿科主任，他于1986年晋升主治中医师，1993年晋升副主任中医师，1999年晋升主任中医师，直至2003年9月调离浙江医院。在浙江医院的23年中，承担浙江省中医药重点专科——《颈椎病》重点专科建设项目，主持省中医药科研项目3项，获浙江省科学技术奖三等奖1项，省中医药科学技术成果奖二等奖1项、三等奖1项，培养名中医学术继承人2名。2001年被浙江省人民政府授予"浙江省名中医"荣誉称号。

一、出版第一部学术专著

1995年范师与原浙江省推拿分会主任委员陈省三商议，以陈省三主委的名义申报出版《实用推拿手册》一书。这是浙江推拿界第一部学术专著，由陈省三、范炳华、詹红生、邱继华4人撰稿。编写分工为：范师负责推拿概述、推拿基本手法、上肢筋伤推拿治疗、下肢筋伤推拿治疗的撰写，詹红生负责躯干部筋伤的推拿治疗的撰写，陈省三、邱继华负责内、妇科病证及杂病推拿治疗的撰写，初稿按时完成。责任编辑马一鸣在统稿时发现，初稿格式不统一，表述混乱，尤其是内、妇科病证及杂病推拿治疗这一章，推拿治疗操作要点，几乎是一样的没有按病种区分治疗特色，认为质量太差，无法出版。责任编辑找陈省三主委商量，书稿必须进行修改，修改后视质量再确定是否出版。陈省三主委的意见临床就这样啦，每一个病的治疗方法都差不多的，又没有办法修改了。眼看出版计划要黄了。马一鸣责编打电话叫范师去出版社商量，出版社的意见是不打算出版了，问范师怎么办。范师直截了当地说：那不行！这是我们浙江推拿学科的第一部著作，如果不出版，那浙江推拿学科再也别想出书了。责编告诉范师书稿存在的主要问题，范师说：那好办！按照你的要求由我来修改，但必须出版。经过范师日夜伏案修改，包括插图绘制均由范师落实，完成书稿并通过审查，于1996年8月第一版出版，至2000年重印3次。该书的出版对当时浙江中医学院推拿大专班（共10届）的毕业生起到重要的影响作用，也引起海内外的广泛关注。1998年台湾"中华书局"与浙江科学技术出版社签订协议，以版权转让形式由台湾"中华书局"出版繁体字版《实用推拿手册》。

二、自选项目喜获政府奖

自从与浙江科学技术出版社第一次合作之后，范师考虑到离退休老年人增多，老年人养生保健意识增强，各地市老龄委兴起举办各类老年大学热潮，其中推拿养生保健课成为热门课程，但社会上缺少专业的推拿养生保健教材。范师想何不根据自己所学专业，出版一套推拿养生教材呢。于是，范师精心设计适用于中老年常见病养生保健的教材与VCD光盘组合的配套教材——《中老年常见病症自我按摩疗法》VCD光盘由浙江电子音像出版社负责摄制制作，《老年常见病自我推拿》教材由浙江科学技术出版社出版。1999年5月由范师自编自演的《中老年常见病症自我按摩疗法》完成摄制任务，11月完成VCD光盘制作并公开出版发行。《老年常见病自我推拿》由浙江科学技术出版社于2000年2月出版发行。该组合教材的出版引起了省中医药管理局领导的关注，建议以自选项目申报浙江省中医药科学技术成果奖，2001年5月"《中老年常见病症的自我按摩保健疗法》VCD光盘系统"获中医药科技成果奖三等奖，同年又获得浙江省科学技术奖三等奖。《老年常见病自我推拿》2012年再版，更名为《推拿养生保健学》。

三、学科建设与科研启航

自选项目喜获省政府奖对范师来说是莫大的鼓舞，自信心明显增强，认识到一个学科要搞上去离不开科研工作，这是评价学科水平的重要指标，2000年浙江省中医药学会推拿分会换届，范师接替陈省三推拿分会主任委员的重任，担任第四届推拿分会主任委员，如何带好这支势单力薄的年轻队伍，深深感到身上的责任重大。作为一个学科带头人，只有自身能力强大才能发挥好作用。2000年省中医药管理局启动中医药重点学科（专科）建设项目，范师申报中医药重点项目—颈椎病重点专科建设项目获得批准，走上以专科建设为契机的推拿学科建设与科研并重的快车道。

以推拿重点专科建设为平台，在建设周期内范师获得3项中医药管理局科研立项课题。第1项课题"垫枕在胸腰椎压缩性骨折中的作用原理的光弹研究"（2000年浙江省中医药研究课题〔2000C76〕）于2002年通过专家验收，该项研究发表学术论文3篇。第2项课题"综合性医院中医学科的建设状况及发展途径"（浙江省卫生厅2002浙江省中医软科学研究计划），该项课题对在杭州5家三级甲等医院从综合性医院整体建设情况、综合性医院中医药学科建设情况分析、综合性医院中医药学科发展途径三方面进行调研，获得360余个数据进行分析。数据分区显示：综合性医院病人资源丰富，中医药服务能力明显欠缺，平均中医药从业人中占2.7%，与国务院颁布的《中医药发展条例》明显不符，建议卫生事业发展，要转变思想观念，树立"大综合"理念；借助技术优势，促进中医药事业发展；加强自身建设，提高中医药学科地位，争取在"十一五"建设期末中医药从业人员达到4.0%。该项研究成果"综合性医院中医药学科的建设状况及发展途径——浙江省杭州市三级甲等综合性医院调查报告"，2005年在《中医药管理》杂志上发表。该研究为制订浙江省中医药发展"十一五"规划，以及实施浙江省"中医药攀登工程"及名医、名院、名科"三名工程"提供了可靠依据。相关研究成果获浙江省中医药科学技术奖二等奖。第3项课题"推拿对颈性眩晕的椎动脉形态病理改变及血流速的影响"（浙江省中医药管理局科学研究基金项目[2003c120]）于2007年通过专家验收，相关研究成果获浙江省科学技术二等奖。2001年被浙江中医学院聘为特聘教授，2006年获得全国"大医精诚"优秀医生荣誉称号。

四、科研工作硕果累累

从自选项目"《中老年常见病症的自我按摩保健疗法》VCD光盘系统"获省中医药科技成果奖三等奖、浙江省科学技术奖三等奖以来，共获得浙江省中医药管理局中医药科学研究项目6项（其中重点研究项目2项），国家中医药管理局中医药科学研究专项课题1项，浙江省重大科技专项重点社会发展项目1项。相关研究成果获得浙江省科学技术奖二等奖1项、三等奖3项，浙江省中医药科学技术奖一等奖2项、二等奖3项，国家发明专利2项，实用新型专利4项。

（一）获得浙江省科学技术奖3项（按获奖时间排序）

（1）《中老年常见病症的自我按摩保健疗法》VCD光盘系统获浙江省科学技术奖三等奖，浙江省人民政府，2001年，证书号：0144007。

（2）《推拿对颈性眩晕的椎动脉形态学及其血流速的影响》，获浙江省科学技术奖二等奖，浙江省人民政府，2008年，证书号：0802116-1（图3-2）。

（3）《在城乡社区卫生服务中推拿优势病种及实用手法的优选与推广应用》，获浙江省科学技术奖三等奖，浙江省人民政府，2012年，证书号：1203274。

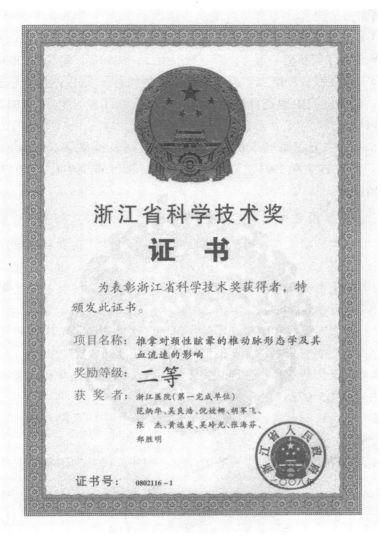

图3-2　浙江省科学技术奖二等奖

（4）《眩晕病推拿干预机制创新研究与应用》，获浙江省科学技术奖三等奖，浙江省人民政府，2018年，证书号：2018J3-094-D01。

（二）获得浙江省中医药科学技术奖项（按获奖时间排序）

（1）《综合性医院中医学科建设状况及发展研究》，获浙江省中医药科学技术创新奖二等奖，浙江省卫生厅，2005年，第200500012号。

（2）《"髓海不足"与椎动脉供血不足的相关性研究》，获浙江省中医药科学技术创新奖二等奖，浙江省卫生厅，2006年，第20060021号。

（3）《推拿对颈性眩晕的椎动脉形态学及其血流的影响》，获浙江省中医药科学技术创新奖一等奖，浙江省卫生厅，2008年，第200800007号。

（4）《在城乡社区卫生服务中推拿优势病种及实用手法的优选与推广应用》，获浙江省中医药科学技术奖一等奖，浙江省卫生厅，2012年，第20120008号。

（5）《"上虚则眩"的椎动脉病理机制及推拿手法干预的参数优化》，获浙江省中医药科学技术奖二等奖，浙江省卫生厅，2013年，第20130036号。

（三）获得国家专利及实用新型专利

（1）国家发明专利：可调式充气保健枕，中华人民共和国家知识产权局，证书号：第1262881号。

（2）国家发明专利：一种膝关节治疗仪，中华人民共和国家知识产权局，证书号：第2760398号。

（3）中华人民共和国医疗器械注册证：多功能膝关节康复治疗仪，浙江省食品药品监督管理局，注册证编号：浙械注准20172260523。

（4）实用新型专利：一种膝关节治疗仪，中华人民共和国家知识产权局，证书号：第5107557。

（5）实用新型专利：一种膝关节治疗装置，中华人民共和国家知识产权局，证书号：第5106010。

（6）外观设计专利：膝关节治疗仪，中华人民共和国家知识产权局，证书号：第3641953。

第四节　医教转型成典范

关于医教转型，还得从当时浙江中医学院针推系的现状说起，20世纪90年代浙江中医学院的推拿老师林国明、周德义、池迎春等相继出国，时任挑大梁的詹红生副教授去上海读博，推拿师资十分紧张，时任校领导求贤心切，纷纷找范师做工作。肖鲁伟校长说："范炳华，浙江推拿你是第一块牌子了，你1个人推拿10个人，只有10个人受益，假如你到学校来培养10个像你这样的人，那就有100个人受益了。"范永升副校长说："范主任，你今天答应，我们明天就把手续办好。"连建伟副校长说："你过来吧！咱们一起干。"时任针推系主任的方剑乔教授十分关切，某天晚上一直谈到凌晨3点钟。面对校领导盛情邀请，尽管范师1989年起就兼任推拿教师，给推拿专业大专班学生上课，1991年聘为浙江中医学院兼职教授，尽管每年承担上海中医学学院和浙江中医学院同学的临床实习带教任务，范师仍然心中没底，也做足了功课。教学的三大职能：教学、科研、社会服务，到底能不能适应，范师跑到学校找教务处周更生处长咨询，周处长说：你教学没问题，教务处听过你的课，你的得分是84.6分，已经很高了，可能科研有点吃力。范师又跑到科研处徐珊处长咨询，徐处长说：你科研没问题，可能教学方面可能会有点难。通过咨询范师心中有底了，断然决定调动，于2003年9月29日办妥调动手续。

一、第一次上课

记得第一次上的课程是推拿治疗学，授课内容是腰部病症的推拿，安排11个课时。为了这门课范师到网上查阅腰部病症，竟然有47种病症，11个课时47种病这课该怎么上。如果按照教材选几个病讲讲那容易，但学生学不到东西，到临床诊断与鉴别诊断，推拿治疗重点部位会犯难，况且腰部病症又是推拿临床的主要病种。于是，范师就结合已学知识把腰部病症的生理、病理结合起来讲了3节，可以免去每个病症重复叙述，例如，棘上韧带损伤，2个及2个以上棘突浅压痛为棘上韧带损伤，2个棘突间深压痛为棘间韧带损伤，单个棘突上压痛为棘突骨膜炎，用3句话就能讲清，且拓展了知识面。但同学们不理解，纷纷反映到分管教学的陈华德副主任那里。有一天，陈老师找范师谈话，说同学们对你的上课有些反映，以后注意点就行了，但没讲具体有哪些意见。此时范师已经感觉到是什么问题了，就把自己的想法告诉了陈老师。陈老师说：学生就是这样，有时候我们有良好的愿望，但同学们就是不理解，范师说：那好的，下次我注意就行了。到了学期结束，意想不到的事情出现了，同学们都说这门课讲得好，结合临床贴近临床，把课给讲活了。就在这一年，范师被评为浙江中医学院2003～2004学年优秀授课教师。

二、第一次被听课

2004年5月，省教育厅对浙江中医学院新办重点专业及针灸推拿系新办专业（康复治疗学）评估论证。那一天范师是上午1～2节的课程，授课内容是"肩周炎的推拿治疗"。在上课前范师接到学校通知说："今天有评估专家组专家来听你的课。"这突如其来的通知范师毫无准备，再说范师也是刚进校的"新"老师，才上过一学期的课，这心里压力不知有多大。来听课的专家是本次评估论证组的组长、时任浙江大学教学部部长李俊伟教授，时任浙江中医学院肖鲁伟院长陪同听课。范师静了静心，想起了俞大方老师上课的板书，临时采用俞老师的教学法，在黑板上先列出肩周炎的三大时期：疼痛期、粘连期、冻结期。授课时在每一时期下按病因、病理、症状、表现、治疗原则、操作要点及自我锻炼七项内容进行分述讲解。授课期间设置互动环节，让一位同学模拟病人，范师进行操作示范，讲解每一步操作的理由是什么？解决什么症状？注意什么问题等，把同学们的学习兴趣给调动起来了。授课结束时，李俊伟教授握住范师的手说"你的课讲得很好！把书教活了。"据参加评估论证汇报会的老师说："评估论证专家组组长对你的授课评价很高，他用五句话高度概括：'到底名中医，就是不一样；备课很充分，讲课不看稿；板书很正规，信息量很大；师生互动，课堂气氛活跃；既教书，又育人。'"

三、第一门精品课程

范师是2003年调入浙江中医学院的，时年51周岁，他经常在思考一个问题，留给我的时间不多了，只有9年时间，这9年我能做些什么？作为教师最主要的任务是教学。他悟出一条"真理"，不会就"模仿"啊，人家能为什么我不能！当时针灸推拿系陈华德教授有一门省级精品课程针灸学，范师就想针灸、推拿是两个学科，推拿也应该有一门精品课程呀！范师认为推拿是利用手法为工具来达到治疗目的的外治法，手法的好坏是关键。于是，2004年范师就申报了校级精品课程推拿手法学，并全身心投入建设，2005年升级为省级精品课程，2009年入选国家级精品课程，2013年又相继建成国家级精品资源共享课推拿手法学和精品视频公开课呵护您的颈椎，成为全国推拿学科的精品课程。

该课程创建"理论教学重组优化；手法训练环节细化；人体模拟操作具体化；课外实践教学形式多样化；教学手段逐步网络化"的"五化教学法"教学体系。遵循手法训练循序渐进，"先与师合，后与师离"的教学原则，以达到"均匀、柔和、持久、有力"的八字要求，具备"深透"的基本功力，使手法由生而熟，熟能生巧，临症应用时，能手随心转，法从手出，为推拿手法临床应用奠定基础。

中华中医药学会推拿分会主任委员，原上海中医药大学推拿系主任、上海中医药大学终身教授严隽陶教授对该课程的评价为：浙江中医学院推拿教学在全国推拿界有较高的知名度，尤其是在推拿手法研究上，有很大的影响力，其手法特点传承一指禅推拿流派和㨰法推拿流派和特色，其最大特点是手法与临床的结合，从结合点上研究手法，对指导推拿手法教学和临床应用有普遍的指导作用。上海中医药大学针推学院的评价为：浙江中医学院针推系推拿教研室在推拿手法学教学上，强调手法教学与推拿临床手法应用结合，注重推拿手法练功，成立学生推拿手法协会，结合多媒体教学，开展课外手法练功，举办推拿模拟诊室，这种教学方法是成功的，培养的学生质量是高的，在全国同行中，其推拿手法学的教学质量和教学水平是较高的。

3门国家级精品课程的建设极大提升了浙江中医药大学推拿学的教学水平和教学质量。

四、第一本教材

敢为人先是范师一贯的为人处事风格。在精品课程建设获得成功的基础上，又萌发主编教材的念头，他认为教书育人，教材为先。2006年中国中医药出版社发布关于申报普通高等院校"十一五"国家级规划教材主编和编委的通知，范师对通知认真研读，通知中要求教材要有创新性，要分析"第五版"教材的优点和不足，并提出编写思路和大纲。范师对"第五版"和"十五"国家级规划教材《推拿学》进行认真分析，认为存在以下主要问题：一是沿用以往由单一学校编写教材为蓝本，知识更新欠缺；二是编委由主编自由组合，缺乏广泛性；三是理论与临床脱节，实用性不足；四是有创新，但不能体现传承。为此，范师大胆地申报了《推拿学》主编，并将分析结果和编写思路与大纲一并提交，经教材评审专家评议通过，这是范师2003年医教转型后第一次担任教材主编。本着区域性的原则，精选14所中医药高等学校16位从事推拿一线教学的教师组成编委会。范师亲自制订教学大纲和编写目录，并细化编写样稿、体例、知识点等要求，分发给5位副主编参考。初稿完成后范师又进行了大量的修改和润色，于2008年9月出版，成为学校3本普通高等教育"十一五"国家级规划教材之一。之后，又根据执业医师全国统考的现状，于2011年出版与普通高等教育"十一五"国家级规划教材配套的《推拿学习题集》。该教材被国家教育部遴选为普通高等教育"十二五"国家级规划教材。之后范师担任全国中医药行业高等教育"十三五"规划教材《推拿治疗学》主编时已经64周岁了。

范师先后参与编写的教材还有：①卫生部"十一五"规划教材、全国高等中医药院校汉英双语教材·供来华留学生用《推拿学》第二版（2007年9月出版）；②普通高等教育"十一五"国家级规划教材、新世纪（第二版）全国高等中医药院校规划教材《推拿学》（2009年11月出版）；③浙江省重点教材《推拿养生保健学》主编（2012年2月出版）；④浙江省重点教材《推拿优势病种诊疗技术》（2017年3月出版）；⑤《老年人社会体育指导员一级培训教材》主编（2014年9月出版）。

第五节　浙江推拿领头羊

火车跑得快，全靠车头带，学科建设也是一样。2000年浙江省中医药学会推拿分会换届，范师从陈省三手中接过接力棒，当选为浙江省中医药学会推拿分会第四届委员会主任委员，2011年换届连任推拿分会第五届委员会主任委员，2016年当选为推拿分会第六届委员会名誉主任委员，至此，范师任浙江省中医药学会推拿分会委员会主任委员15年。2001年当选中国中医药学会第二届推拿专业委员会委员，2006、2010年当选为中华中医药学会推拿分会委员会副主任委员，2014年当选为中华中医药学会推拿分会第五届委员会常务委员兼学术顾问，2018年当选为中华中医药学会推拿分会第六届委员会顾问。

作为浙江省中医药学会推拿分会主任委员，中华中医药学会推拿分会副主任委员，范师考虑最多的是如何引领好浙江推拿这支队伍。

一、打造浙江推拿学术氛围

范师任推拿主任委员的第一次学术年会于2001年9月在舟山召开，参会代表有60余人，为了这次学术年会范师费尽了心思，在詹红生、詹强等副主任委员的支持下，其一，印制精美的论文集，彻底告别了以往论文代表自带，会后满天飞的局面；其二，会议邀请了全国第一位推拿学博士房敏教授、浙江医院放射科吴良浩主任医师到会授课，引导推拿学科进行科学研究思路，引进影像学诊断的临床应用；其三，宣布推拿分会学术年会每年举行1次，解决了推拿人员晋升所需学分的问题，不需要到其他年会拿学分，提升了推拿分会的凝聚力；其四，瞄准国家中医药管理局中医药重点学科（专科）建设导向，遴选推拿优势病种适宜技术作为学术交流的主要内容，提升推拿临床服务能力。这次会议得到浙江省中医药学会、房敏博士及吴良浩主任一致好评，使浙江推拿学术交流走向正规化、常态化。此后，推拿分会又每年申报国家级继续教育项目或省级中医药继续教育项目，把中医药继续教育项目与学术年会组合举办，充分调动推拿队伍的学习积极性和学术氛围，参会人员最多时达250余人。在浙江省中医药学会2011年开始举行优秀学术论文奖评比中，推拿分会每年都有优秀学术论文奖，其中连续4年获得优秀学术论文一等奖，一次分获一、二、三等奖，充分显示推拿分会的学术氛围浓厚。每年组织20余人的浙江推拿代表团参加全国推拿学术年会，展示浙江推拿学术风采。

二、把浙江推拿推向世界

中国推拿历史悠久，是中华文化的重要组成部分，有中医"活文物"之称，如何把中医推拿推向世界，是范师所考虑的重点之一。

2010年10月，范师以浙江中医药大学承担的浙江省"重中之重"学科——针灸推拿学建设项目为契机，首次举办2010杭州国际推拿（手法）学术论坛，开启了浙江推拿国际学术交流会议。来自加拿大、英国、美国、马来西亚、印度尼西亚等8个国家的近30位推拿同行、学者参加了本次会议。浙江省教育厅领导、浙江省中医药管理局局长及浙江中医药大学有关领导出席开幕式，英国自然疗法协会、英国针灸中药推拿反射综合疗法协会会长艾罗先生作为特邀嘉宾在主席台就座。会议邀请了中华中医药学会推拿分会主任委员严隽陶教授、上海中医药大学附属岳阳中西结合医院院长房敏教授、南方医科大学李义凯教授、上海市中医药研究院骨伤科研究所詹红生教授、上海中医药大学附属岳阳中西结合医院推拿研究所所长程英武教授、广州市市政医院钟士元教授等做专题学术报告，省内外推拿同行及专家学者150余人参加了此次论坛。此次论坛交流学术论文27篇，论文集采用中英文对照印刷，大会采用全英文报告或中、英文翻译报告，范师致题为"中国推拿应当对世界医学有较大贡献"的欢迎词。艾罗先生的报告题目是"Current Tuina in the UK and the Difference Between China and the UK"（英国推拿的现状及推拿在中英两国发展的不同）。范师在大会上作了题为"推拿对颈性眩晕的椎动脉形态学及其血流速的影响"及"蛙式四步扳法治疗骶髂关节半脱位92例临床观察"2个报告，并现场演示推拿操作，深受好评。

2014年6月，2014杭州第二届国际推拿（手法）高端论坛在杭州举办，本次会议有11个国家30余位推拿同行、学者参会，参会代表共200余人。原中华中医药学会推拿分会主任委员严隽陶教授，浙江中医药大学副校长李俊伟教授、浙江省中医药学会会长肖鲁伟教授、英国自然疗法协会、英国针灸中药推拿反射综合疗法协会会长艾罗先生、浙江推拿老前辈沈景允主任医师，广州中医药大学第二中医院罗凛教授、中华中医药学会推拿分会秘书长孙武权主任、浙江中医药大学附属第三医院院长姚新苗教授出席学术论坛。大会中英文主题报告论文7篇，大会中英文交流论文22篇，其他交流论文64篇。

加拿大魁北克玫瑰山学院针推系主任杜惠兰教授对浙江推拿的评价为浙江中医药大学范炳华教授的推拿手法，是我见到过的国内最好的手法，简直是一种艺术。2009年1月，加拿大魁北克玫瑰山学院邀请范炳华教授访问该校，做为期半个月的专题授课。

英国自然疗法协会、英国针灸中药推拿反射综合疗法协会会长艾罗先生对浙江推拿的评价为："我跑过中国推拿有影响力的省市，我觉得浙江中医药大学范炳华教授的手法真的很棒，这也是我10余年来每年2次带学生来浙江学习推拿的原因，每次都有新的感受。为此艾罗先生对浙江推拿摄制《Tui Na Student to Master》DVD，内容涉及推拿介绍、各种推拿手法、常规推拿操作、推拿在中国、运动损伤推拿、推拿辅助疗法、中医推拿文化、大推拿、临床推拿操作9部分，总时长为140分钟，并赠予范炳华教授。

杭州国际推拿（手法）学术论坛（高端论坛）的举办，极大提升了浙江推拿在世界的影响力。

三、推拿学科建设的引领作用

范师属于典型的医教研结合的医师、教师和科研型的学者，自2001年获浙江省名中医荣誉称号，2006年又被评为全国"大医精诚"优秀医生。为发挥好学术带头人的引领作用，他以身作则，亲力亲为，十分关注国家中医药管理局对中医药发展的"风向标"。

（一）"十一五"中医推拿重点专科建设

国家中医药管理局"十一五"中医药重点专科——推拿科专科的建设，范师任推拿专科副组长。当国家中医药管理局推行中医药优势病种建设时，他与推拿分会副主任委员、时任杭州市中医院推拿科主任詹强一起，分别承担"项痹病"和"膝痹病"2项推拿优势病种协作分组组长，一个省获得2项推拿优势病种建设，在全国同学科中并不多见。范师和詹主任分别在全国招募推拿同行参与建设，每个病种10余成员单位，组长单位负责完成诊疗方案制订、组织临床验证、负责监督检查、收集验证资料，形成优势病种诊疗方案，在全国推广应用。通过努力，由浙江承担的"项痹病"和"膝痹病"2项优势病种诊疗方案顺利通过验收。国家中医推拿重点专科建设、推拿优势病种诊疗方案的制订，极大地提升了浙江推拿在全国的影响力。

此外，范师还与云南省中医院（云南中医学院附属医院）联合攻关研究制订的"胯骨错缝（中医名）中医诊疗方案"和"胯骨错缝（中医名）中医临床路径"，由国家中医药管理局组织专家审核通过，于2017年3月由国家中医药管理局公布。其中由范师创新的"蛙式四步扳法"为主要操作手法。该诊疗方案基于骶髂关节的结构特点，引起病理症状的原因及针对因治疗的原则来考虑的，遵循"有症必有因、无因不成症"的临证思维，"症因要相关，无关非诊断"的诊断思维，"治因宜为先，因除症自消"的治疗思维整体诊疗思维原则。

通过中医推拿重点专科建设、推拿优势病种诊疗的制订，范师著《推拿优势病种诊疗技术》，全书287千字。该书于2015年获得中华中医药学会学术著作奖三等奖（图3-3）。并于2017年出版第二版，全书327千字。该书的出版对浙江推拿乃至全国推拿具有较大的影响力，目前浙江省内推拿临床基本上都按照本书诊疗，对其实用价值及临床疗效反映一致良好。

（二）"十二五"重点学科和临床重点专科建设

"十二五"期间有2个国家级中医药建设项目：一是国家中医药管理局的"国家中医药管理局中医药重点学科"建设项目，二是国家卫生部的"国家临床重点专科"建设项目。范师动员全科力量申报了2项建设项目，由于"十一五"推拿重点专科建设良好的基础条件，经专家论证结果全部中标，这在全国同学科中极为少见。范师担任《国家中医药管理局中医药重点学科——推拿学》学科负责人，科主任吕立江教授担任学术带头人；国家临

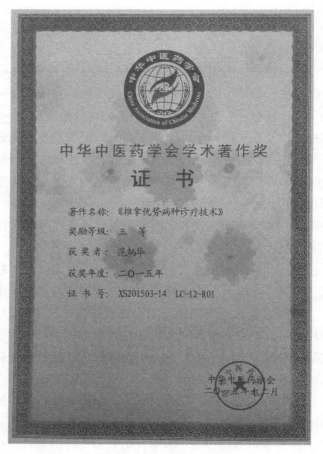

中华中医药学会学术著作奖

证 书

著作名称：《推拿优势病种诊疗技术》

奖励等级：三 等

获奖者：范炳华

获奖年度：二〇一五年

证书号：XS201503-14 LC-12-R01

图3-3　中华中医药学会学术著作奖证书

床重点专科——推拿科，由吕立江教授担任专科负责人，范师担任学术带头人，这个项目国家卫生部资助建设经费达300万元。在推拿重点学科建设中，范师又承担国家中医药管理局第三批中医优势病种"胸椎错缝诊疗方案"建设项目任协作组组长，组织全国16家中医院联合攻关，负责胸椎错缝诊疗方案制订、临床验证及中医临床路径的制定工作，创新"抱颈提胸法治疗胸椎错缝症技术"，顺利通过验收。在此基础上，吕立江教授参与《胸椎错缝标准化》的制订，也已通过国家中医药管理局验收。

由范师负责的国家中医药管理局中医药重点学科——推拿学项目建设期满，根据国家中医药管理局文件精神，由先各省中医药管理局组织专家预验收，2018年12月1日，浙江省中医药管理局邀请南京中医药大学原校长吴勉华教授为组长、安徽中医药大学校长彭代银教授为副组长的7位专家组成的验收组，在听取各学科组负责人PPT汇报后，根据建设情况和取得的成果予以打分，范师负责建设的《推拿学》通过3年的建设形成"推拿对颈性眩晕的基础实验与临床研究""推拿治疗腰椎间盘突出症及相关脊柱疾病的基础与临床研究""推拿手法的生物力学实验与规范化推广研究""推拿治疗小儿疾病的特色疗法研究"4个研究方向。建设周期内建成国家级微课、国家级精品课程、省级精品课程；主编教材10部、副主编教材12部、参编教材19部；获得国家自然科学基金5项、省部级科研项目7项、厅局级课题16项、其他课题20余项；获得国家专利10项，其中发明专利4项；出版学术专著5部、发表学术论文98篇；制订推拿优势病种诊疗规范4个；建成国家级名中医工作室专家1个，举办名老中医药专家范炳华教授推拿学术思想研修班5期，培养全国老中医药专家学术经验继承人2人、省中青年临床名中医2人；入选"151"三层次人才1名。其建设成果受到专家一致肯定，以92.4分的高分名列22个重点学科中排名第三位，顺利通过预验收。2019年1月由国家中医药管理局组织的专家组终审验收，顺利通过验收。由吕立江教授负责的《国家临床重点专科——推拿科》建设项目尚在建设中。

第六节　教学名师名副实

说起范师获得教学名师的殊荣那真是名副其实的，早在还未调入学校之前，他作为校外的兼职教师及临床实习带教工作却从1989年就已开始了，至今已整整30年了。至于范师的教学质量，据时任教务处周更生处长说，范师的教学质量听课得分是84.6分；临床实习带教质量，1991年被评为浙江中医学院优秀带教老师；2001年被聘为浙江中医学院兼职教授。2003年9月正式调入浙江中医学院针灸推拿系任专职教师。

一、学生心目中的好老师

（一）在2004级新生开学典礼上的发言

2004年新生开学前2天，也是范师调进学校一周年之际，时任校党委书记张乃大书记对范师说：10月9日2004级新生的开学典礼，你代表教师发个言吧！范师说：我刚进校才一年不合适吧。张书记说：有什么不合适？让你锻炼锻炼，你做个准备吧。范师无奈地准备了2天，第一次作为教师代表上台发言。

附　范炳华在2004级新生的开学典礼上的发言（节选）

今天，我作为一名普通的教师，站在这里发言，但是，我也是一名新生的家长，我的心情和你们的家长一样。一个月前的今天，9月9日，我送我的女儿去北京读书。我的感觉是提着一只鸟笼，到了北京，打开鸟笼放飞了。她要像小鸟一样要开始独立的生活，她要适应这个环境，要体验生存的N种方式，开始锻炼自己的生存能力。我对女儿说：读书首先要学会做人。做人如写"人"，人的一生就是写了一个"人"字。"人"字很简单，就一撇一捺，谁都会写，但却很难写，难就难在一个"稳"字。我的理解，"人"字的这一"撇"代表着过去，而这一"捺"却代表着未来。不管你过去有多么的辉煌，多么有成就，或者有多少的挫折，多少的困惑，这永远代表着过去，在英语里面这是过去式；一"撇"的好坏并不重要，重要的是怎样写好这一"捺"，我们现在的任务是做好这一"捺"的文章。这是书法家的哲理，我想读书的是这样，我们教书的也是这样。学会做人，让父母放心，这是我们共同的愿望，让我们为写好这一"捺"而共同努力吧！

对于新同学，我想提三点希望：就是"一个目的""两篇文章""三个勤"。"一个目的"要明确，"同学们，你每天要问问自己，你到这里来是干什么的？"这是老一辈教学家竺可桢教授对浙江大学学生讲的一句话。不信，请你有机会到浙江大学玉泉校区去看一下，就在进大门左侧竖着的标语牌上写着。"两篇文章"要做好，也就是"学"和"问"这两篇文章。学问，一是学，二是问。要勤学多问，才能进步，光学不问，知识不可能扎实；而光问不学，容易养成懒惰。做到"三个勤"，就是"眼勤、口勤、手勤"。眼勤，就是要多看，仔细看，多看能长见识，开眼界，丰富充实自己；口勤，就是要多问，不懂也不问，结果是害自己。只要你问，作为老师我想肯定会有问必答，你不问，老师也不知道你懂还是不懂，结果是一知半解；手勤，就是要多动手，多操作，锻炼自己的动手能力，只有多动手，才能由生而熟，熟能生巧，练就过硬的技能，才能成为新世纪有用之才。

对这次开学典礼发言的反映，校领导说："范炳华，你讲得很好！是这几年来开学典礼最好的一次发言。"本科同学们反映，说"听范老师的发言，站着不累"；研究生同学反映，说"范老师的发言充满哲理"。

（二）在2011届同学毕业典礼上的发言

随着学校教学规模的扩大，学科门类从单一的中医药，发展到医、理、工、管、文五个门类。毕业典礼的发言难度很大，往届的毕业典礼教师代表的发言局限于对中医药门类的寄语，理、工、管、文门类的同学有走错"门"感觉，感到很失望。校领导又一次找到范师，要求范师再在毕业典礼上发言。

附　范炳华在2011届同学毕业典礼上的发言（节选）

在7年前的入学典礼上，我曾经说过，你以优异的成绩考进中医学院，我为你骄傲！今天，你完成学业走出中医药大学的校门，我为你自豪！你们完成了学业，我也完成了迎来、送往的使命。此时此刻，我的心情和你们一样，激动、兴奋和留恋！

毕业了，同学们即将走上社会，走上各自的工作岗位，从今往后，我们是同事，但我作为一名曾经的老师，想对同学们提三点希望。

第一，要学会做人。都说"做人难"，我的理解，做人如写"人"，人的一生就写了一个"人"字。"人"字很简单，一撇一捺，谁都会写，但却很难写好，难就难在一个"稳"字。"人"字的这一"撇"代表着过去，而这一"捺"却代表着未来。书法家最看重的就是这一"捺"。我们在浙中医大的三年、四年、五年、七年，都已经是过去式，而面临的任务是总结经验，适应社会，努力写好代表将来的这一"捺"。

第二，要用足、用活所学到的知识。我们在大学的学习生涯中，有那么多功课、繁重的学业，但归根到底，老师只是在通往知识殿堂的征途上指引了一条路，教给了我们一把开启知识殿堂的"金钥匙"。今后我们面临的任务是，如何用足、用活、用好这把"金钥匙"，来开启我们智慧的大门，获取科学的真理，是历史赋予我们的使命。

第三，到了新的工作岗位，给人的第一"印象"要好，这是对你今后工作是否顺利是关键的一步。人的一生不可能没有缺点，甚至是错误，你给人的第一印象好了，领导会说，这个人一直表现蛮好，对他说说，以后注意一点，大事化小，小事化了；如果第一印象不好，领导会说，这个人一贯是这样，这次非得好好教训教训他，小事变大，大事上杠，影响你一辈子的前途。这是社会哲学的道理，希望同学们能高度重视。

从上述两个发言中，可以看出范师的处世为人、教师风范，教学的理念，以及对同学的厚望。视同学为亲人、为子女，他以亲身的经历教导同学学会做人，启发同学学习的方法，经营自我的远大规划。鉴于范师对教学所做出的成绩，2007年荣获浙江中医药大学教学名师奖；2010年浙江中医药大学第二届"我心目中的好老师、好同学"评选活动中荣获"我心目中的好老师"之学识渊博奖，中共浙江中医药大学委员会颁发荣誉证书（图3-4）。

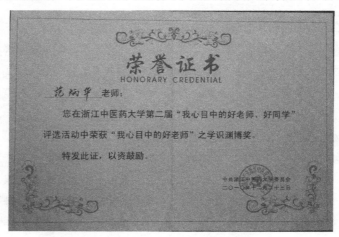

图3-4　我心目中的好老师证书

二、因材施教，立德树人

范师治学严谨，鉴于推拿学是应用学科的特点，始终坚持教学与临床实践结合的教学理念，以提高学生技能培养为首务，创新性提出推拿"以手法为本"，建立起"先与师合，后与师离"的培养模式。推行教学理念的五个转变，循序渐进的"五步教学法"，强化推拿手法技能教学的6条途径的"五五六"教学方法。博采众长，收集整理全国推拿名家手法，将根据自己40余年的临床、教学经验总结出来的推拿手法作用点、作用力、作用力方向"三要素"，"有症必有因""症因要相关""治因宜为先"的临证"三原则"，写进教材，融入教学，使抽象的中医成为生动活泼、学生喜爱的课程。为扭转学生重理论、轻能力培养的学风，进行考核方法改革，实施分段式考核、增加人体操作、测试器功力测试、网上作业情况分项计分考试。针对学校移地重建远离教学医院，教学实训难问题，在全国率先创建模拟医院，成功破解技能实训难的问题。每年举办推拿手法、功法大赛，激发学生学习兴趣和重视技能培养的热情。

对于范师的教学理念，时任长春中医药大学校长王之虹教授评价为：创新"以手法为本"的教学理念，建立"先与师合，后与师离"的教学模式，推行循序渐进的"五化式"教学方法，改革手法考核评价机制，在国内率先创建"推拿模拟医院"用于实践教学，并探索出课外实践教学的6条途径，这不仅对推拿手法教学有益，对其他众多类似学科的实践教学也有着很好的示范和借鉴作用。

范师讲了一个风趣的小故事：2010年他在台州椒江国家级中医药继续教育培训班讲课，碰到一位针灸推拿专业毕业3年的女生，她个子确实很瘦小，身高1米5多。她碰到范师就说："范老师，您还认识我吗？"范师说："认识，你叫丁×。"她说："是的，你记性真好！"她又说："范老师，大学五年，其他老师讲的课我全忘掉了，你讲得课我没有忘！"范师说："你说说看，哪个课你没忘？""你讲的"手法作用点、作用力、作用力方向"三要素，我没有忘。"范师说："那不行，你今天碰到我范老师，说你的饭很香；明天碰到蔡老师，说你的菜很好吃；后天碰到汤老师，说你的汤很好喝！你讲具体点。"小丁说："我们医院有200名医务人员，现在门诊病人我最多。"范师说："为什么，你做了广告？"小丁说："没有啊！是因为效果好呀。"那么弱小的姑娘，进院才3年，门诊病人最多了，这不太合理啊！这就应验范师的教学理念，书要教活，要因材施教，以临床为出发点是施教之精髓所在。

喜欢与学生交朋友是范老师最大的特点，他善于用自己的经历和体会引导和点拨学生。25年如一日的热心入学教育课、实习指导课、就业辅导课"三课"教育，入学教育课围绕"如何学好中医"的主题；实习教育课围绕"四勤""四严""四不宜"实习主题；就业教育帮助学生分析形势、积极应对及掌握应聘技巧，对学生成长、成才指明方向。他经常点拨学生，如何围绕中医这条主线，在各自岗位上成才，被视为经典。鼓励学生"走出校门，服务社会，锻炼自己"，指导学生科技创新、社会实践及专业技能竞赛活动，建立起多个社会实践基地，多次获得团省委、教育厅社会实践优秀团队称号，在全国针推手法技能竞赛中获团体二等奖。

"大家好才是真的好！"这是范老师的治学理念，为人之道。作为学科带头人的他，注重年轻老师的培养，言传得教，以身作则，做好传、帮、带，已形成老、中、青结构合理的教学团队，取得可喜业绩。推拿学4门主干课程均为精品课程，分别为国家级精品课程"推拿手法学"、省级精品课程"推拿治疗学"、校级精品课程"推拿功法学"及网络课程"推拿学"，实现全课程网络化教学。在"十二五"中医药行业规划教材中，教学团队6名教师参与编写的教材有12部，其中任主编有《推拿功法学》《推拿治疗学》2部，任副主编有《推拿治疗学》《小儿推拿学》等4部，"十三五"又主编《推拿治疗学》《推拿功法学》。青年教师教学水平显著提高，在各类教学技能比赛中均获好名次。在教学业绩考核、学生评教、教学质量考核结果显示，所有教师均名列第一方阵。

三、教学研究与教学改革成果丰硕

学院获得浙江省"重中之重"学科——针灸推拿学建设项目中，范师承担着推拿学科建设任务，同时承担国家级精品课程"推拿手法学"、国家级精品资源共享课"推拿手法学"、国家级精品视频公开课"呵护您的颈椎"3门课程的建设任务。此外，范师又于2009年成功申报了浙江省教育科学规划研究课题"针灸推拿应用技能实践教学模式研究"（项目编号：2009/SCG513），2010年成功申报了浙江省新世纪高等教育教学改革项目"推拿手法多平台教学模式构建与实践"（项目编号：yb2010032）。在这样繁重的教学任务压力下，范师别无选择，说："再过两年，到2012年我就要退休了，没有办法啊，我只有拼了命干了。"在范师的努力下，全科同志的支持下，圆满完成建设任务，两项教学教改课题顺利通过验收。

（一）发表教学研究论文4篇（不含第二作者）

（1）推拿手法学课外实践教学方法与途径的探讨，中医教育，2008，7（1）：39-40。

（2）推拿人才培养模式创新的实践，北京中医药，2008，27（4）：312-314。

（3）强化推拿手法技能教学的途径与方法，中国高等医学教育，2011（8）：112-113。

（4）国家精品视频公开课建设体会，中国高等医学教育，2016（8）：111-112。

（二）教学研究与教学改革成果（不含第二作者）

（1）"推拿手法学"精品课程建设，获浙江中医药大学教学成果奖二等奖，2008年9月。

（2）"推拿手法学"荣获"浙江中医药大学优秀精品课程"称号，2009年1月。

（3）"十一五"国家级规划教材《推拿学》教材建设（教材），获第三届校级教学成果奖二等奖，2013年1月。

（4）"推拿医学·认识推拿"，在全国教育技术协会中医药专业委员会、全国中医药高等教育学会技术研究会第七届学术年会上评为三等奖（多媒体课件、网络课程、专题片），2012年11月。

（5）"推拿医学·颈性眩晕与三部推拿法"，在全国教育技术协会中医药专业委员会、全国中医药高等教育学会技术研究会第七届学术年会上评为三等奖（多媒体课件、网络课程、专题片），2012年11月。

（6）"推拿手法学"，在2013年浙江省高校教师教育技术成果评比中获一等奖，2013年11月。

（三）省高教学会浙江中医药大学分会学术年会优秀论文（不含第二作者）

（1）《推拿手法学课外实践教学方法与途径的探讨》，获优秀论文，2006年12月。

（2）《推拿人才培养模式创新的实践》，获优秀论文，2008年1月。

（3）《以教材建设为契机，全面提升推拿学科影响力》，获优秀论文，2012年11月。

（4）《优化提升精品课程，实现精品资源共享》，获优秀论文，2013年12月。

（四）获得优秀授课教师称号

（1）2004年度校级优秀授课教师，浙江中医学院，2005年3月。

（2）2005年度校级优秀授课教师，浙江中医药大学，2006年6月。

（3）浙江中医药大学2012-2013学年优秀授课教师，浙江中医药大学，2013年12月。

（五）被外聘客座教授

（1）2005年6月范炳华教授被聘为浙江林学院兼职教授。

（2）2015年11月范炳华教授被聘为云南中医学院客座教授。

四、荣获全国首届"中医药高等学校教学名师"殊荣

（一）延聘五年再做贡献

范师出生于1952年7月，到2012年已60周岁，应该年满退休了，范师也已做好退休的准备。2012年5月，校人事处领导找范师谈话，说鉴于学校发展的需要，学校领导的意见是希望你延缓办理退休手续，为学校的发展再奉献5年，待遇与在职教职工一样。在领导找谈话这种情况下，范师说："待遇不待遇倒无所谓，我退休可继续参加门诊，待遇肯定比在职职工好多了，既然校领导有这个意见，我也不好再推却了，服从学校领导的需要吧！"就这样范师继续工作了5年，直至2017年65周岁才退休。

范师延聘的五年中，在国家级精品课程"推拿手法学"建设的基础上，相继建成国家精品资源共享课"推拿手法学"和精品视频公开课。在教材建设上，任主编出版普通高等教育"十二五"国家级规划教材《推拿学》、全国中医药行业高等教育"十三五"规划教材《推拿治疗学》，任副主编出版卫生部"十二五"规划教材、全国高等中医药院校教材《推拿治疗学》。

鉴于范师在教学研究和教学改革、精品课程建设、教材建设、做出的卓越贡献，范师负责的教学团队建设形成的"中医特色学科推拿学课程建设的创新和实践"教学成果，2009年被浙江省人民政府授予浙江省第六届教学成果奖二等奖，证书号：092045（图3-5）。

（二）各级组织授予范师个人的荣誉

（1）2009年，被浙江省教育厅授予"浙江省高等学校教学名师奖"（图3-6）。

（2）2013年，被浙江省教育工会授予"浙江省第三届师德标兵"称号（图3-7）。

（3）2016年，被国家中医药管理局、教育部、国家卫生和计划生育委员会三部委授予全国首届中医药高等学校教学名师荣誉称号（图3-8、图3-9）。

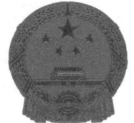

浙江省教学成果奖

证　书

为表彰浙江省第六届高等教育教学成果奖获得者，特颁发此证书。

成果名称：中医特色学科推拿学课程建设的创新和实践

奖励等级：**二等**

获　奖　者：浙江中医药大学
范炳华、谢远军、许　丽
袁相龙、吕立江

二〇〇九年九月

证书号：　092045

图3-5　浙江省教学成果二等奖

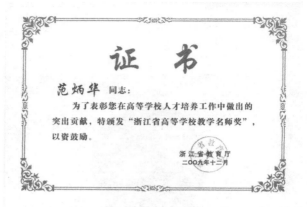

图3-6 浙江省教学名师证书

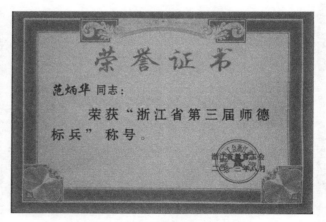

图3-7 浙江省师德标兵荣誉证书

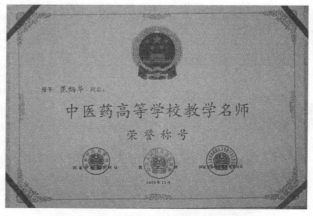

图3-8 中医药高等学校教学名师荣誉证书

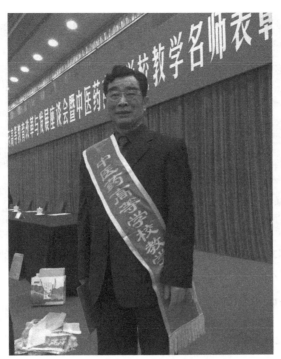

图3-9　范炳华教授获奖照片

第七节　师承导师呕心血

说起名老中医药师承工作，必须符合两个条件，一是获得省级及省级以上名中医荣誉称号，二是具备省级及省级名老中医专家传承工作室建设条件，而名老中医专家传承工作室建设是师承工作的基础。范师于2012年获得省级名中医工作室建设项目（计划编号：GZS2012016），同年被国家中医药管理局确定为第五批全国老中医药专家学术经验继承指导老师（图3-10），2014年获得国家级名老中医药专家传承工作室建设项目。2018年又被国家中医药管理局确定为第六批全国老中医药专家学术经验继承指导老师。而事实上范师早在2002年已经承担省级名中医学术继承人工作，浙江医院推拿科胡军飞、张杰（后病故）作为学术继承人跟师学习3年完成学业，胡军飞发表学术论文2篇，以及2万余字的跟师心得和经验总结，以优异成绩顺利出师。

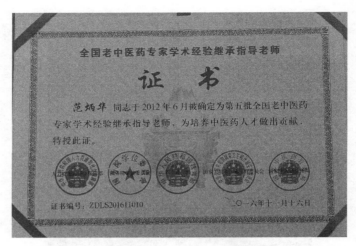

图3-10 第五批全国老中医药专家学术经验继承指导老师

一、名老中医药专家传承工作室建设

范师2012年承担省级名中医工作室建设，2014年承担国家级名老中医药专家传承工作室建设，通过两个建设项目周期，形成稳定的学术传承团队。该团队成员有10人，梯队结构合理，其中博士3人，硕士4人，本科3人；正高职称3人，副高职称3人，中级职称4人；平均年龄为41岁，重点培养学术传承人为3人。

（一）学术经验传承

（1）形成推拿优势病种诊疗方案5个，分别为：胯骨错缝（骶髂关节损伤）推拿诊疗方案、腰痛病（腰椎间盘突出症）推拿诊疗方案、小儿肌性斜颈推拿诊疗方案、项痹病（神经根型颈椎病）、胸椎错缝（胸椎后关节紊乱）推拿诊疗方案。

（2）形成院内制剂2种，分别为：三辛椒摩膏、涂擦治疗膏两种。

（3）出版名老中医药专家学术经验著作、专著5部，分别为①《推拿优势病种诊疗技术》，获中华中医药学会学术著作奖三等奖；②《手到病除6招搞定》，为G20杭州峰会礼宾用书，2018年该书通过版权转让出版罗马尼亚文《手到病除6招搞定》；③《范炳华推拿医案集粹》；④《椎系眩晕三维彩色血管病理图谱》，在《健康报》"中医专刊"头条报道；⑤《推拿优势病种诊疗技术》第二版。

（4）名老中医药专家资料收集：整理名老中医药专家建室前的医案、教案、讲稿、文稿、书稿等120篇；撰写跟师笔记360篇；整理总结名老中医药专家医案、验案192篇；建成名老中医药专家学术经验数据库，收集资料100篇以上。

（二）学术创新研究

承担学术思想研究相关课题

（1）与学术传承相关研究课题3项："蛙式四步扳法"对产后腰骶髂关节痛疗效的临床观察，浙江省中医药管理局，2012～2014年；范炳华教授推拿治疗特色及临床经验整理研究，浙江省中医药管理局，2013～2015年；范炳华教授推拿临证特色医案整理，浙江省中医药管理局，2014～2016年。

（2）其他相关研究课题8项：①多功能膝关节康复治疗仪研发，浙江省科技厅社会发展重大专项，2013～2015年；②基于神经反馈控制建立腰椎间盘生物力学模型及杠杆定位手法对腰椎间盘影响的仿真研究，国家自然科学基金项目，2013～2016年；③基于杠杆定位手法对腰椎间盘生物力学影响的有限元建模与仿真研究，国家自然科学基金项目，2011～2013年；④杠杆定位手法治疗腰椎间盘突出症的生物力学指标提取及临床规范化应用研究，浙江省科技厅，2012～2015年；⑤老年人腰椎矢状面曲度、活动度与其呼吸肌功能的相关性研究，浙江省自然科学基金，2012～2013年；⑥"六字诀"训练适应与腰椎矢状面曲度、活动度调节的定量数理关系研究，国家自然科学基金/青年科学基金项目，2014～2016年；⑦国家中医药"胸椎错缝"指南制定项目，国家中医药管理局项目，2015～2017年；⑧浙江省科技惠民计划项目"兰溪市三级康复服务体系建设及中医药技术示范"，浙江省科技厅，2014～2016年。

（三）推广应用

（1）建设周期内发表学术论文44篇，其中2013年9篇，均为核心期刊；2014年10篇，均为核心期刊以上；2015年20篇，均为核心期刊；2016年5篇，均为核心期刊。2014年杭州第二届国际推拿（手法）高端论坛中英文对照论文20篇。

（2）建设周期内接受外单位进修19人，下基层帮扶5批次，累计30个月。

（3）建设周期内举办《名老中医药专家范炳华教授推拿学术思想研修

班》4期。

（四）创新性成果

（1）建设周期内获得与名老中医药专家学术经验传承相关的省部级奖项2项：在城乡社区卫生服务中推拿优势病种及实用手法的优选与推广应用，获浙江省科学技术奖三等奖；推拿优势病种诊疗技术，获中华中医药学会学术技术奖三等奖。

（2）建设周期内获得与名老中医药专家学术经验传承相关的厅局级奖项2项："上虚则眩"的椎动脉病理机制及推拿手法干预的参数优化，获浙江省中医药科学技术奖二等奖；推拿治疗小儿肌性斜颈的推广应用研究，获浙江省中医药科学技术奖三等奖。

（3）获得国家发明专利3项：可调式充气保健枕，2013年8月；一种杠杆定位手法调节器，2016年3月；一种胸椎复位法治疗调节装置，2016年9月。此外，获得实用新型专利6项。

二、第五批全国老中医药专家学术经验继承人培养

2012年范炳华被国家中医药管理局遴选为第五批全国老中医药专家学术经验继承工作指导老师，经省中医药管理局根据国家中医药管理局要求组织基础理论及英语考试，许丽、汪芳俊两人被录取作为范师的学术继承人（国中医药人教函〔2012〕123号）。

作为全国老中医药专家学术经验继承工作指导老师，与大学本科教学有本质的区别，该怎么带，怎么教，这是范师面临的难题。本着对学术继承人带教的负责精神，范师考虑再三，对带教工作明确了四项原则，一是推拿属于中医外治法，依靠手法做功来达到治疗疾病的目的，必须强调手法的重要性；二是推拿临床疗效与手法的使用有关，必须强调临床手法应用的重要性；三是推拿临床要有标准化、规范化，不能等同于保健按摩；四是诊疗思维要创新，形成推拿独特的诊疗特色和方法。

在3年的带教过程中紧紧围绕这四项原则展开，对手法的重要性方面，强调推拿如用药，用药如用兵，明确手法的好坏、功底的深浅，直接关系到推疗效。要求手法做功是1+1＞1的累积，而不是1=1的耗散，以期达到《幼科铁镜》所说的"寒热温平，药之四性，推拿揉掐，性与药同，不明何可乱推"及《医宗金鉴》所说的"法之所施，使患者不知其苦，方称为手法也"

的境界。

在临床手法使用方面，强调手法以柔为贵，刚柔相济、以柔克刚，达到深透的目的和运动关节类手法的"稳、准、巧、快"要求。临证时掌握手法作用点（穴位、部位），作用力（手法作用力的大小）、作用力方向（手法哪个方向用力）三个要素，体现手法作用浅层、中层、深层三个层次，严格推拿适应证、慎用证、禁忌证三个标准。

在推拿临床标准化、规范化方面，遵循范师特有的"有症必有因、无因不成症"的临证思维，"症因要相关，无关非诊断"的诊断思维，"治因宜为先，因除症自消"的治疗思维整体诊疗思维原则。建立有项痹病（颈椎病）"五线五区十三穴"推拿法、"旋转肘"独穴推拿法、"风池穴一穴三向"推拿法，关节粘连"杠杆扳法"、"敲击法"治疗跟痛症等多项规范化推拿方法。

在推拿独特的诊疗特色和方法方面，创新椎系眩晕"1+2"诊断法，即以持续眩晕7天以上为主症，视物模糊、耳鸣（耳塞）、恶心（呕吐）、后枕部痛4项症状中符合2项，即可明确诊断，临床诊断符合率达90%以上；采用范师首创的"三部推拿法治疗椎系眩晕技术"，治愈显效率达90%以上，《健康报》中医周刊头条以"从《灵枢》入手，20年潜心研究'眩'"进行报道（2018年11月7日第5版），《钱江晚报》相继进行报道。鉴于目前临床对产后腰骶痛普遍存在认识不足，也无有效治疗方法的现状，创新"蛙式四步扳法"治疗产后骶髂关节错缝症，以有孕产史为主症，一侧（或两侧）骶髂关节压痛、长短腿、跟臀试验阳性、"4"字试验阳性、骨盆分离试验阳性5项症状中符合3项，临床诊断符合率达90%以上；采用范师首创的"四步推拿治疗产后骶髂关节错缝症技术"，治愈显效率达90%以上，《钱江晚报》（2018年11月24日）、"浙江24小时"（2018年11月26日）分别进行报道和视频转播，视频点击播放量达105万人次。此外，由杭州电视台录制范师主讲的"颈椎病'三三操'"和"产后骶髂关节错缝的防治"节目，收视率分别达到8.2万和9.5万人次。

此外，范师和云南省中医院（云南中医学院附属医院）联合攻关研究制订的"胯骨错缝（中医名）中医诊疗方案"和"胯骨错缝（中医名）中医临床路径"由国家中医药管理局审核通过，于2017年3月由国家中医药管理局公布，其中"蛙式四步扳法"为主要操作手法。该诊疗方法录于《浙江省（中西医结合）单病种诊疗规范》（第二版）。

　　在3年的临床带教中，范师始终按照上述的四项原则施教，保证在每周3个半天的跟师带教学习的前提，通过典型案例分析、手法指导、操作示教、建立起有范师特色的临证诊疗思维。在跟师期满的临床病例考核中，验收专家针对导师的专长对住院病例通过抽签形式，抽到的病例是"椎系眩晕"和"骶髂关节错缝症"，专家惊奇地发现，学生的答案与导师的临床应用一模一样。这表明范师在临床指导、带教方法是成功的。

　　2名学术继承人在3年跟师期间，协助导师成功举办2014杭州第二届国际推拿（手法）高端论坛1期，国家级中医药继续教育项目——名老中医药专家范炳华教授推拿学术思想研修班3班。收集名老中医药专家建室前的医（验）案65篇，名老中医药专家建室前的医案、教案、讲稿、文稿、书稿等（篇）120篇，撰写继承人的跟师笔记360篇，继承人整理总结名老中医药专家的医（验）案（篇）192篇，继承人的读书临证心得（篇）24篇，自媒体多途径开展《养生大国医》《名医大讲堂》访谈录制17集。协助导师出版学术专著2部，帮助整理椎系眩晕3D-CTA检查椎基动脉血管影像学资料，出版《椎系眩晕血管三维彩色图谱》及G20杭州峰会礼宾用书《手到病除6招搞定》。学术继承人均获得省中医药管理局的科研课题。许丽获得"范炳华教授推拿治疗特色及临床经验的整理研究"项目（浙江省中医药管理局2013～2016年），以及《推拿手法》精品资源共享课建设研究项目（浙江省教育厅2013～2016年），参与导师多功能膝关节康复治疗仪研发工作（浙江省科技厅重大项目），发表学术论文2篇，其中"推拿治疗小儿肌性斜颈的推广应用研究"获浙江省中医药科学技术奖三等奖。汪芳俊获得"范炳华教授推拿临证特色医案整理"项目（浙江省中医药管理局2014～2016年），2017年出版《范炳华推拿医案精粹》，并完成临床医学（中医师承）博士专业学位论文《颈性眩晕的临床相关因素及范炳华教授对其诊治经验的总结》，授予临床医学（中医师承）博士学位。2名学术继承人于2016年顺利出师。

　　2016年，范师又被遴选为国家中医药管理局第六批全国老中医药专家学术经验继承工作指导老师，浙江中医药大学附属第三医院推拿科应晓明副主任医师和姚本顺主治医师为范师的学术继承人。

第四章

高 超 医 术

　　范师临证50年，一直从事中医推拿临床，尤其擅长脊柱及脊柱相关疾病的推拿治疗。其诊疗思维严谨而独特，不拘泥于书本知识，不拘泥于常规的诊疗思维。临证诊疗遵循"两必须""三原则""三要素""三层次""四要求""十字诀"。"两必须"即临证必须据症状、体征分析病因，从病因入手治疗，必须抓住主要矛盾。面对复杂病情无法明确诊断时，应用"先破一环"的诊断性治疗；"三原则"即"有症必有因，症因要相关"的临证原则，"症因要相关，无关非诊断"的诊断原则，"治因宜为先，因去症自消"的治疗原则；"三要素"即推拿治疗掌握手法作用点、作用力、作用力方向"三个要素"；"三层次"即手法操作把握浅层、中层、深层"三个层次"；"四要求"即整复手法操作时，要做到稳、准、巧、快"四个要求"；"十字诀"即手法操作必须做到均匀、柔和、持久、有力、深透"十字诀窍"。临床应用根据疾病治疗需要灵活掌握。本章将结合典型医案来系统阐述范师的学术思想及临证经验。

第一节　精准巧快治颈椎

　　颈椎病，中医称"项痹病"，是当今社会的"文明病"、高发病，过去一直认为颈椎病好发于中老年人，颈椎退行性改变是主要致病因素。随着科技进步，手机、电脑等智能设备使用的普及，颈椎病年轻化的趋势十分明显，甚至中、小学生患"颈椎病样现象"日趋普遍。2016年世界卫生组织（WHO）把颈椎病列为世界第二号顽疾。面对突如其来的高发病，现如今没有有效的应对方法。

祖国医学中并无颈椎病的记载，主要以其产生的临床症状散见于"痹症""眩晕""项强""颈筋急""头痛"等条目中。而现有教材中认为颈椎病是由于颈椎椎间盘退变及颈部肌肉、肌腱劳损等因素引起颈段脊柱内、外平衡失调，间接或直接刺激、压迫脊神经根、椎动脉、脊髓或交感神经而引起的一组临床综合征。根据临床症状分为颈型、椎动脉型、脊髓型、交感神经型、神经根型和混合型六种类型。临床上普遍应用X线、CT、MRI检查作为主要诊断方法，在治疗上并无针对性的方法，为此范师十分忧虑。他认为临床必须按照"症因相关"的诊断原则和"对因治疗"原则。2008年国家中医药管理局启动"十一五"中医药重点专科建设项目，范师担任"项痹病"（颈椎病）优势病种诊疗方案协作组组长，联合长春中医药大学附属医院、成都中医药大学附属医院、杭州市中医院、湖北黄石市中医院等16家医院对"项痹病"推拿优势病种开展诊疗方案研究制定工作，创新出"五线五区十三穴"治疗颈椎病技术、"旋转提颈法"治疗颈型颈椎病技术、"风池穴直上方向"推拿治疗偏头痛技术、"按揉颈臂穴"治疗上肢肌无力技术、"肘部包扎法"治疗夜间手麻技术、"垫枕法"矫正颈椎侧弯症等，多项"对因治疗"新适宜技术，具有推拿操作手法精，手法用劲巧，安全系数高，疗效见效快，治疗成本少的优点，临床疗效显著。

一、"旋转提颈法"治疗颈型颈椎病

范师说，"旋转提颈法"治疗颈型颈椎病技术是被专家逼出来的。他在担任"十一五""项痹病"（颈椎病）协作组组长期间，拟定项痹病（颈椎病）诊疗方案中报送国家中医药管理局审定时，专家组提出两个问题：一是临床上颈椎病容易复发如何解决？二是方案中使用颈椎斜扳法安全问题如何考虑？这就意味着这两个问题不解决，诊疗方案是通不过的。针对专家的问题，范师昼思夜想3个月，终于搞清楚颈椎病易复发是由于颈椎关节突关节紊乱，斜扳法不安全因素在于其扭转呈水平位方向，如果采用旋转提颈法操作，既可解决颈椎病易复发的难题，又防止了医疗事故发生，两个问题用一个方法解决，修改后的诊疗方案很快得到专家的认可。"旋转提颈法"治疗颈型颈椎病技术由此而生，且屡试屡验。

2014年5月13日。范师诊室匆匆来了2个年轻人，其中一个手捂着右肩一脸痛苦貌，急乎乎地说我这边颈肩痛死了。范师停下手头的活先给他检查一下，他急忙说：你不要动！范师说：为什么？我帮你检查一下呀！小伙子说：我这里一块皮没有了。范师翻开他的衣服，见肩胛骨内上角有2cm×3cm的皮损，问他怎么搞破的？他说：3年前因脖子酸痛牵掣右肩膀痛，到××堂做按摩保健，起初的时候嫌小姐的手法太重，要求手法轻一点，每次按摩半小时，一年后觉得手法又太轻了，要求延长按摩时间。这次因低头时间长了脖子僵硬很不舒服，要求换个力气大点男的按摩，时间延长到1小时，结果只按摩了45分钟，这肩膀就痛得不得了，发现肩膀这个位置少了一块皮，就急冲冲赶来找你看了。范师根据他的描述，顺手在他右侧颈椎C_2/C_3的位置触诊，发现此处偏突，他连声说：痛！痛！痛！。范师顺手给做了个旋转提颈法操作，患者耸了耸肩说：耶！不痛了嘛，怎么这么神奇啊！我按摩了3年都没有好，你一下子就搞定了，谢谢医生！就这样他高高兴兴地走了，连治疗费都没有收。

范师拿这个案例启发我们，说患者是颈型颈椎病的一种类型，属于颈椎关节突关节紊乱引起肩胛提肌痉挛造成的。肩胛提肌起于上颈椎的横突，止于肩胛骨的内上角，起到提降肩胛的作用。临床上患者常感到肩胛内上角牵掣痛，这是"标"（症），上颈段关节突关节紊乱、右侧颈椎C_2/C_3压痛是"本"（因），患者之所以按摩3年未见好，原因在于只对症而治，而引起症的因始终未消除，故不见效。故《黄帝内经》曰："治病必求其本"。

二、"风池穴直上方向"推拿治疗偏头痛

偏头痛是临床常见病、多发病，好发于女性。关于偏头痛的病名有紧张性头痛、血管性头痛、肌收缩性头痛、经期头痛、高血压头痛等不下十几种，俗话说："病人头痛，医生脑痛。"医生为什么脑痛，因为偏头痛不好治，很容易复发。而范师采用"风池穴直上方向"推拿治疗偏头痛，只要符合诊断要求，1分钟就能治愈头痛。2012年范师到云南省中医药继续教育项目推拿适宜技术讲课，现场上来3位偏头痛患者，做1分钟推拿治疗偏头痛演示，他让台下学员掐表，1分钟到了立刻停止操作，由台下学员问头痛好了吗？神奇的是3位头痛者都说头不痛了。

2013年5月9日，范师诊室来了一位大连葫芦岛中年女性，42岁。她一进门就说我偏头痛3年，还有抑郁症。患者说3年前得了偏头痛这个病，在大连看了一年看不好，第2年到沈阳看了一年还是不好，第3年到北京某著名医院又看了一年还是不好，医生说我患了抑郁症。我做过头颅及颈椎CT、MR都说没问题，用过许多种药物治疗均未见效，近半年来有加重趋势。我在网上搜索到你治偏头痛有经验，今天乘飞机特地来找你看看。现病史：患者偏头痛史3年余，每次都发生在右侧，疼痛自右枕部向上沿头颞侧放射至右眼眶上，每年发作10余次，以秋冬季节发病为多，每次发作前基本上会有后枕部不适感，休息后可缓解。专科检查：颈椎生理曲度变直，颈部后伸及旋转受限，右侧C_2/C_3棘旁压痛（++），右侧C_2/C_3、C_3/C_4棘旁肌肉紧张。颈椎X线提示：颈椎生理曲度变直，$C_4\sim C_6$椎体前缘增生，C_2/C_3、C_3/C_4关节突关节毛糙。颈椎MR提示：C_4/C_5、C_5/C_6椎间盘轻度膨出。诊断：偏头痛。治疗：范师先用左手拇指在患者右侧风池穴附近仔细触摸，寻找疼痛激发点，嘱患者仔细感受，如有与平时疼痛部位一致的放射样酸胀时即告知。在患者的配合之下，范师在右侧风池穴贴近枕骨下缘稍外侧处找到此疼痛激发点，随即用拇指端压住这个激发点做垂直向上的顶推按揉操作，约1分钟问患者现在头痛怎么样？患者笑着回答说："我好了60%。"范师再以右侧C_2/C_3关节突关节为支点做旋转提颈法操作结束治疗。患者在杭州住了1周，共治疗3次，头痛完全消失，随访5年未复发。

范师说："偏头痛究其病因，根源在枕下三角区，枕下三角区由头后大直肌、头上斜肌、头下斜肌组成三角区，相当于风池穴的位置，该区内分别有枕大神经、枕小神经、耳大神经通过，而不同神经在此走行方向亦有不同，当各种颈源性因素刺激、牵拉、压迫该区域的神经，则引起该神经相应支配区域的偏头痛症状。"本例患者右侧C_2/C_3棘旁压痛（++），且其疼痛激发循行路线与枕大神经相吻合，是枕大神经受累而引起的偏头痛，那么依据"治因宜为先，因去症自消"的治疗思维，应该在枕下三角区摸寻疼痛激发点，在该处作直上方向的按揉，并整复偏歪的关节突关节，则标本兼治。这就是范师常说的"对症治疗一辈子，对因治疗一下子"，其道理就在这里。

三、"按揉颈臂穴"治疗上肢肌无力症

2018年6月14日，医院名中医馆介绍一位女性患者找范师诊治，患者61岁，无高血压史，出现不明原因的右上肢无力，握力明显减退3月余，曾在某著名医院住院检查治疗1个月，各种检查所见：头颅CT、MRI检查无明显病理改变，颈椎X线显示颈椎左侧弯，生理曲度消失，退行性改变存在，颈椎MRI显示C_4/C_5，C_5/C_6椎间盘膨出，脊髓未见明显受压。入院肌电图检查提示：①右侧肌皮神经运动传导远端潜伏期延长，肱二头肌检肌部分神经源性损害表现；②右侧第一骨间背侧肌检肌重收缩时运动单位数量减少。予以激素、脱水、营养神经等治疗，肌力及握力无改善。出院时肌电图复查结果：①右侧肌皮运动神经传导速度较左侧减慢；②右侧第一骨间背侧肌检肌轻收缩时多相波增多，重收缩时运动单位数量减少。

范师予以体格检查：右侧颈部肌肉紧张，C_2/C_3关节突关节压痛，颈椎后伸、左旋、左侧屈活动受限，右侧锁骨上窝饱满压痛，近颈根部尤为明显，右上肢肘关节屈肌肌力基本正常，伸肌肌力Ⅱ级，上肢无痛麻，皮肤浅感觉减退，手指肿胀，肤温凉，肤色苍白。范师认为，该患者是由于右斜角肌痉挛压迫臂丛血管神经束所致，诊断为：右斜角肌综合征。取"颈臂穴"独穴（见上海中医学院主编《针灸学》1974版），由研究生先进行按揉，手法力度为"轻-重-轻"原则操作15分钟，然后范师右侧C_2/C_3关节突关节做旋转提颈法纠正偏突。经治疗后患者手指肿胀改善，皮肤温度改善，双手肤色相同，肌力恢复到Ⅳ级。按此法共治疗4次，肌力恢复正常，症属痊愈。

6月26日，又来了一位不明原因的右上肢肌无力的中年男性患者，同样采用"颈臂穴"独穴按揉治疗，治疗1次肌力即恢复正常。

范师对本病的诊治不仅仅体现在"审症求因"的独特思维，更体现对该病的生理、病理熟悉程度。每每诊治必先全面了解病程病史及诊治经过，依据症状表现找出引起症状病因的相符点和不符点，采用排除法，去粗存精，去伪存真。该案例表现为上肢伸肌无力，无高血压史、头颅CT、MRI检查无明显病理改变，排除颅内病变的可能性，虽有颈椎间盘膨出，但无脊髓受压、无上肢痛麻症状，不符合颈椎间盘膨出引起的症状，患者除上肢伸肌无

力外兼有上肢肿、胀、凉、白，这是本病的特殊症状，不能以颅内病变和椎间盘病理改变来解释，范师认为最大可能是斜角肌痉挛引起的。前斜角肌与中斜角肌位于颈部两侧和前方，均起自颈椎横突，分别止于第1肋骨上面，在两肌起点肌腱纤维之间形成一个空隙，其间有臂丛神经、上肢动、静脉通过，当斜角肌痉挛时神经受压则产生神经症状，动脉受压时则流向上肢的血流量减少则出现肢体不温、肤色发白，而静脉受压则影响静脉回流出现肿、胀，严重时肤色发绀。故范师对本病的诊断创新性地归纳为痛、麻、肿、胀、凉、白、紫"七字诀"。诊断时亦不必诸症悉具，以病程长短及病情轻重而辨之，十分管用。由于诊断明确，治疗上得心应手，手到病除。

四、"肘部包扎法"治疗夜间手麻症

2014年9月某天，范师莫干山路院区专家门诊，来了一位家住城西的国家水利部退休女干部就诊，一进诊室就说你给我推拿推拿。下面是范师与病人的问答对话。

问：你有什么不好吗？

答：我颈椎间盘突出很厉害。

问：怎么个厉害法？

答：每天半夜里双手都麻醒的。我在北京各大医院看了16年了，一点都没有好，反而越来越严重了。

问：半夜里啊，那是醒麻，还是麻醒？

答：麻醒的。

问：你睡着了怎么会知道麻呢？是醒来了才感到麻吧！

答：……

问：你睡觉时候喜欢什么样的姿势？

答：我一直是仰卧位姿势。

问：那是否麻到小指侧？

答：是的，甩甩手会好的。

问：是醒来3～5分钟会好吗？

答：对！3～5分钟后不麻了。

问：那你白天麻不麻？

答：不麻。

问：晚上睡觉时麻不麻？

答：不麻。

问：有哪个颈椎间盘突出那么好啊！白天你要上班不麻你？晚上你要睡觉不麻你？到半夜麻你一下，3～5分钟后又不麻你了？

答：……

范师接过患者自带的一大摞影像学资料，仔细阅读X线和MRI片子。X线片显示：颈椎退行性改变，C_4～C_6椎体骨质增生明显，椎间隙变窄，咽后壁钙化。MRI显示C_4/C_5、C_5/C_6、C_6/C_7椎间盘突出，脊髓受压，其中C_5/C_6脊髓受压尤为明显，横断面显示C_4/C_5、C_6/C_7椎间盘向椎体后缘突出，硬脊膜囊受压，C_5/C_6向左后方突出，脊髓受压。通过阅片分析，认为患者虽有椎间盘突出，但程度并不十分严重，拟诊断为肘部尺神经受压所致，范师告诉患者，你的症状不像是椎间盘突出引起的，不需要推拿。患者"啊"了一声表示怀疑。范师说：你听我的，你晚上睡觉时用干毛巾把两侧肘部包起来，用橡皮筋扎好不要让毛巾滑脱就行了，下周二下午再来找我（范师每周二下午在莫干山路院区专家门诊）。

一周后，患者如约前来门诊，告诉范师说：我按照你的方法，这一周我的手都没有麻了，谢谢范医生。范师拉过她的手说，我给你制造一个麻好不好？顺手用示指在患者肘部的尺神经沟弹拨了一下，患者顺口就说是这样的麻法。北京的医生怎么不知道呢？我16年的药白吃了。范师解释说：你椎间盘突出是客观存在的，但你的手麻并不是椎间盘突出引起的。你仰卧位睡姿时两个肘部（肱骨内侧髁尺神经）受压，时间长了就会出现麻木，醒来后肘部受压解除了，活动3～5分钟后也就不麻了。她临走时竖起大拇指说："你真是个好医生，技术真高明。"

该案例随访4年余，患者再也没有出现手麻症状。

范师常说有时候我们的治疗是多余的，对椎间盘突出目前临床上多以影像学检查为诊断依据，只要检查有椎间盘病理改变，不管是膨出、突出、脱出的程度轻重，也不分析突出的节段与症状的相关性，统统归咎于椎间盘突出，这种现象临床普遍存在。仔细分析案例，患者虽有椎间盘突出且出现手麻症状，但存在多处不符之处。其一，根据神经支配原则，患者小指侧麻木，由C_7/T_1神经根支配，但MRI显示C_7/T_1椎盘并没有突出；其二，即使存在C_7/T_1椎间盘突出，应该是持续性麻木，而不应该白天不麻木，临睡不麻木，半夜醒来才感觉麻木，且3～5分钟后又会自行消失；其三，患者半夜醒来麻木，3～5分钟后会自行消失的唯一原因只有尺神经受压，从案例分析可以看出范师严格遵守"症因相关"的诊断思维。而在治疗上，患者16年的对症治疗为什么症状始终得不到缓解，原因何在？关键在于引起症状的"因"没有消除。范师采用"肘部包扎法"，不用治疗即可使症状立马消失，真的应验了范师说的有时候我们的治疗是多余的观点。

五、"垫枕法"矫正外伤性"歪头症"

2018年7月9日，浙江省中医药学会推拿分会微信群衢州的叶医生发了一条求医信息，该院收住入院一位3岁女孩毛某，因其父亲开车，把孩子放在副驾驶座上系上安全带，在行驶途中遇紧急情况急刹车，造成女孩因安全带勒住颈椎致颈椎右侧弯严重损伤、头右侧歪明显、咽喉挫伤、右侧颈部皮损明显，急诊住院予以输液消炎、脱水、止痛等对症治疗已3天，颈椎侧弯未见好转。当地医院螺旋CT平扫、三维重建显示齿状突与寰椎两侧侧块间距不对称，左侧间距约7mm，右侧间距约4mm，未见颅骨、颈椎、胸椎骨折征象，向群内专家咨询治疗措施，并附上患儿住院图片。

当即群里可热闹啦，各位专家建议纷纷，有说损伤3天炎症水肿严重，应牵引制动；有说患儿有寰枢关节半脱位，应先考虑手法整复；有说损伤后局部肿胀，先用颈托固定，消肿对症处理，待肿胀缓解后行仰卧位拔伸整复，众说纷纭。因患儿年幼，家长考虑孩子那么小，手法整复怕痛苦太大，表示不能接受。范师仔细分析患儿损伤的原因，检查报告及症状表现，设计用物理学原理矫正法。建议患儿采用右侧卧体位，右侧头部垫高枕矫正，垫枕的高度以头部略向左偏为宜，父母轮流值班防止患儿头部滑落，始终保持高枕体位睡姿试试。第二天，患儿头歪矫正明显，当天出院。回家后继续采用右侧卧垫枕矫正法，矫正7天后家长发来患儿照片，歪头现象基本纠正。

说起小儿外伤性"歪头症"，范师回忆起第一例病人是在7年前，开化的一位6岁小朋友在幼儿园做游戏时，头部被小朋友撞击，出现头颈痛，头向左侧偏歪严重，经当地医院治疗1周症状未见好转，经同行介绍由父母陪同来找范师诊治。患儿因歪头明显、颈部肌肉高度痉挛，疼痛明显，连体格检查都不让医生触碰，治疗根本无法进行。范师嘱其父母在杭州住几天，采用左侧卧姿势，左侧头下垫两只枕头，使其头部向右侧偏，父母管住不要让小孩头部滑落，2天后再来门诊。2天后如约门诊，见患儿的歪头症状奇迹般的消失了，颈部活动自如，颈部疼痛基本缓解，家长高高兴兴带着小孩回家。范师说自打那次起至今已诊治过10余例小儿外伤性"歪头症"，个个应验。但年龄都在6～9岁，像这样小的年龄还是第一次。

在临床上，范师总是说，病人是最好的老师，是他们给了我们实践的机会，是他们为我们提供增长知识和积累经验的范例。推拿治疗的核心就是利用物理学原理，为何不用已有的物理原理应用于临床呢？从医以来范师一直在探索物理学原理在临床的应用。脊柱源性疾病是临床高发病，临床上也没有特别有效的治疗手段。对于颈椎病的防治，范师非常重视颈椎生理弧度，十分关注颈椎侧弯，颈椎弧度变直、消失、反弓，弧度增大，椎体滑移等征象，在他的门诊病历上常有建议什么睡姿、枕头垫哪里、垫多少高的记录，在他看来这些都是治疗的重要部分。针对颈椎病的高发性、病因的复杂性、表现的多样性、症状易复发性，由范师研制的"充气式保健枕"获得国家发明专利。

第二节　正骨理筋治伤病

筋是筋络、筋膜、肌腱、韧带、肌肉、关节囊、关节软骨等组织的总称，《黄帝内经》曰："筋，肉之力也。"主要功能为连属关节，络缀形体，主司关节运动。我们中医将各种急慢性损伤所引起的软组织损伤统称为"伤筋"，其名最早见于《黄帝内经·素问》，另外，《黄帝内经·灵枢》描述伤筋的症状为"拘急""纵弛""支痛""肩不举""转筋""颈不可左右视"等。《医宗金鉴·正骨心法要旨》记载有"若跌打损伤，瘀聚凝结，身必俯卧，若欲仰卧、侧卧皆不能也，疼痛难忍，腰筋僵硬。宜用手法，将两旁脊筋，向内归附膂骨，治者立于高处，将病人两手高举，则脊筋全舒，再令病人仰面昂胸，则膂骨正而患除矣。"这里描述的就是理筋手法，筋强则痛，筋归于原位则柔缓。骨为立身之主干，支持形体，保护内脏，而肢体的运动，与筋骨功能的正常密切相关。正骨在中医推拿里是针对骨错缝而专设的，中医古籍里又称"骨缝开错""骨缝参差""骨离缝"等。《医宗金鉴·正骨心法要旨》载："或因跌扑闪失，以致骨缝开错，气血郁滞，为肿为痛，宜用按摩法。按其经络，以通郁闭之气；摩其壅聚，以散瘀结之肿，其患可愈。"此处言明骨错缝的病因多为外伤扭挫伤，且多以按摩之法治之。《医宗金鉴·正骨心法要旨》又载："若肿痛已除，伤痕已愈，其中或有筋急而转摇不甚便利，或有筋纵而运动不甚自如，又或有骨节间微有错落不合缝者，是伤虽平，而气血之流行未畅，不宜接、整、端、提等法，惟宜推拿，以通经络气血也。"这里也是提醒我们不要忽视了这微小的骨错缝。清代胡廷光著的《伤科汇纂》曰："大抵脊筋离出位，至于骨缝开绷，将筋按捺归原处，筋若宽舒病体轻。"筋急则拘挛，筋弛则萎废不用，筋伤可致骨错缝，骨错缝亦可引起筋伤，两者互为因果，临床上密不可分，切不可分而论之，筋伤时需正骨，骨错缝时亦要理筋，则筋劲骨强。

骨关节损伤是临床常见病，范师对骨关节运动损伤所致的筋伤，关节活动功能障碍方面具有独特的治疗方法，创新的主要技术有：痛点按压旋臂法治疗"旋转肘"技术、顿拉法治疗网球肘技术、关节杠杆扳法治疗髌下脂肪垫嵌顿技术、关节杠杆扳法治疗肩关节功能障碍技术、"整、理"法治疗踝关节损伤技术等10余种特色技术。

一、痛点按压旋臂法治疗"旋转肘"

案例1 2016年4月5日，范师门诊来了一位年轻女性，诉1个月前与友人打羽毛球，回到家后即感右肘部疼痛，旋转时加剧，当时以为休息之后就会好，未予重视，仅局部云南白药气雾剂处理，1个月来前臂旋转时疼痛持续存在，并对日常生活造成一定影响，连拧毛巾都有点困难。范师听后拿起患者两手前臂比对，发现右肘关节外形正常，没有发现明显肿胀，做活动度检查后发现肘关节屈伸稍受限，疼痛在前臂旋前时加重，再分别点按了肱骨外上髁和桡尺近侧关节的地方，发现肱骨外上髁没有压痛，而在肘掌侧桡尺近侧关节拇指一按上去患者就痛的不行，直皱眉头，此时范师心里就有了底了。范师说："你这个情况是'旋转肘'（桡尺近侧关节损伤），我今天先给你做一次推拿治疗，待会我再教你一个方法，回去之后你就自己按按就好了。"说完这句话之后范师就开始治疗，因患者压痛点位于肘掌侧桡尺近侧关节处，所以范师治疗时作用力由掌侧向背侧横向操作。手法先轻柔后渐重，以局部酸胀为度。治疗10分钟后，患者自感疼痛减轻，屈伸活动好转。范师再以一手拇指按压痛点，另一手握住患者前臂做左右旋转摇动，使旋转支点作用于桡尺近侧关节处，操作时间约3分钟，治疗结束后患处疼痛和活动功能明显改善。

接着范师就教她自我推拿的方法：以右手屈肘于胸前，用左手拇指按压患肘疼痛最明显处，做右手前臂向前向后的旋转动作，以局部明显酸胀感为宜，每日2次，1周后随访，患者自诉每日自我推拿2次，第3日时疼痛以缓解大半，第5日时疼痛已消失，现对正常生活无影响。

案例2 患者，男，54岁，某大学教授。在一次单位教职工业余乒乓球比赛中，已获得冠亚军决赛权，2日后要进入决赛，因右肘关节疼痛实在难忍打算放弃决赛。患者夫人为本单位职工，遂带其找范师想想特效办法，能让他参加决赛。范师根据其运动的特点，由于抽杀动作过猛造成右桡尺近侧关节损伤（旋转肘），嘱其以右手屈肘置于胸前，左手拇指按压痛点处，做右手旋转动作，每天早、中、晚做3次，每次3分钟。2日后顺利参加比赛并获得冠军。

范师认为，这个病临床上往往易被误诊为网球肘，因病变部位认识的错误导致治疗效果不理想，故有顽固性网球肘的诊断。他说临床鉴别诊断很重要，在没有治疗方法情况下创新治疗方法更重要。我的创新治法受益于多年从事运动医学启发。

二、顿拉法治疗"网球肘"

网球肘，又称肱骨外上髁炎，指因急、慢性损伤而导致的肱骨外上髁周围软组织的无菌性炎症。临床上主要以肱骨外上髁疼痛，旋前功能受限为主要特征，右侧多见。患者会在用力抓握或提举物体时感到患部疼痛。"网球肘"常见于从事反复前臂旋前、用力伸腕作业者。

2011年4月12日，一位40岁左右的装配工人前来就诊。主诉右肘外侧部疼痛4月余，加重1周。患者在本地某工厂从事装配工作，4个月前因工厂赶业务加班，未得到良好休息，后来逐渐出现前臂酸痛，尤以拧螺丝动作疼痛明显，拧毛巾，倒开水等动作也困难，严重影响日常生活及生产。范师检查后发现患者右肱骨外上髁处压痛明显，并可触及一个可滑动囊性结节，前臂内旋时压痛明显，腕伸肌紧张试验阳性，前臂伸肌紧张试验阳性。诊断为右肱骨外上髁炎。范师先在压痛点处作按揉法，手法先轻后重再轻，方向为垂直向下，操作10分钟左右。在局部放松之后，再行顿拉法，即一手拇指按压患者肱骨外上髁处，其余四指握住肘关节内侧部，另一手握住患者腕部做对抗牵引拔伸肘关节片刻，然后于肘关节完全屈曲位，前臂旋前至最大幅度时，快速向后伸直肘关节形成顿拉，连续操作3次。治疗结束后患者感觉肘部压痛点程度减轻不少，前臂旋转功能也有明显好转，嘱患者回去之后注意休息，不要用右手做工以免加重劳损。后续又治疗了1次，之后患者诉疼痛消失，肘部旋转功能恢复。随访半年，未再复发。

范师认为，肱骨外上髁炎是目前临床诊断率很高的肘关节疾病，这当中有很大一部分是"旋转肘"误诊而来，而在诊断明确的情况下，采用顿拉法是治疗本病的关键所在。肱骨外上髁炎顿拉法为上海魏氏伤科流派独门绝技。魏氏认为：肱骨外上髁是肱桡肌及前臂桡侧腕伸肌肌腱的附着点，由于大运动量前臂运动，导致肱骨外上髁肌腱附着处假性滑囊的形成。"瘀血不去，新血不生"，假性滑囊的存在使局部渗出增多，阻碍了炎症的吸收，同时又导致局部的张力增高，为本病病因之所在。范师遵循"治因为先，因去症消"的治疗原则，在局部放松之后，对因治疗，以顿拉法挤破假性滑囊，使积液流出以利于吸收，同时也降低了局部的张力，收效显著。

三、关节杠杆扳法治疗髌下脂肪垫嵌顿

2017年9月9日，一位60多岁的退休老年人拄着拐杖步履蹒跚地走进诊室，一看到范师就说："范主任，我的膝盖伸不直了，一伸直就要痛啊，以前还经常爬爬山的，现在这半年来路都走不好了，你要救救我啊。"范师说："怎么回事情啊？有没有受过伤啊？"他说："有！就半年前的时候不小心跌了一跤，那时候左边膝盖肿了起来，去医院拍了片子，医生说没有骨折，还夸我膝关节一点骨质增生都没有！后来给我敷了点药，就让我回去静养了。"范师又问："那你后来有没有好啊？"他回答说："后来膝关节的肿胀消除了，但疼痛一直没有好透，时不时得要痛一下，半个月前走着走着突然左边膝盖很痛，而且好像里面有东西卡牢一样地动不了。"范师说："你说的这种情况叫膝关节交锁，来，躺上来我检查一下。"其专科检查：左膝关节轻度肿胀，髌韧带两侧膝眼略饱满，压痛（++），股四头肌轻度萎缩，屈膝120°，伸膝-15°，下蹲试验阳性，脂肪垫挤压试验阳性，浮髌试验阴性，抽屉试验阴性，研磨提拉试验阴性。诊断：髌下脂肪垫嵌顿。治疗：患者仰卧位，患膝腘窝垫枕，使膝关节屈曲呈45°左右，范师在两侧膝眼做内

下方向的按揉，手法轻柔深透，局部放松后，再做膝关节杠杆扳法3～5次，具体操作为：患者取仰卧位，屈髋约45°，屈膝约90°。范师立于其左侧，以右手前臂置于腘窝部，并向上抬，左手握住患肢踝上部并用力向内推按，使小腿后部贴近大腿后部，同时置于腘窝部之前臂作向外的对抗牵引，至有明显阻力时保持30秒再放松，操作时切不可屏气。此法主要是通过杠杆原理来拉开关节间隙，使脂肪垫嵌顿解脱。患者前后共治疗6次，膝部疼痛消失，膝关节活动正常，可以脱拐走路了。随访半年，未见复发。

范师说，单纯的髌下脂肪垫嵌顿比较少见，多见于突然跌倒时膝关节猛烈地过伸或旋转时脂肪垫来不及上移，而被嵌顿于胫股关节面之间，引起急性损伤，导致局部疼痛、水肿、出血等；临床上多见的还是髌下脂肪垫的慢性劳损，多合并或继发于其他膝关节疾病。因股四头肌力量较弱，在肌肉收缩时使脂肪垫上移的幅度不够，在膝关节伸屈运动时，就很容易受胫股关节面的挤压，久之易产生无菌性炎症，成为膝关节慢性疼痛的来源之一。临床上该病常与膝关节骨性关节炎相混淆。该病的诊断主要靠触诊时髌韧带下即髌下脂肪垫区有明显压痛和其因脂肪垫嵌顿而产生的特征性的膝关节交锁现象来确定，而膝关节骨性关节炎主要以关节软骨变性、破坏及骨质增生为主要特征，两者可从压痛点不同、X线片上的改变及是否有膝关节交锁现象来鉴别。本病的病因在于脂肪垫嵌顿，故治疗的关键一方面在于膝部屈曲垫枕；另一方面在于解除嵌顿。从而使脂肪垫局部血循增加，消除无菌性炎症，修复损伤的脂肪垫，使局部疼痛得到缓解，膝关节功能得到恢复。

四、关节杠杆扳法治疗肩关节骨折后遗症

2017年12月11日，门诊来了一个大学生，25岁，男性，是一个肩关节骨折后遗症的患者。5个月前患者骑电动车转弯时滑倒，摔出车外，以左手撑地而受伤。当时行X线检查，提示左侧肱骨大结节撕脱性骨折。某医院骨科建议保守治疗，予外展架固定2个月。因患者未及时进行肩关节康复训练，故现在疼痛虽较前好转，但肩关节活动仍受限。范师查体可见：肩关节外形正常，无肿胀，三角肌、冈上肌轻度萎缩，左肩喙突、肱骨结节间沟压痛（＋），外展75°，上举135°，内旋后弯摸背拇指抵T_{10}水平。肩关节X线检查提示左侧冈上肌腱钙化伴撕裂，骨折基本愈合，关节间隙变窄。诊断：左肩关节骨折后遗症。治疗：患者坐位，先在患侧肩前部、肩外侧部、肩后部用

擦法操作，再以一指禅推法及按揉法重点操作喙突及结节间沟处压痛点，力求深透，搓揉肩部，使肩部透热，然后于患侧作肩关节摇法，缓慢摇动，幅度由小及大，以患者能够忍受为度。再作肩关节杠杆扳法5次，具体操作为：患者取坐位，范师位于左侧与患者同向而立，由前臂置于患者腋下，使肩关节外展约30°，同时将另一手置于患者肘尖，使患者肘关节屈曲约90°于胸前。此时术者将置于患者腋下的前臂向上、向外抬拉，同时置于肘尖的手以一定的力量向患者胸前推进，至有明显阻力感时保持30秒再放松，期间切不可屏气。治疗结束后患者感肩关节疼痛略有减轻，外展上举范围较前有所提高。患者后续共治疗6次，肩关节功能基本恢复，疼痛消失，半年后随访未见复发。

范师认为此例患者为外伤骨折后致肩关节功能障碍，主要与冈上肌、肱二头肌长头腱、三角肌损伤有关。急性损伤时肌肉痉挛，导致肱骨大结节的撕脱性骨折，同时也导致了肩关节间隙变窄，则肩关节的活动被限定在一很小范围内。所以我们应该对因治疗，从扩大肩关节间隙着手，在推拿理筋的同时，通过杠杆扳法扩大关节间隙，恢复肱骨头的活动范围，使肱骨头在关节腔内"游刃有余"，使损伤组织免受周围结构挤压、刺激影响，以利于肩关节相关肌腱、韧带的修复，从而恢复肩关节活动。

五、"整、理"法治疗踝关节损伤

踝关节扭伤是临床常见病，因人体站立时，踝关节距离地面最近，故踝关节是人体最重要的负重关节之一，所以在日常生活和体育运动中发生损伤的概率也大大增加。临床上踝关节扭伤主要以踝关节局部肿胀疼痛和功能障碍为主要特征。踝关节扭伤可分为内侧副韧带损伤和外侧副韧带损伤，但因外踝较长，内踝较短，外侧副韧带较内侧副韧带薄弱，故以外侧副韧带损伤多见。

2017年10月10日，范师门诊来了一位中年男性患者。一进来就说自己的脚踝扭伤1个多月了还没好，让范师给看看。通过问诊得知患者1个月前参加公司举办的篮球赛跳起落下时不慎踩到对方球员脚上，扭伤了右脚，当时局部疼痛剧烈，不能行走，经同事陪同前往某医院骨科就诊，行X线检查提示无骨折或脱位，遂外敷膏药并嘱其静养治疗。但现在1个月都过去了，患者踝部疼痛还是没好。范师让患者坐到检查床上，暴露患肢脚踝，发现其右踝外侧及至足趾背侧瘀紫肿胀明显，可以说是一派死气沉沉之象，毫无生机可言，寻找压痛点时发现外踝前下方距腓前韧带处压痛（++），第5跖趾关节近侧压痛（+），内踝下方未见明显压痛。且足内翻、外翻均受限。范师认为患者脚踝扭伤后不仅是伤了筋，而且还动了骨。诊断：右踝扭伤。治疗：先以理筋手法，在外踝前下方至足小趾施以按揉法，遵循"轻—重—轻"原则，再遵循"向心性原则"在足外侧沿小趾向外踝方向作掌根推法。最后范师用拔伸法配合踝关节摇法作整复，牵引时力度以患者臀部即将移动却又没有移动为佳。治疗结束后患者自觉胀痛感觉减少，踝部轻松很多，嘱其回家后热敷，睡觉时头低脚高位。患者先后治疗6次后，足踝部肿胀消退，肤色恢复正常，疼痛消失，活动正常。

范师认为治疗踝关节扭伤的关键在于"整""理"二字。踝关节扭伤多为急性损伤，或为足骤然外翻超过正常范围，或为足骤然内翻超过正常范围，这种突然暴力在损伤局部附着的韧带的同时，势必会引起足跗骨的微小错位，因损伤急性期患者多不能落地，故此种微小错位常不能自我恢复，"骨节间微有错落不合缝者，是伤虽平，而气血之流行未畅"，这是导致踝扭伤久治不愈的罪魁祸首，也恰恰是目前临床最容易忽视的部分，范师常通过拔伸摇踝的手法进行整复，通过牵引的力量拉开关节间隙，再加上踝关节摇法，使微小错位自动回正，纠正了足跗骨的错缝，为踝扭伤的治疗打下基石，这是先决条件；"理"即理筋，踝关节扭伤的本质是踝部内、外侧副韧带的撕裂性损伤，而这类损伤的特点就是伤口不规则，纤维紊乱，韧带内各部松紧不一，受力不均，必须通过手法理筋复顺之后才能达到祛瘀消肿的目的，同时需掌握向心性原则，即推拿力的方向必须是由肢体远端向近端，以加快静脉回流，促进瘀肿的吸收。

第三节　内病外治显奇效

《黄帝内经》中记载"有诸内者，必形诸外"。内病外治是中医的特色疗法之一，推拿作为其中的代表则由来已久。其出于人体的本能，萌发于原始社会，而真正将内病外治做系统总结的则是清代吴安业所著的《理瀹骈文》，其认为："外治之理，即内治之理。外治之药，亦内治之药，所异者法耳。"范师认为人体是一个整体，虽然筋骨损伤等疾病多反映的是机体局部的病变，但我们仍应该养成整体观念，谨守病机，在临床上切不可头痛医头，脚痛医脚，而是应该临证思辨，审症求因，对因治疗，则因去症消。

脊柱源性疾病包含了一大类疾病，临床上往往对脊柱问题引起内科病疼痛不是特别重视，范师认为脊柱与脏腑有着极其密切的联系。

一方面，从经络腧穴的角度看，祖国传统医学认为经络是人体运行气血、联络脏腑、沟通内外、贯穿上下的通路，《灵枢·海论》曰："夫十二经脉者，内属于脏腑，外络于肢节。"并且十二经脉又分别分出经别，通过经别的离、入、出、合等分布，加强了经脉与脏腑之间的关系。脊柱两旁旁开0.5寸分布有华佗夹脊穴，其分三部分，分别主治上、中、下三焦疾病，脊柱两旁旁开1.5寸分布着膀胱经上的各脏腑背俞穴，分别主治各脏腑病症，皆验于临床，是经络治病的佐证。

另一方面，以现代研究为依据，两者以脊神经根及自主神经为桥梁建立联系，脊柱病变既可引起相应节段脊神经支配区域的痛麻表现，也会引起相应自主神经病变导致的血管、腺体、平滑肌等功能紊乱。临床上此种脏腑病变往往可以在脊柱相关节段上出现反应点，而且往往反应点提示病因所在，成为我们临床上的治疗点，同阿是穴相通。《素问·举痛论》中记载"寒气客于背俞之脉则脉泣，脉泣则血虚，血虚则痛，其俞注于心，故相引而痛。按之则热气至，热气至则痛止矣"。所以通过推拿手法对相应痛点的操作干预，缓解局部痉挛，消除局部无菌性炎症和组织水肿，解除神经压迫，恢复神经正常功能，对脊柱病变引起的内科病疼痛可有较好的疗效。

临床上脊柱源性疾病非常常见，需要通过细致查体予以甄别，范师深受其恩师俞大方教授影响，自从医开始就研究脊柱及脊柱源性疾病，主要技术有点按背部压痛点治疗胃脘痛、双掌按压错动整复法治疗急性胃痉挛、抱颈提胸法治疗误诊为"隐匿性带状疱疹"的肋间神经痛、上腰段斜扳法治疗腹胀、颈椎整复配合推桥弓治疗"高血压病"等十余项。

一、点按背部压痛点治疗胃脘痛

胃脘痛是指以上腹胃脘部近心窝处疼痛为主的疾病，为临床消化道疾病的常见症状之一，属中医学"心痛""心下痛"范畴。范师认为临床上有一部分胃痛发病与消化道疾病无关，而是与脊柱及其周围软组织损伤存在一定联系。交感神经发自脊髓第5胸椎～第2腰椎段的侧角，腹腔神经节和肠系膜神经节换元后，发出肾上腺素能纤维。副交感神经除少量支配口腔和咽之外，主要走行于迷走神经和盆神经中。交感神经与副交感神经都是混合神经，含有传出神经和传入神经。副交感神经兴奋通常可使消化液分泌增加，消化道活动加强；交感神经则正好相反。当脊柱及其周围软组织病变影响到交感神经时，其抑制胃肠道活动功能减弱，副交感神经兴奋性增加，导致胃痛的发生。

2017年6月的一天，范师门诊来了一位从外地风尘仆仆赶来的患者，一副两眼无神、神色憔悴的样子，讲话声音也是有气无力的样子，主诉胃痛10余年，胃脘胀满不适，食后痛增，嗳气频作，10多年来跑遍了北京、上海的各家大医院，胃镜检查基本每年都做（均未见明显异常），吃了七八年的西药和数百剂中药，均无明显好转。患者这样的情况可以算是疑难杂症了。范师接诊后在患者T_7～T_{12}椎棘旁仔细按压寻找压痛点，最后在T_7～T_8左侧找到明显压痛点，并伴有肌紧张，其余均未发现阳性体征，范师就让她俯卧在治疗床上，以重手法点按T_7～T_8左侧，15分钟之后，患者的胃部不适感就消失了，治疗结束后一直感慨十几年来的药都白吃了，检查也白做了。患者隔天又过来门诊，说自己这2天都没有胃痛胃胀发生，范师嘱研究生按原方案巩固治疗1次。后来随访1年未见复发。

范师说本例患者的胃痛十几年来治疗无效，而且胃镜检查没有发现器质性病变，那就要变换思维，考虑其是否为脊柱源性疾病，因为无论是从传统医学经络的角度还是现代医学神经支配的角度，脊柱病变与内脏痛之间都存在一定的相关性。而我们要做的就是从"症"出发，寻找"因"之所在，再对因治疗。范师的这一思维传承于俞大方教授，并且在其学生时代就有治疗成功的案例。

二、双掌按压错动整复法治疗急性胃痉挛

2006年7月，范师在办公室伏案工作的时候，一位门诊护士急匆匆过来找范老师，说另一名门诊值班护士徐某突发胃痛，现在面色苍白，冷汗淋漓，痛得都快虚脱了，想请范老师过去看看。范师听后马上放下手头工作就过去了。在过去的路上也向该名护士了解关于徐某胃痛的病史。原来徐某有

急性胃痛的病史已经好几年了，之前发作过两次，发作时都是很剧烈的，都被送到急诊住院治疗，经B超、生化、胃镜等一系列检查均未发现明显异常。每次都是服用解痉类药物治疗十几天之后缓解出院。今天是第三次发作，这两天的饮食都是正常，没有什么特殊的。范师接诊后仔细查体：剑突下压痛（+），腹软无压痛，无反跳痛，胸椎无明显侧弯，活动可，$T_8 \sim T_9$棘突偏歪，棘突左侧压痛（++），$T_8 \sim T_{12}$棘突左侧肌紧张。范师认为这是由脊椎关节突关节紊乱引起的急性胃痉挛。治疗时范师先以柔和深透的一指禅推法操作$T_8 \sim T_{12}$左侧以放松局部肌肉，作用力垂直于背部平面，继之以双掌按压错动整复法整复$T_8 \sim T_9$偏歪的胸椎棘突，"喀喀"两声之后，胃痛马上就消失了。

范师说脊柱源性内脏痛临床上并不少见，脊柱与胃肠之间主要通过交感神经系统与副交感神经系统连接。交感神经从脊髓胸腰段的侧角内分出，经神经节更换神经元后，其节后纤维分布到胃肠道管壁。交感神经对消化系统的作用，一方面是抑制胃肠道的兴奋性，使其蠕动减慢，当机体发生胸椎关节突关节紊乱而影响到交感神经时，可抑制交感神经，使胃肠蠕动增快，而我们的手法作用于相应节段时，使交感神经系统兴奋，抑制胃肠蠕动，从而达到止痛的目的。另一方面是通过整复胸椎调整紊乱，解除对交感神经的压迫，倡导有错必纠。从传统经络理论来说，$T_8 \sim T_{12}$分别是胰俞、肝俞、胆俞、脾俞和胃俞所在的位置，通过对相应穴位经气的调整，也可达到止痛的效果，即所谓"按之则热气至，热气至则痛止矣"。

三、抱颈提胸法治疗误诊为"隐匿性带状疱疹"的肋间神经痛

2009年5月的一天，范师在医院里碰到一名护士，发现她闷闷不乐并且有点焦虑的样子，就问她怎么了。该名护士回答道："范老师，我得了带状疱疹，左边胁肋部这里痛死了。"范师说："那你得了带状疱疹，有发出来吗？"护士回答说："没有，皮肤科医生告诉我说我这个是'隐匿性带状疱疹'，是不会发出来的。但是我现在已经治疗了大半个月，抗病毒药物、止痛片什么的都用过了，就是不见好啊，这是怎么回事啊？"听到这里，范师马上想到会不会和胸椎有关系，就马上从患者指的痛的地方沿着肋间隙往后寻找压痛点，在T_9棘旁左侧找到了强阳性的压痛点，按压该点会伴有沿肋间隙向前放射痛，与其疼痛部位、性质相仿。范师说："我看你这个不是什么

隐匿性带状疱疹，是胸椎上的问题，我等下给你'拎一下'看看。"随即以"抱颈提胸法"整复关节突关节紊乱，拎过之后护士马上就笑了起来，说："我这里不痛了！太神奇了！"

范师认为，本案的难点在于看诊时不要被患者之前的诊断迷惑住，有些患者一来就说自己是什么病，一般最后发现都不是他说的这个病，因为他来之前肯定找过很多医生，接受过"对症治疗"，如果真的对症，那么他就不会再过来就诊。"带状疱疹"属内科疾病，带状疱疹后遗神经痛又属于针灸科优势病种，而当其抗病毒治疗无效时，我们就该转换思维，重新寻找病因。该例患者在查体过程中，发现患者T_7棘突偏歪，压痛强阳性，这是不正常的，说明其病根在胸椎。现代解剖学发现，脊神经胸段分前后两支。前支总共12对，上6对肋间神经分布于胸壁，下6对肋间神经则越过肋弓进入腹壁，分布于胸腹壁。后支按节段支配背部肌肉及皮肤感觉，并与灰交通支相连，灰交通支是交感干神经节发出的节后纤维进入脊神经的通路，而胸交感干神经节位于肋骨小头前方，整齐地沿肋骨小头下行，分布于胸壁的血管、汗腺等。胸椎关节突关节紊乱时则可能刺激、影响脊神经根胸段、交感神经节而引起相应临床症状，刺激脊神经根则引起胸腹壁疼痛，刺激交感神经节则引起相应的内脏疼痛。所以我们遵循"治因宜为先，因去症自消"的治疗原则，以"抱颈提胸法"整复胸椎关节突关节紊乱，则病痛立瘥。"抱颈提胸法"是范师独创的整复胸椎关节突关节紊乱的手法，主要是通过给脊柱一纵向的牵引力，使椎体间隙加大，关节突关节打开，此时关节囊内呈负压状态，使关节突关节自动对齐，恢复正常解剖位置关系。

四、上腰段斜扳法治疗腹胀

2009年3月，护士徐某来到范师门诊，自诉小腹胀3月余，二便正常，排除宫外孕及其他妇科疾病，1个月前行肠镜检查未见异常，在某医生处服用汤药35剂后腹胀依旧如故，未见好转。专科查体：腹软，无压痛、反跳痛，无肌卫，T_{12}/L_1右侧压痛（++），余无殊。治疗上范师先在其胸腰段压痛点以软组织手法局部放松，行上腰段斜扳法：嘱患者左侧卧位，左侧下肢自然伸直，右侧下肢屈髋屈膝，范师面向患者立于左侧，一手按患者肩前部固定，一手前臂肘部抵住患者臀部向内下推按，使扭转支点移到T_{12}/L_1位置，当遇明显阻力时，做一瞬间小幅度的扳动。治疗结束后患者感腹胀减轻，后续总共治疗3次，腹胀完全消除，至今未发。

2018年3月，范师门诊又来了一位腹胀患者，该患者81岁，教授，感右下腹胀6月余，因其有咽喉部肿瘤术后史，怀疑是肿瘤转移，故每周做1次B超，但均未见异常，范师查体后发现患者腹软，无压痛及反跳痛，无肌卫，唯T_{12}/L_1右侧深压痛明显。腰椎MR提示L_4/L_5椎间盘突出，硬膜囊受压。后范师复阅片发现T_{12}椎体楔形变。范师认为这又是一例胸腰段关节突关节紊乱引起的腹胀。治疗上在局部放松之后，行上腰段斜扳法。共治疗2次后，腹胀消失。

范师对本病的诊治思维独特，看似不合常理，但最终却都是手到病除。而范师的这一思维得益于早年俞大方教授的启发，俞大方教授在上海中医学院授课时常说"不明原因的腹胀腹痛病因可能在T_{12}/L_1节段"。这一类患者往往没有明显脊柱本身症状，故容易误诊、漏诊，这也恰恰说明了回归本源、仔细查体、审症求因的重要性。临床研究发现，由于胸椎关节突关节解剖特点及其与神经系统之间的密切关系，胸椎关节突关节紊乱是胃肠功能紊乱的病因之一。当发生胸椎关节突关节紊乱时，一方面可能会直接压迫刺激交感神经，另一方面局部产生的软组织水肿及无菌性炎症可间接压迫影响交感神经，引起交感神经与副交感神经之间平衡失调，进而影响胃肠道蠕动和分泌功能，引起腹胀。根据损伤的节段，选择合适的整复方法也是十分重要的，本案两例患者的病变节段均在T_{12}/L_1，针对该脊柱节段的关节突关节紊乱，范师常选用上腰段斜扳法，使作用力支点精准定位在T_{12}/L_1水平，因去则症自消。

五、颈椎整复配合推桥弓治疗"高血压病"

2017年12月11日，一位外地来出差的患者慕名而来范师门诊，患者，男性，50岁。主诉发现血压升高伴头部胀痛1周。患者1周前来杭出差，水土不服兼睡眠欠佳，致头部胀痛，偶感耳鸣，视物模糊，精神欠佳，当时测血压为148/90mmHg，昨日测血压为145/84mmHg，之前并无高血压病史，经同行人员介绍于范师门诊就诊。范师嘱患者先去门诊护士台处测量血压为152/85mmHg，仍旧是血压偏高，既然患者之前并无高血压病史，而且还伴有头痛、耳鸣、视物模糊等症状，范师就想到这可能和颈椎有关系。遂查颈椎发现：颈椎曲度变直，右侧C_4/C_5棘旁压痛（++），双风池穴压痛（+），颈椎右旋轻度受限，其余各方向活动正常，上肢无痛麻，霍夫曼征（-）。行颈椎正位片提示C_4棘突向右偏歪；侧位片提示颈椎曲度消失。范师查体后说：结合你的症状和体征，我们初步考虑你的血压偏高和颈椎有关系，我们先试着从颈椎来治疗，看看效果怎么样。治疗时患者坐位，范师先以拇指桡侧面平推桥弓穴，左右各100次，手法轻柔，再以轻快的一指禅推法和按揉法操作椎旁线及头面部穴位（如印堂、头维、太阳等），并重点在右侧C_4/C_5棘旁及双侧风池穴处操作，然后在两侧头颞部沿胆经循行路线行扫散法，作旋转提颈法整复错位。治疗结束后患者立感头部胀痛及视物模糊较前减轻，复测血压为130/76mmHg。嘱患者自行以示、中、环及小指指腹推抹桥弓穴，左手操作右侧，右手操作左侧，左右各30次，早晚各1次。治疗2次后患者出差结束，半年后随访，头部胀痛未再发生，血压正常。

范师说，高血压是一类原因未明的以体循环动脉血压升高为主要特征的疾病，是临床难治病，也是临床心脑血管病最主要的危险因素。范师认为该例患者血压升高主要与颈椎紊乱，激惹交感神经有关。当颈椎紊乱或交感神经受刺激时可致椎动脉痉挛，血流速度增快，使延髓血供减少，颅内血管感受器受刺激使血管运动中枢兴奋性反射性增高，引起血压升高。因此对此类患者，我们推拿的重点在于推桥弓结合整复紊乱。桥弓穴为线状穴，位于枕骨乳突与缺盆连线，相当于翳风至缺盆穴的连线，为降血压的经验用穴。现代医学认为颈动脉窦位于此穴上，通过对颈动脉窦的刺激可以反射引起血压降低，对血压有调节作用。推拿过程中手法宜轻柔，以降低交感神经兴奋性，达到降压效果。

第四节　循古创新治眩晕

眩晕者，眩为眼花，视物模糊；晕为头晕，如坐车船，视物旋转，不能起身，甚则不能睁眼。眩晕一证，早在《黄帝内经》中就有记载。《灵枢·口问》中载："上气不足，脑为之不满，耳为之苦鸣，头为之苦倾，目为之眩。"《灵枢·卫气》又载："下虚则厥，下盛则热，上虚则眩，上盛则热痛。"《素问·至真要大论》云："诸风掉眩，皆属于肝"。《黄帝内经》认为眩晕属肝，与髓海不足、血虚、邪中有关；张机则认为痰饮是眩晕发病的重要因素之一，其所著《金匮要略》中记载"心下有支饮，其人苦冒眩，泽泻汤主之"。另外《景岳全书》记载："眩运一证，虚者居其八九；而兼火兼痰者不过十中一二耳。"即张介宾对于眩晕著名的"无虚不作眩"的立论。眩晕的病理变化，不外虚实两端，然临床上则常虚实夹杂，合而为病。脾为后天之本，生化之源，主升清，若脾气虚弱，则生化乏源，气血亏虚，升降失常，髓海失养则病眩晕；肝者，将军之官，主升主动，若肝肾亏虚，水不涵木，阴不维阳，阳亢于上，扰动清窍，则发眩晕；肾者，先天之本，主骨生髓，年老肾精不足者，髓海失充，亦为眩晕。然在眩晕变化过程中，各种病理因素彼此影响，相互转化，虚实夹杂，脾虚亦可聚湿成痰，痰湿郁久则化热，易扰动清窍，迁延不愈者则易入络成瘀。

关于眩晕，现代医学将其分为真性眩晕和假性眩晕。所谓真性眩晕，是指由眼、本体觉或前庭系统疾病引发的，其特点是发作时有明显的外物感或自身旋转的感觉，天旋地转似的，而其中则以前庭系统病变引起的眩晕症状为重，如梅尼埃病、脑干梗死或椎-基底动脉供血不足等；而假性眩晕是指由全身系统性疾病引起的眩晕，如心血管疾病、脑血管疾病、尿毒症、药物中毒、内分泌疾病、神经官能症等，发作时没有明确的旋转感，只有轻重不等的头晕感觉，有时感觉身体"飘飘然"感。

范师通过多年临床积累发现，今人所苦之眩晕，多与椎-基底动脉供血不足有关，属椎动脉型颈椎病范畴，范师将其称为"椎系眩晕"，以区别于颈动脉系统所致的眩晕，指导检查的方向，为临床诊疗提供一种新的思路。临床以头晕、恶心、呕吐、耳鸣、视物模糊和后枕部胀痛等为主要症状的基本上一抓一个准，其特点以体位改变尤以扭转头部时眩晕加重，严重者可发生猝倒，但一般不会伴有意识障碍。一般认为，椎系眩晕的发病主要有两种病理因素，一是椎动脉受骨性因素或软组织等的压迫，发生狭窄或闭塞导致供血不足；二是由于椎动脉与颈交感神经并行，当颈交感神经受刺激，则引起椎动脉反射性痉挛使血流量减少。临床常用TCD检测椎动脉血流速增快或减慢，以及3D-CTA中发现椎动脉血管形态学改变导致管径变小作为椎-基底动脉供血不足的依据。

椎-基底动脉是椎动脉和基底动脉的合称，椎动脉起始于锁骨下动脉，分出后沿前斜角肌内侧上行，自第6颈椎横突孔穿入，上行至寰椎横突孔后穿出，沿寰椎的椎动脉切迹向内环行，约在枕骨粗隆与乳突之间偏内侧穿入枕骨大孔后上行，至脑桥下缘吻合后形成基底动脉。椎基底动脉系统供血区域主要是小脑组织，与眩晕发生密切相关。基底动脉下一级分支中小脑前下动脉的重要分支内听动脉供血耳蜗、前庭、后半规管，当该动脉发生供血不足时会引起耳鸣、重听、耳塞，同时，内耳前庭系统可通过兴奋小脑H_1、M受体将信息传递至延髓呕吐中枢触发呕吐反射，出现恶心感觉；基底动脉终末支大脑后动脉的中脑动脉供血于动眼神经核，当该动脉发生供血不足时，易引起视物模糊和眩晕，所以在椎基底动脉通路上任一环节出现问题，都可引起眩晕、视物模糊、耳鸣或耳塞和恶心。颈椎发生紊乱时常引起后枕部胀痛。所以范师在临床诊断时，常采取"1+2"的诊断模式，即以眩晕为主症，视物模糊、后枕部胀痛、恶心和耳鸣（耳塞）中四项符合两项者，可诊断为"椎系眩晕"。

根据多年临床操作经验及患者椎动脉形态改变或受累节段的不同，范师提出"三部推拿法"治疗椎系眩晕：①开源增流法。取颈臂穴（缺盆穴内1寸）为主，对应椎动脉V_1段，患者颈部略前屈，以拇指或示指螺纹面向下、向内作按揉法，以局部酸胀、患者能忍受为度；②补偿平衡法。取双侧华佗夹脊穴（$C_1 \sim C_7$），对应椎动脉V_2段，操作时患者头部宜略后伸，以一指禅屈拇指推法操作，使手法力更容易作用到颈椎关节突关节；③解痉通畅法。取风池穴为主，对应椎动脉V_3、V_4段，患者颈部略后仰，用拇指尺侧偏峰按揉风池穴，方向为沿寰枕关节向脊柱方向，左右交替。在椎动脉形态改变部位明确时，在相应部位节段选取一种操作方法即可，当椎动脉形态改变节段较多或节段不明确时，可三种方法联合使用，并注意把握手法操作过程中手法力作用的点、力的大小及方向。

范师历时15年，先后开展6项课题研究，发表学术论文22篇，将符合自拟的椎系眩晕患者纳入标准的患者进行椎动脉三维CT血管造影检查，通过对2000多例眩晕患者的椎基底动脉血管形态学影像图谱进行分析，发现椎动脉存在32种血管形态学的改变，其中椎动脉起始段（即四段分法中V_1段）血管形态学改变有椎动脉V_1段血管纤细、椎动脉V_1段血管痉挛、椎动脉穿孔异常、椎动脉V_1段血管走形迂曲、椎动脉起始源异常、椎动脉V_1段血管瘤与钙化6种；椎动脉孔内段（即四段分法中V_2段）存在血管管径纤细、血管缺如、血管受压、椎动脉V_2段血管受纤维束带牵拉、横突孔变异、血管管壁钙化6种血管形态学改变；椎动脉寰枕段（即四段分法V_3段）存在血管管径纤细、血管痉挛、血管缺如、血管出孔异常、血管扭曲、寰椎横突孔发育不全、椎动脉V_3段血管静脉环袢、血管局限性狭窄、椎动脉V_3段血管双支畸形

9种血管形态学改变；颅内段（即四段分法V_4段）存在血管管径纤细、血管痉挛、血管断续不显影、血管缺如、椎动脉V_4段小脑后下动脉提前分出、血管粘连、血管未吻合、血管局限性狭窄、椎动脉V_4段血管瘤、椎动脉V_4段血管瘤伴钙化、椎动脉V_4段血管钙化11种类型。该实验为临床上颈性眩晕与椎动脉各段血管形态学改变之间的相关性提供了影像学依据，验证了小脑缺血才是椎系眩晕发生的本质，而非大脑缺血，为临床上椎系眩晕的诊疗指明了方向。

一、"开源增流法"治眩晕

2018年6月20日，范师刚到门诊，就发现有位病人已经等在那里了，一问才知道是怕挂不到范师的专家号就早早地来医院了。这位病人45岁，是一家公司的高管，职位越高，责任越大，经常熬夜加班，最近几年经常发头晕，发作时同时伴有颈项部不适，视物不清，偶见耳鸣，无恶心，呕吐等症状，严重影响了生活和工作，辗转多家医院治疗，均未显效，一次偶然的机会看到报纸上整版范师治疗头晕的报道，想着那么多年那么多家医院都没看好，索性就来碰碰运气。范师接诊后查体发现：颈椎曲度消失，颈椎向左旋转受限，其余方向活动正常，C_2/C_3左侧压痛（＋），C_2～C_3左侧肌紧张，旋颈试验（＋），左颈臂穴压痛（＋＋），右颈臂穴压痛（＋），压顶试验（－），臂丛神经牵拉试验（－）。颈椎张口位片提示寰齿间隙左窄右宽。TCD提示左侧椎动脉血流速减慢。范师认为患者颈臂穴压痛明显，考虑为前斜角肌痉挛压迫椎动脉V_1段而引起的头晕。拟诊断为椎动脉型颈椎病。治疗时范师嘱咐研究生先在颈臂穴处作拇指揉法，方向向下向内，左右两侧交替进行，以患者能耐受为度，操作15分钟后范师在C_2/C_3关节突关节位置行旋转提颈法整复紊乱。"喀喀"两声之后，患者马上感到不晕了，紧紧握着范师的手说："太神奇了，马上就不晕了，我怎么没有早点来找你啊。"范师微微一笑说："你这个主要是前斜角肌痉挛引起的，我们给你斜角肌放松之后应该就会好很多了。还有你以后睡觉时颈部要垫枕来调整你颈椎的曲度。这样子双管齐下，效果会更好更持久。再做个颈动脉3D-CTA来进一步明确下病因吧。"后患者颈动脉3D-CTA提示左侧椎动脉起始段迂曲。患者先后治疗8次后头晕消失，未见复发，颈项部不适及视物不清感均消失。一年后随访，诸症未见。

范师说头晕只是一个症状，很多疾病都可以引起头晕，当这样一个病人坐在你的诊室里时，你就要首先查找他的病因所在，影像学上的资料固然重要，但很多时候我们还是要靠体格检查，我们在查体时候发现患者左侧颈臂穴位置压痛强阳性，那我们就要先把目光聚焦到这里来，分析其与头晕的发生是否会存在相关性。我们知道颈臂穴的位置是前、中斜角肌的位置，前、中斜角肌发生痉挛时可直接或间接地压迫到椎动脉的起始段，椎动脉起始段受压迫，势必导致椎动脉往上供应的血量减少，小脑的血供不足，则会导致眩晕。而患者后来颈动脉3D-CTA的报告也印证了我们的这一想法。引起椎动脉V_1段走形迂曲的原因主要有两种，一个是先天性变异导致血管过长，或者是先天发育变异出现血管迂曲；另一个是后天形成的，如颈椎退变导致椎间隙变窄使椎动脉V_2段相对变短，则V_1段相对变长，或者是动脉粥样硬化、血管弹性改变形成血管迂曲，或者是临近组织的推移影响，这些情况都可能导致后天性的V_1段迂曲。病因明确了，我们的治疗方案也就明确了。所以此类患者我们以按揉颈臂穴治疗为主，即"开源增流法"，取意从源头上增加血供，操作时患者颈部宜略向前屈，使前、中、后斜角肌放松，有利于推拿力的深透，并且要注意力的方向要向下向内，才能推至病所。看病就像破案一样，要收集与主诉直接相关的信息，症因要相关，注意鉴别并舍弃一些无关的信息，整合分析，找到症结所在，并做"定点清除"，这样治病就很简单了。

二、"补偿平衡法"治眩晕

2011年5月24日，庆春路门诊来了一位头晕患者，年纪有64岁，进门的时候是家里人搀扶着进来的，进门第一句话就是"范主任救救我"，她说她犯头晕这个病有三四年了，以前一两个星期犯一次，一般休息一会就好了，但最近几个月发作的频率越来越高，经常是几天就要犯一次，休息之后也好不了，住院治疗了好一段时间，说我这是高血压病，还有高脂血症，但治疗之后就是不见好，现在是什么事情都做不了了。今天听别人说范主任治疗头晕有一套，就马上让家里人送我过来了。范师听后，脑子里首先想到的是她这个情况是否和颈椎有关。遂发生了以下对话。

问：头晕多久了？

答：3年多了。

问：头晕时候会不会恶心？

答：有的。

问：耳朵会不会响？

答：会的，一直就"嗡嗡嗡"跟蚊子声音一样。

问：看东西模糊不模糊？

答：有的，现在看东西都看不清楚了。

问：好，最后一个问题，后脑勺会不会胀？

答：有的。

问：你5个症状都有了，估计是颈椎上面的问题引起的头晕。

问完之后范师边将患者带来的片子放到读片灯上，边给患者查体。她的颈椎正位片提示颈椎退行性变；颈椎张口位片提示齿状突左右侧块稍不对称。头颅磁共振显示未见明显异常。查体发现患者颈椎曲度变直，颈前屈稍受限，其余方向活动正常，C_3/C_4、C_4/C_5左侧压痛（＋），$C_2 \sim C_5$左侧肌紧张，旋颈试验（＋），颈臂穴压痛（－），压顶试验（－），臂丛神经牵拉试验（－）。TCD提示左侧椎动脉血流速度增快。范师说患者TCD检查显示左侧椎动脉血流速度增快，说明这一侧的椎动脉存在供血不足，颈椎的X线检查和查体都说明她的颈椎存在一定问题，而且通过问诊我们发现她5个症状都有存在，是非常典型的颈椎紊乱引起椎-基底动脉供血不足导致的头晕。拟诊为椎动脉型颈椎病。治疗上以三部推拿法中"补偿平衡法"治疗为主，治疗时嘱患者头稍后仰，在局部放松之后，范师又以旋转提颈法整复患者存在的颈椎关节突关节紊乱。治疗结束后患者马上说不头晕了，而且看东西也清楚多了，脑子也清楚了，简直是这几个月里最舒服的时候！为进一步明确病因，患者在范师的建议下去做了颈动脉3D-CTA。（提示椎动脉硬化成断续不显影改变）。该患者后续一共治疗6次之后头晕就没再发了，其他伴随症状也消失了，随访1年未复发。

范师认为本例患者颈动脉3D-CTA提示椎动脉硬化，而动脉硬化会使血管顺应性降低、血管弹性减退，管腔内血流速增快，如果同时伴有颈椎关节突关节紊乱，使一侧的椎动脉受压，管径变窄，无疑是雪上加霜，这种情况多见于颈椎病同时伴有高血压、糖尿病、高脂血症等的患者，故中老年人多见，针对此类患者，应从源头抓起，从病因着手，推拿治疗的关键在于沿椎动脉走行路线及特定穴位作定向操作，起到活血化瘀作用，使局部血液循环加快，充分挖掘动脉潜能，血流加快，小脑血供充分，才能达到最终止眩的效果。

三、"解痉通畅法"治眩晕

2014年5月20日，在经过一段病人潮之后，又走进来一位患者，女性，45岁，主诉反复头晕2年余。一坐在凳子上范师就说："你的脖子歪掉了嘛，两边肩膀还不一样高。"详询病史：患者2年多反复发作头晕，发作时头发昏，伴有颈项部不适，偶伴耳鸣，无视物旋转，无视物不清，无恶心、呕吐等症状。查体时患者各方向活动都正常，但范师拇指一按到患者左侧C_2/C_3关节突关节位置时患者就直呼"疼疼疼"，连叫了三声，其余位置压痛不明显，检查完之后范师说："你先拍个片子看看颈椎的情况，再做个检查看下椎动脉供血情况。"行颈椎三位片：颈椎张口位片提示寰齿间隙左宽右窄，约1:3；颈椎向右侧凸，头略向左歪斜。TCD提示基底动脉及左侧椎动脉血流速度降低。诊断为椎动脉型颈椎病。治疗时范师嘱患者头略后仰，取风池穴独穴做向脊柱方向定向推拿，左右两侧交替进行，以患者能耐受为度，再以旋转提颈法整复紊乱，侧扳法调整颈椎侧凸。嘱患者睡觉时左侧卧位。并行颈动脉3D-CTA（提示左侧椎动脉V_3段血管痉挛，血管管径小于正常值）。患者依从性较好，连续治疗了6次，头晕就不再发作了，C_2/C_3左侧压痛也消失了，随访1年，诸症未现。

范师认为本例患者之眩晕主要与寰齿间隙不对称有关，寰齿间隙不对称提示寰枢关节错位。椎动脉自枢椎横突孔穿出进入寰椎横突孔之间缺乏骨性保护，易受寰椎侧块影响。椎动脉在通过寰枕后膜进入枕骨大孔内时，被一坚韧的纤维性环所包绕，当颈椎在后伸位旋转时，椎动脉易受此纤维性环压迫，并且在颈部后伸时，寰枕间隙缩小，椎动脉亦受影响而血供减少，但这些都是与颈椎特殊运动位置有关。该例患者寰齿间隙左窄右宽，同时椎动脉V_3段痉挛变细，说明该段椎动脉在寰枢关节段受周围组织压迫，临床上治疗此类眩晕，主要以解除压迫为主，以期动脉管径增大，血流量增加。一方面，局部放松增强血液循环，消除局部无菌性炎症或水肿，减轻间接压迫；另一方面，通过调整寰枢关节位置，尽量使两侧寰齿间隙相对称，恢复原有平衡。究其根本，本例患者寰齿间隙不对称与颈椎侧凸有关，上梁不正下梁歪，颈椎侧凸这一表象下隐藏着的是患者脊柱两旁的肌肉的不平衡，此时在人体冠状位上脊柱纵轴和身体重力线不再重合，颈椎一侧的肌肉必然会通过主动收缩以代偿，重新获得平衡，而这种代偿的建立，势必导致颈椎稳定性降低，容易出现颈椎紊乱等问题，而要想解决这一问题，使两侧寰齿间隙差值缩小，就要矫正颈椎侧凸，故范师依据"治因宜为先"的治疗思维，嘱患者睡觉时左侧卧位，因人体在睡觉时颈部肌肉是完全放松的，椎旁肌肉对颈椎的牵拉力减少，有利于侧凸的矫正。

四、颈椎整复治眩晕

眩晕本来多见于中老年人，但如今随着生活和工作方式的改变、生活节奏的加快，青年人中罹患此症的人也越来越多。而其中更是有一大部分人眩晕的发作与颈椎病的发病有关，在长时间低头工作之后发病，休息后可缓解。针对这一类病人，范师常以颈椎整复为主，直接对因治疗，临床收效颇丰。

2012年6月5日。门诊来了一位刚工作两年的程序员先生。主诉反复头晕3年余。发作时头晕发昏，同时伴有颈项部不适，无恶心，耳鸣，视物不清等症状，在伏案工作时间长后容易诱发。曾因在路上行走时突然回头晕倒而送急诊，输液后好转。体格检查：颈椎曲度反弓，颈前屈稍受限，向左旋转受限，其余方向活动正常，C_2/C_3左侧压痛（++），$C_2 \sim C_5$左侧肌紧张，旋颈试验（+），颈臂穴压痛（-），压顶试验（-），臂丛神经牵拉试验（-）。颈椎侧位片提示颈椎曲度反弓，$C_2 \sim C_4$椎体双边影。行TCD提示左侧椎动脉血流速度增快。诊断为椎动脉型颈椎病。治疗为以"三部推拿法"技术操作，并以一指禅推法重点在C_2/C_3棘旁左侧操作，在局部放松之后，以旋转提颈法、侧扳法整复关节突关节紊乱，并嘱睡觉时颈部垫枕以调整颈椎曲度。并行颈动脉3D-CTA（左侧椎动脉局部呈串珠样改变）。患者连续治疗8次，眩晕基本消失，随访1年，仅在劳累加班后发作过1次。

范师认为本例患者的眩晕主要与颈椎关节突关节紊乱有关，椎动脉外膜上分布着丰富的交感神经，颈椎关节突关节紊乱时刺激交感神经后反射性引起血管收缩及椎动脉本身受压迫而缩小均可引起椎-基底动脉供血不足。此类患者除眩晕症状外，还常兼有颈项部酸痛不适，有时会牵涉到肩背部及上肢，常伴有恶心、视力模糊、耳鸣等症状，常在低头劳作时诱发。X线片常会看到有颈椎曲度变直、消失或反弓、椎体双边影、钩椎关节增生、棘突偏歪等。对于此类情况引起的眩晕，我们应该对因治疗为主，推拿治疗主要是通过手法操作，缓解局部肌肉痉挛，通过整复矫正颈椎关节突关节紊乱，使失稳的颈椎恢复平衡，解除周边组织对椎动脉的压迫，使椎动脉走行顺畅，或有效降低对交感神经刺激，使其对椎动脉的缩血管作用减弱，缓解血管痉挛，恢复小脑血供，使眩晕症状消失。

五、三管齐下治"先天性血管发育异常"

唯物辩证法认为：在复杂事物包含的多种矛盾中，每种矛盾所处的地位、对事物发展所起的作用是不同的，总有主次之分，其中必有一种矛盾对事物的发生发展相较其他矛盾而言处于支配地位，起决定作用，称为主要矛盾。而我们临床看病时候也同样要分出主要矛盾与次要矛盾，善于抓住重点，那么很多问题就能迎刃而解。但有时候我们偏偏会碰到一些各方面体征表现都不是特别突出的病人，让我们不那么容易分辨出"主要矛盾"与"次要矛盾"。

2017年11月21日，范师门诊来了一位中年女性患者，主诉反复头晕1年，再发伴加重3天。发作时头部发昏，后枕部胀痛，伴有耳鸣，声响较低，安静状态下明显，有视物不清，无视物旋转，无恶心、呕吐等症状。体格检查：颈椎曲度消失，颈椎各方向活动正常，右侧后枕部、C_2/C_3、C_4/C_5、C_5/C_6压痛（+），$C_2 \sim C_6$右侧肌紧张，旋颈试验（+-），双颈臂穴压痛（+），压顶试验（-），臂丛神经牵拉试验（-）。颈椎张口位片提示双侧寰齿间隙稍不对称。TCD提示基底动脉及右侧椎动脉血流速度降低。范师查体后发现患者颈部症状虽然明显，但各段椎动脉相应区域都存在问题，却都不是特别突出，总不至于四段椎动脉都存在问题吧？带着这个疑问，范师先给患者用"三部推拿法"常规治疗，并在治疗结束后让患者去做颈动脉3D-CTA。2天后患者带着检查报告复诊，结果提示患者右侧椎动脉全程纤细，左侧椎动脉代偿增粗。这个报告结果也让范师茅塞顿开，原来不是没有重点，而是每一段都是重点。患者后续继续"三部推拿法"治疗，三管齐下，把每一部位都当重点来治疗，共治疗8次，患者的头晕即得到了很好的控制，随访1年未复发。

该例患者一侧椎动脉管径全程纤细，多为先天发育异常所致，而另一侧椎动脉管径增粗，则提示自身代偿机制已经建立，针对此类患者，范师认为应在患侧沿椎动脉走行作"三部推拿法"，且应将每一部都当成重点来做，以期加快局部新陈代谢，充分激发血管自身潜能，增加小脑血供。该患者同时有耳鸣的存在，一方面，考虑与椎动脉供血不足有关，内听动脉是内耳血液供应的主要动脉，其来源变异较多，以基底动脉和小脑前下动脉为多，但都与椎动脉有关，故当椎动脉供血不足时可能出现耳鸣、重听、耳塞等症状；另一方面，由第2、3颈神经分出的耳大神经有一分支分布于内耳，当其受周围组织牵拉激惹时，也有可能引起耳鸣等症状。两种情况有时单独发病，有时同时存在，临床上应予以重视。

第五节　金牌福星成佳话

说起金牌首先想到的是肯定与体育项目有关，而金牌福星则是到哪里，哪里就能拿金牌，一个从医的人怎么能与金牌搭上边呢？而事实上范师从第五届全国运动会开始，到第十三届全国运动会已经参加了9届全国运动会，为浙江省队运动员保驾护航，默默奉献了34个年头。而历届全运会比赛名次排行榜也在一定程度上反映了运动医疗保健的重要性。范师是1983年第五届全运会参与运动员医疗保健工作，以浙江队比赛名次为例，1979年的第四届全运会浙江队排名第16位，第五届排名第7位，第六届排名第9位，第七届排名第17位（比赛期间范师未参加），第八届排名第10位，第九届排名第8位，第十届排名第6位（历史最佳成绩），第十一届排名第12位，第十二届排名第6位（平最佳成绩），第十三届不计排名，但总分第一位。至于范师金牌福星的来历源于第五、第六、第七届全运会水上运动项目的成绩比较，第五届全运会范师担任赛艇、皮划艇两个队的医疗保健，两个队都拿金牌；第六届全运会范师只参加赛艇队的医疗保障，赛艇队取得历史最好成绩，划艇队没参加全军覆没；第七届全运会两个队都参加，结果取得两个队最佳总成绩，省体育局给了范师"金牌福星"的荣誉称号。范师说："我很幸运，有机会参加全运会的医疗保健任务，为我提供了学习运动医学的机遇，使我掌握了运动损伤规律和防治技能。"

一、临阵受命第五届运动会

1983年全国第五届运动会在上海举行，由于第四届全运会浙江队全国排名第16位，比赛成绩十分不理想。第五届运动会省体育局调整夺分重点转移到水上运动项目，分配给赛艇、皮划艇项目的任务是两金两银，总分排名进入全国前三名。时任省委宣传部部长的陶振民（当时水上运动项目属军体项目，由陶部长分管）建议借调浙江医院的范炳华医生，担任水上运动项目的医疗保障任务。运动队出发前一天，范师突然接到省卫生厅电话，命令尽快做好准备明天到大华饭店报到，随浙江赛艇、皮划艇队出征上海担任医疗保障任务。突如其来的任务范师毫无思想准备，也不知道该如何应对？该准备些什么？九月中旬的天气已有阵阵凉意，整个赛程要半个月，范师简单地准备了行装，带上两块治疗巾，一瓶冬青油膏。第二天中午赶到大华饭店报到，下午随运动队出发去上海青浦县委招待所。

水上运动项目比赛在青浦淀山湖举行，按照赛程安排，运动员有5天的熟悉场地、训练和裁判预演等安排。范师的任务是白天跟运动员一起到赛场做赛前、赛后的医疗保障服务，晚上给运动员处理伤痛、推拿放松、消除疲劳，协助教练观察运动员的心理状态和精神状况。一天发现主力队员高鲁东精神萎靡不振，一到场地就躺地上晒太阳。"你怎么啦？哪里不舒服？"范师问他。他说，胃口不好，不想吃饭，尿黄且少，大便溏一天3次，精神振作不起来，言语中可以听出他对这次比赛信心不足，作为运动员最怕的是临阵信心不足。他问范师，是不是脱力了，出征前他妈妈给他买了一支80多元的人参，可不可以吃？范师看了看舌苔，舌红苔黄厚腻，脉滑数，胃纳不佳，肢体疲乏，尿黄便溏，证属湿热内蕴之象。范师告诉他，你这症状不适宜吃人参，不是脱力所致而是湿重之故。这时离预赛只有2天的时间，范师马上向领队汇报，派人赶到青浦镇店买三妙丸。服药第2天症状大为好转，服药2天精神、体力恢复正常，在单人500米预赛中获第一名直接进入决赛，决赛获得冠军，同时还获得四人艇银牌1枚。这是范师担任全运会医疗保障中完成推拿任务外，第一次用所学的中医药知识的成功尝试。

二、金牌福星的来历

第六届全运会于1987年11月在广东举办，由于第五届全运会水上项目喜获佳绩，省体育局把水上运动项目列入本届运动会重中之重项目，决定运动队的医疗保障工作提前介入。时任分管文教卫体的李德葆副省长亲自与浙江医院商量，借调范师参与医疗保障工作。当时赛艇、皮划艇的训练基地在曲院风荷，每天在西湖上训练。自3月起范师采用每周3天为运动员的医疗保障服务，2天在医院上班的模式。当年为了全运会，范师做通了爱人的工作，克服了很多困难。一是女儿不满周岁请了保姆，二是医院停发奖金，三是没有额外补贴，一直坚持到10月。

省体育局为了确保重中之重项目万无一失，保障运动队提前适应场地，做出移地训练的方案，10月7日（中秋节）范师随运动队移师珠海白淀湖训练，这无疑又给范师增添了困难，一点也照顾不到家庭。在白淀湖训练期间，范师天没亮就起床，是全队最早起床、最迟睡觉的一个人，白天随运动员到训练场，一直忙于运动员的医疗保健，每天推拿30~40人次，最多一天达到46人次，每天只能睡4~5个小时，忙得没时间理发，体重轻了6公斤。

第六届全运会赛艇、皮划艇的比赛场设在肇庆七星湖举行，赛程安排率先进行比赛的项目是赛艇。11月6日范师随赛艇队入驻基地。范师讲了一件最令人感动的事：到了比赛场地，发现第五届全运会拿11枚金牌的上海队，运动员装备与浙江队相比真是天壤之别，他们全副武装进口设备，进口塑钢艇、紧身鲨皮衣等，比赛前吸氧，而我们浙江队还是宽松棉质衣、国产三夹板木制艇，根本不在一个级别上，怎么比啊！领队来找范师问我们是不是也要吸氧啊？比赛吸氧的问题范师一点经验也没有，但分析上海队的吸氧安排范师认为肯定是错的，我们可以用但必须是赛后吸氧，帮助运动员尽快排除乳酸，恢复体能。范师说去借一瓶氧，买4只氧气袋（最大容量4人）。范师做过试验，运动员一场比赛下来心率达到120~140次/分，呼吸达到45~55次/分，躺在地上休息10~12分钟才起来活动；采用吸氧后平均5~6分钟就起来活动，心率恢复到90~105次/分，呼吸恢复到35~45次/分。结果：上海队第五届全运会拿11枚金牌，本届0枚，而浙江赛艇队第五届1枚，本届3枚，总分64分。可见同样的吸氧，由于使用方式不同，产生的效果也不同啊！

由于种种原因，范师在赛艇队比赛结束就随队回杭，没有参加皮划艇队的赛场服务，结果全队没拿一枚奖牌。同样第七届全运会范师只是在省内训练时参与医疗保健，大赛期间未随队保健，结果输得很惨。第八届全运会省体育局又重视赛前赛后的医疗保障工作，训练期间范师每周1次赶往千岛湖水上项目训练基地为运动员会诊和指导队医的医疗保障任务。比赛期间赴淀山湖全程保障，这一届浙江队又恢复往届的雄风，获得4.5枚金牌。比赛结束体育局领导赶到淀山湖赛场，握住范师的手十分感激地说：谢谢您啦！实践证明您到哪里，哪里就拿金牌，您真是金牌福星啊！这就是范师"金牌福星"的来历。

三、科学保障创奇迹

优秀运动员是国家的宝贵财富,对于优秀运动员的医疗保障范师一直全身心投入,范师道出了3个鲜为人知的故事,他们是全国优秀赛艇运动员刘群、两届奥运冠军孟关良和蛙王奥运冠军罗雪娟。

(一)优秀赛艇运动员刘群

刘群,浙江舟山人。第五届、第六届全运会单人赛艇2000米冠军。1983年第五届全运会后刘群患了腰椎间盘突出症,某著名医院专家会诊,诊断为腰椎间盘突出症(当时国内还没有CT、MRI),建议手术治疗。当年21岁,年轻有力,实力雄厚。自我国开展水上运动项目以来,没有参加过世界大赛,也没有出国访问、交流过,国家体委1984年有一个出国访问、交流的计划,但要取决于1985年5月在西湖举行的优秀桨手赛比赛成绩。鉴于刘群第五届全运会的表现和成绩他被列为第一人选,真是好事多磨,偏偏在这个骨节眼上节外生枝了,省体育局、赛艇队、教练都十分焦急。赛艇队周教练带着泪汪汪的刘群来找范师,咨询需不需要手术?手术后能不能再参加比赛。范师给刘群做了认真的体征检查,显示左大腿肌肉萎缩,肌力减退,肌肉萎缩,小腿外侧浅感觉减退,但腰部活动无明显障碍,踇趾背伸、跖屈肌力减退不明显。范师说,刘群的症状是符合腰椎间盘突出的,如果手术治疗,那肯定要终止运动生涯了。但有2项体征不太符合,如果你们认为可行的话,采取保守治疗试试看。教练当即答应按范师的方案试试。范师又说,那必须听我的。范师按照运动医学医务监督要求,制订治疗周期为3个月。范师说:"第1个月,必须听我指导,包括治疗、防护及运动锻炼,刘群和你教练都没有权利支配;第2个月,我与刘群配合,你可提出锻炼方法,经我同意后可以实施;第3个月,由你教练实施训练,但必须从适应性训练逐渐过渡到正常性训练。"结果共计推拿治疗16次(隔日治疗1次)。5月4日在西湖上举行优秀桨手赛比赛中,刘群参加的两个比赛项目都获得金牌,在第六届全运会上轻松摘取金牌,实力证明症属痊愈。1985年华东地区运动医学会年会在浙江舟山召开,时任水上运动项目总教练龚伟老师鼓励范师写一篇论文到年会上交流,引起《中国运动医学杂志》总编的极大关注。他评价说,你太厉害了,为国家挽救了一名优秀运动员,安徽有一名优秀手球运动员,也是腰椎间盘突出症，结果给治"死"了。

（二）两届奥运冠军孟关良

孟关良，浙江绍兴人。2004年第28届夏季奥运会和2008年第29届夏季奥运会两届奥运会双人划艇（与杨文俊搭档）冠军，成为奥运史上唯一蝉联冠军的运动员。说起孟关良的奥运冠军，范师说这是他与伤痛搏斗加奋斗赢得的。

1997年，距离第八届全运会开幕只有1个月的时间，千岛湖水上项目训练基地传来消息说孟关良左肩在训练时损伤，经队医推拿及外聘针灸老医生治疗，2周仍未见好转。范师急忙从医院赶往千岛湖。

第八届全运会省体育局根据省里的要求，下达给孟关良的指标是两枚金牌。在这骨节眼上，偏偏肩关节拉伤了，这可怎么办。省体育局的领导们急了，运动队领导急了，孟关良更急。如果他这肩关节好不了，这全运会没法参加，肯定完成不了省里下达的指标。范师赶到千岛湖训练基地，在队领导陪同下一起到医务室。队医正好在给孟关良做推拿治疗，范师一声不吭，就看队医的推拿治疗。待治疗结束就问队医："他是什么病？""肩关节拉伤。""伤在哪个部位？""肱二头肌短头肌腱附着处。""每次治疗多少时间？""一天推拿两次，每次40分钟。""40分钟，我看你像肩周炎的常规治疗，肱二头肌短头肌腱附着处推拿5分钟都不到，会有效果吗？"他不作声。"你就推肱二头肌短头肌腱附着处，10分钟够了。我再问你：推拿结束了怎么处理？""自由活动。""什么叫自由活动，讲清楚点？""散散步，有时候小跑跑。""怎么个跑法？"他比画着双手摆动跑的姿势。"有没有防护措施？""没有。""为什么不采取防护措施？"队医不作声。"为什么不用三角巾悬吊处理？""没有三角巾。""没有三角巾，你告诉领队或体育医院没有？""没有。"在了解情况后，范师当着领队和队医的面分析伤情，议定治疗方案。

（1）这是肩关节损伤，确切地讲是拉桨动作过猛所致，估计与运动前准备活动不充分有关。孟关良点头表示同意。

（2）损伤范围小，局限在肱二头肌短头肌腱附着处，只要局部推拿就可以了，无须整个肩部都推拿，推拿了也是徒劳。

（3）损伤部位推拿时间不宜太长，10分钟就够了，时间太长反而不利于恢复。

（4）治疗结束后，用三角巾悬吊保护，防止散步、跑步时牵拉伤处，不利于损伤修复（图4-1）。

并嘱领队派人随范师回杭州拿三角巾。1周后范师再次赶到千岛湖训练基地查看治疗情况，询问治疗效果，孟关良说现在疼痛明显减轻，活动时牵掣感少了，能参加一些运动量小的锻炼项目。在第八届全运会上如愿获得男子单人划艇500米、1000米两项冠军。

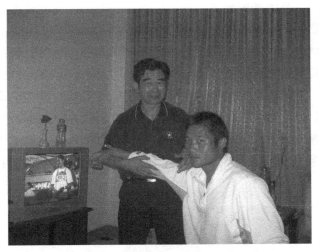

图4-1　十运会上范炳华给孟关良推拿

（三）奥运蛙王冠军罗雪娟

罗雪娟，浙江杭州人，获2004年夏季雅典奥运会100米蛙泳冠军，并刷新女子100米蛙泳奥运会纪录。

大家都知道罗雪娟有头晕病，作为国家游泳队的重量级人物，每次比赛大家都关心她的头晕病会不会发作，尤其是媒体特别关注，当然范师也特别关注。外界对罗雪娟的头晕有许多猜测，但范师关注的却是她的头晕是否与颈椎有关。作为国家游泳队的运动员，当有国际大赛时就到国家队集训，而平时的训练还是在省队，如全运会则代表浙江队出场。在2005年备战全运会期间罗雪娟回到省队训练，范师作为浙江省体育科学学会运动医学委员会副主任委员，每周有2个晚上到萧山体育医院为运动员服务。罗雪娟来找范师看病，说颈痛、活动受限，范师问她是否有头晕，罗雪娟说有的，每次颈椎僵硬不舒服就会有头晕，颈椎症状改善了，头晕也会好一些。范师问她："头晕是否伴有视物模糊，耳鸣、恶心、后枕部胀痛症状？"她说：

"有的呀，你怎么会知道的？"范师说："你的头晕是椎动脉供血不足引起的。""那有人说我是心脏问题引起的呢。""我帮你查一下体征好不好？"罗雪娟说："可以啊！"检查结果发现：颈椎生理弧度变直，右侧C_2/C_3关节突关节偏突、压痛明显，颈椎左旋及左侧屈受限，她还特地跑回宿舍拿来颈椎X线片，发现寰齿间距左右不对称。初步诊断为：颈椎源性椎-基底动脉供血不足。范师随即针对压痛部位做了一个旋转提颈法操作，罗雪娟当即说：我头晕好多了，眼睛亮了好多，脑子也清醒了（图4-2）。范师嘱其第2天到针灸推拿医院做椎-基底动脉多普勒超声检查，结果显示右侧椎动脉血流速增快，基底动脉血流速减慢，证实椎基底动脉供血不足。经过3周共6次的推拿治疗，头晕症状完全消失，后来她很少有头晕发作。从此，范师和罗雪娟交上了朋友。每当有什么不适，都会通过短信咨询。有一次罗雪娟踝关节扭伤，肿得很厉害，问可不可用热水泡脚，范师当即回复："急性扭伤血肿明显时不能用热水泡脚，扭伤肿胀明显应该用冷水浸脚，48小时以后才能用热水洗脚。"

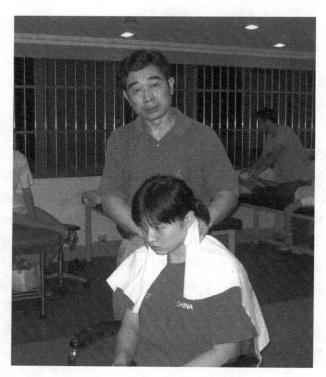

图4-2 范炳华给罗雪娟推拿

对于头晕这件事，后来有一位著名专家见到范师就说："你胆子真大，罗雪娟是国宝啊！治不好没有你的事，你这一扳万一出事情，那全是你的责任啦！"范师说："我还是有点底气的，该出手时就出手啊！"范师所说的底气，就是来自"十一五"国家中医药管理局"项痹病"优势病种诊疗方案的研究。

四、有幸奥运火炬手

2008年4月范师突然接到省体育局来电说，北京奥组委来电给你预留一个奥运火炬手的名额，问你是否愿意接受。这天降的喜事怎么会不愿意呢？范师激动地说："我愿意！""那我把表格发给你，再做一个体检，尽快把表格填好交回省体育局。"这一夜范师真的失眠了，他在想，北京奥运组委会怎么会知道我呢？也许是省体育局鉴于我对体育的奉献，也许是北京奥组委对我为体育事业做出成绩的鼓励。后据中国中医药报刊登的全国中医药行业奥运火炬手介绍发现，全国从事中医临床的医生只有范师1人（图4-3）。

2008年5月11日，北京电视台奥运花絮摄制组来杭拍摄节目，通知范师12日做个采访节目。"5.12汶川大地震"，这突如其来的大灾害，使全国处于惊愕之中，采访节目被迫改期。5月14日上午摄制组到针灸推拿医院找范师，拍摄地就选在庆春路与环城东路交叉路口。节目最后，范师大声喊出"一方有难，八方支援！汶川挺住，四川加油！"口号，在当时也许是第一个在电视节目中最先喊出的口号。由于汶川发生大地震，全国人民处于悲痛之中，国务院通知全国哀悼7天，杭州奥运火炬传递活动推迟到5月18日举行。

这一天，整个杭城热闹非凡，火炬传递沿路人山人海，人们盼奥运的激情瞬间喷发。范师跑的是第27棒，正好在大华饭店路段，地处湖滨地段，人群更是里三层、外三层，欢呼声、高喊声响彻一片。这一刻范师荣耀！这一刻范师兴奋！这一刻范师自豪！这一刻"金牌福星"价值得到真正的实现（图4-4）

5月22日，范师又被邀请到北京去参加中央电视台"抗震救灾"节目的录制，被邀请的还有获得我国第一枚奥运会女子射击金牌的浙江籍运动员吴小璇、浙江省歌舞团的一位徐姓歌唱演员、福建厦门一位连续三届获得残奥会金牌的运动员等5人。现场听孤儿讲述地震发生那一刻的场面，范师被感动地几次泪流满面。

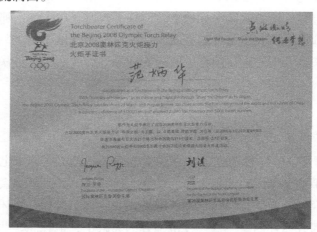

图4-3 北京奥运会火炬接力火炬手证书

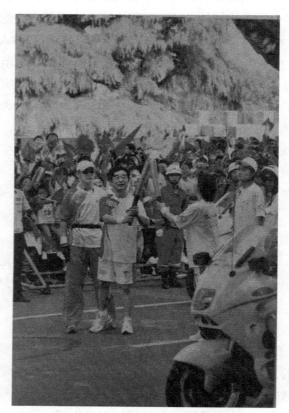

图4-4 范师火炬接力现场

第六节 产后伤痛新治法

产后骶髂关节错缝因多见产后腰腿部的疼痛，故俗称产后腰腿痛，又称骶髂关节错位、骶髂关节半脱位、骶髂关节紊乱、骶髂关节滑膜嵌顿等，是指因女性孕产分娩后骶髂关节的关节面对合复位不良或耻骨联合韧带损伤分离，而引起或遗留的骶髂关节部位一侧或双侧及腰臀部疼痛等系列症状的一种病症。

现代医学认为，若无强大外界暴力的冲撞，骶髂关节一般不容易损伤而引起关节错缝，故其错缝的产生多是由于外伤、瞬间暴力等导致关节局部的力量对抗超出关节承受范围而产生的。而中医学将骶髂关节错缝称为"胯骨错缝"，并将本病归属于"骨错缝"范畴，认为本病常因急慢性损伤而致局部气滞血瘀；或因妇女产后气血亏虚，血不养筋，而致筋出槽、骨错缝；又或肝肾亏虚，精血生化失常引起髓枯筋痿而痛，正如《医宗金鉴·正骨心法要旨》所云："骨节间微有错落不合缝者，是伤虽平，而气血之流行未畅"。范师认为，骶髂关节错缝是引起临床上产后腰腿痛的主要原因，而临床上，由于各种原因常易将其误诊为腰椎间盘突出或其他腰腿部相关疾病。骶髂关节属于滑膜关节，是由同侧骶骨和髂骨的耳状关节面共同构成，双侧骶髂关节呈半弧形对称或不完全对称分布。而呈楔形且上宽下窄的骶骨以自上而下、自前向后的方式与髂骨紧密嵌合连接，因此，若此处的负重越大，则骶髂关节凹凸面的吻合越紧密，即可出现骶髂关节的"自锁现象"。而这种关节的自锁结构可有效地防止骶骨出现位移。又因骶髂关节间隙内充满组织物，且关节前后左右有大量韧带包绕以增强其稳固性，属微动关节，故其运动范围极小，从而使得骶髂关节成为人体最坚固和稳定的关节。

在治疗方面，现代医学中目前并没有针对性较高的治疗方法，而范师认为，在临床治疗本病时，务必要遵循"症因相关"的诊断原则和"治因为先"的治疗原则。"十一五"期间，省委省政府做出了"卫生强省"的战略部署，正是在这个大环境下，2007年浙江省中医药管理局科研基金项目"在城乡卫生服务中推拿优势病种及实用手法的优选与推广研究"立项，并由范师担任该项目的负责人，该项目由浙江省中山医院联合杭州市中医院、浙江省中医院、浙江医院、浙江省中西医结合医院对"骶髂关节半脱位"推拿优势病种开展诊疗方案研究制定与推广工作。并创新性的提出"蛙式四步扳法"治疗骶髂关节错缝的技术，该技术具有操作简便、针对性强、见效快、成功率高、疗效巩固、患者痛苦少等优点，对复杂半脱位，局部肌肉紧张，无法忍受传统手法带来的疼痛的患者尤为适宜。该治疗方法已入编全国中医药行业高等教育"十三五"规划教材《推拿治疗学》，证明该方法能有效解决骶髂关节错缝的实际问题，具有极强的针对性。

范师认为，既然现代医学认为产后韧带松弛所引起的骶髂关节关节面的错位是导致产后骶髂关节错缝的主要原因，那么治疗产后骶髂关节错缝的首要目标便是调整骶髂关节的骨性结构，恢复骶髂关节面的正常对合位置，从而恢复骶髂关节的静力性稳定系统；松解骶髂关节的软组织结构，恢复骶髂关节的动力性稳定系统。那么既然原因和治疗目标都找准了，接下来便是制定一套相应的治疗操作手法来解决这个问题，即他反复强调的"治因为先"的治疗原则。因此范师在充分分析骶髂关节错缝的解剖学特点，同时结合前人的整复手法的基础上，创新性地使用以针对性极强的"蛙式四步扳法"为主，常规推拿放松手法和腰椎斜扳法为辅的综合治疗手法来治疗产后骶髂关节错缝。同时范师告诉各位弟子，在实际运用时，手法放松必须做到"持久、有力、均匀、柔和、深透"的基本要求，手法整复务必做到"稳、准、巧、快"。如此这般，"一旦临证"才能真正达到《医宗金鉴·正骨心法要旨》中所说的"机触于外，巧生于内，手随心转，法从手出，或拽之离而复合，或推之就而复位，或正其斜，或完其阙"的要求，做到"夫法之所施，使患者不知其苦"的境界，从而获得较好的疗效。

蛙式四步扳法具体操作步骤（前错位、后错位均可）如下所述。①第一步：自体牵引法。患者取俯卧位，在患侧髂前上棘部垫一枕头，身体的3/4连同患侧下肢悬挂于治疗床外，自然下垂，不能用足着地支撑，此法利用患侧肢体的自身重量做自体牵引，牵引时间为10～15分钟，以拉伸骶髂关节周围的肌肉韧带，为之后的关节整复创造条件。②第二步：屈膝屈髋扳法。继上势：在自体牵引的姿势上：施术者一手按压骶髂关节处：另一手托起患侧膝部：做极度的屈膝屈髋运动。按压与屈膝屈髋同步进行：一按一屈重复操作3次。③第三步："蛙式"外展扳法。继上势：体位同前：在极度屈髋姿势的基础上：施术者托膝关节的手用力作"蛙式"外展扳动：按压骶髂关节处的手同时向下用力按压：再回到极度屈髋的姿势作"蛙式"外展扳动。按压与外展扳动同步进行：一按一扳重复操作3次。④第四步：外展后伸扳法。继上势：体位同前：在"蛙式外展"姿势基础上：由"蛙式"外展扳法转为后伸扳法：术者托膝关节的手用力作后伸扳动；另一手同时向下用力按压骶髂关节处；按压与后伸扳动同步进行；一按一扳重复操作3次。上述第二～四步要循序渐进地重复操作3遍。"蛙式四步扳法"作为推拿优势病种实用治疗手法在城乡社区卫生服务中进行推广并入编全国中医药行业高等教育"十三五"规划教材《推拿治疗学》中，及时补充了该病的治疗方法在临床及教学中的相对空缺，为该病推拿治疗操作规范的制定起到了示范作用。

一、"蛙式四步扳法"治疗骶髂关节错缝雏形的产生

范师说，"蛙式四步扳法"的创立也是在不断的实践中形成的，在此之前，面对骶髂关节错缝的患者，我们往往只能通过传统的骨盆旋转复位法或骨盆前、后脱位复位法进行复位。但是这类传统手法的缺点在于操作过程中患者痛苦较明显，且对于复杂性错位的治疗效果并不好。针对这种情况，范师思考许久，终于在临床摸索过程中创造性的提出"蛙式四步扳法"治疗骶髂关节错缝的创新技术，且屡试屡验。

1993年5月10日，范师门诊来了一对夫妻，妻子在丈夫的搀扶下一瘸一拐地走进诊室，神情痛苦，面容焦虑，范师见状，立刻叫该妇女坐下来。该妇女立刻摇了摇手说："不行不行，我坐不下来的，太痛了"。范师因此就让她趴到床上去后，再询问病情。询问后得知，该患者31岁，是绍兴的一名中学教师，出现腰腿疼痛伴活动不利3年余。该妇女自述3年前孕产后即出现不明原因的左腰腿部疼痛。在这3年里，仅断断续续有6月余能带病上课，其余时间均奔波于绍兴当地各大医院，四处求医，但病情均未见好转。此次前来杭州求医，于他院骨科门诊就诊后，医生诊断为腰椎间盘突出症、椎管狭窄、腰臀筋膜炎，并建议行手术治疗。但患者拒绝手术，为求保守治疗，故经人介绍，前来范师门诊就诊。范师做详细的专科查体示：双下肢不等长，左下肢较右侧长约1.5cm，骨盆向左侧倾斜，腰部活动受限，腰骶部压痛阳性，左骶髂关节压痛强阳性，左侧骶棘肌痉挛明显，髂后上棘凹陷，双侧直腿抬高试验阴性，双足趾跖屈和背伸肌力均正常，骨盆分离试验阳性，左侧"4"字试验强阳性，跟臀试验双侧阳性。范师查阅患者自带的X线片、CT片及MRI片后指出，患者骨盆右高左低，耻骨联合向右偏移，左右不对称，左侧骶髂关节密度增高，L_3/L_4椎间盘膨出，L_4/L_5，L_5/S_1椎间盘突出，压迫脊髓而出现椎管狭窄。因此，范师修正该患者的主诊断为产后骶髂关节错缝，

次诊断为腰椎间盘突出症。并采用自创的"蛙式四步扳法"进行治疗，经一次治疗后，患者立刻觉得腰背部松快多了，并自行下床行走，边走还边说："我能走了！我能走了！"。范师让她赶紧躺回床上，并复查专科检查：双侧跟臀试验弱阳性，左侧"4"字试验弱阳性，骶髂关节压痛减轻，左侧骶棘肌痉挛消失。后每日行推拿治疗1次，共3次，患者疼痛症状基本消失，恢复正常生活。至今已10余年，症状未复发。

范师告诉我们，该案例中患者腰腿部疼痛3年，四处求医，均诊断为腰椎间盘突出症、椎管狭窄、腰臀筋膜炎，而按这些诊断进行治疗后，效果均不明显。为什么治疗3年均不见效，范师说是因为之前的医生都没有找到真正的病因。由于影像学技术的限制，往往只能发现腰椎间盘突出及腰椎的骨质增生，而对于关节附近软组织的细微改变，在影像学上往往难觅其踪影。也正是因为如此，临床医生常常将关注重点放在了腰椎间盘突出上而忽视了患者的孕产史，进而导致了诊断的失误。

骶髂关节错缝的患者其临床多表现为下腰段酸、胀、痛，劳累及受凉后症状多有加重，部分患者甚至可出现患侧下肢无力，并伴有偶发的下肢麻木感及放射痛等。由于骶髂关节错缝的临床症状与腰椎间盘突出症的常见临床表现有较多相似之处，故在临床上常易将其与腰椎间盘突出症相混淆。范师门诊时也常常能见到许多因误诊为腰椎间盘突出症但对症治疗无效而前来就诊的患者，后经范师详细诊查确诊为骶髂关节错缝。由此可见，骶髂关节错缝在临床上的误诊率相当高。而腰椎间盘突出症是指腰椎间盘发生退行性变后，因外力的作用，使纤维环部分或完全破裂，髓核向外膨出或突出，刺激或压迫脊神经根或马尾神经，而引起的一组以腰腿痛为主要表现的症候群。临床上多见腰部压痛、叩痛及活动受限，同时腰部叩击痛可沿着坐骨神经从患侧的大腿后侧向下放射至小腿外侧、足背外侧及足跟部。且腰椎间盘突出症常因发病较突然，故患者多能准确回忆起发病的时间及发病诱因。而骶髂关节错缝的患者临床上常表现为腰骶部疼痛及僵硬，严重者甚至可以出现撅臀跛行，且疼痛常放射至大腿内侧、腹股沟区及会阴部。在劳累或受凉后，症状多有加重，但痛麻症状多不过膝，同时在患侧骶髂关节部位常可触及隆起，且压痛较为明显。

而范师在接诊患者时，首先便详细询问了患者的病史，得知患者的腰腿痛与其产后3年密切相关，这充分遵循了范师一贯的"审症求因"的临证思维，同时也体现了仔细询问病史的重要性。而后根据"症因相关"的诊断原则，范师指出，患者的影像学报告虽有腰椎间盘突出的诊断，但患者自述并无下肢麻木、踩棉花感以及肌力减退等表现，且其骶髂部疼痛出现在产后，呈间歇性，无放射痛，范围仅局限于腰骶部，故并不符合腰椎间盘突出症的表现。而观其X线片有骨盆倾斜，耻骨联合偏移，查体有骶髂部压痛，左侧"4"字试验强阳性，均提示与左侧骶髂关节病变相关。因此，范师将其诊断为骶髂关节错缝。此案例说明，凡是腰腿部有酸痛，且疼痛范围局限于腰臀部，痛不过膝的患者，在诊断时首先就要考虑骶髂关节的病变。而在治疗上，范师遵循"治因为先"的治疗原则，因不去则症不消，该患者之所以四处求医而终不得治，便是其病之"因"尚未去除，范师准确把握其病之"因"，有的放矢，因此取得了立竿见影的疗效。该案例是"蛙式四步扳法"创制的原型，并列入浙江省中医药适宜技术推广病种，范师亦常与众弟子提起该典型案例，并通过对该案例的分析使弟子们能够更加深刻的理解"蛙式四步扳法"的精妙所在，将其记述于此，望有利于同道。

二、"蛙式四步扳法"治疗急性产后骶髂关节错缝

范师在临床收治了许多顽固腰腿痛经其他多种方法治疗无效的患者后，积累了大量的临床治疗经验，根据"症因相关"理论，审症求因，认为孕产是引起女性骶髂关节错缝的重要原因。据相关文献记载，妇女妊娠后期，一方面，由于体内激素水平的变化，包绕骶髂关节的韧带逐渐松弛，拉力减小；另一方面，由于胎儿的发育使其质量和体积不断增长，孕妇腹部逐渐前倾，致使腰骶角不断增大，人体重心前移，作用于骶骨部位的旋转力矩增大。在这种情况下，韧带长时间处于超负荷的拉伸状态，极易使得韧带出现劳损及骶髂关节的错缝。而在分娩过程中，由于黄体酮的分泌，胶原纤维的内在力量和坚硬度减少，使得包绕骶髂关节的韧带等组织松弛而影响关节的闭合功能，使其活动度增加。但是骶髂关节为微动关节，耻骨联合也是如此，两者的活动范围均有限，若妊娠期及生产时，胎儿体积过大、产程过长、强行顺产等，均极易造成韧带牵拉损伤，而出现骶髂关节错缝以及耻骨联合分离。而在产后的3～6个月，产妇的韧带都处于松弛恢复阶段，耻骨联合也尚未完全恢复，此时骶髂关节的耳状凹凸关节面也仍处于未完全对合甚至于仍有可能处于错缝状态。若此时由于哺乳等原因，产妇长时间处于不恰

当的姿势，也极易造成骶髂关节错缝。综上所述，女性从怀孕到分娩及分娩后数月的各个阶段，以及胎儿的质量与体积、产程中的损伤、产后不恰当体位导致的劳损及扭挫伤等，均可能成为引起产后骶髂关节错缝的内在因素及诱发因素。

2018年3月6日，范师诊室便来了一位这样的患者，就诊时由家属平车推入，啼哭貌，该患者女性，25岁，银行职员，浙江宁波人。患者说自己下腹部、下肢剧痛已经1个多月了，因顺产后出现骶尾部、耻骨联合处疼痛、双侧腹股沟处、大腿内侧疼痛剧烈难忍，无法独立翻身、起卧、行走，日常起居皆需要多人帮助。每天晚上睡觉时疼痛就会加重，两条腿没有力气。家人告诉范师患者自怀孕8个月起，就出现腰部、耻骨联合处疼痛，动则痛甚，故以轮椅代步。产后第1个月有改善，可行走，但第2个月疼痛情况逐渐加重，辗转多家大型医院就医。产后1个月查骨盆X线，提示耻骨联合稍增宽，约为0.64cm，医生建议使用止痛药、应用骨盆带、卧床休息等，然疼痛情况未见好转。遂在朋友的介绍下前来求诊。范师接诊后阅片，指着片子对我们说："你们看，这个患者1月骨盆X线片示耻骨联合分离情况较轻，且对位基本对称，但2月骨盆X线片可见左侧骶髂关节密度增高明显，且呈现逐渐加重情况，所以我们考虑与骶髂关节错缝相关"。专科查体：脊柱居中，椎旁无明显压痛，左侧骶髂关节压痛剧烈，右侧稍轻，双侧梨状肌稍压痛，双侧大腿后侧肌群紧张、压痛明显，双侧跟臀试验阳性，直腿抬高试验左侧45°，右侧50°，"4"字试验双侧均为阳性，骨盆分离试验阳性，双侧腹股沟压痛剧烈，大腿内侧肌群紧张、压痛剧烈，双下肢不等长，双腿外展均小于20°，双膝关节屈曲体位约170°，伸直时感疼痛。分析病情后，范师认为患者病情主要与妊娠晚期、分娩后耻骨联合分离，骶髂关节错缝相关，因左侧疼痛较明显，故予左侧"蛙式四步扳法"调整骶髂关节，并用一指禅推法、擦法等手法放松臀部肌肉以强化"蛙式四步扳法"的作用后，患者立刻感到疼痛情况明显减轻，并开心地说："我已经好久没觉得这么轻松了！"治疗后复查：跟臀试验转阴性，"4"字试验左侧阴性，右侧好转，双侧直腿抬高试验阴性。同时考虑患者大腿内侧内收肌部位疼痛，肌痉挛明显，且患病日久，故再予擦法放松大腿内侧肌群。施术后患者立即感到该处疼痛明显好转，大腿外展自由，令其下床，患者初期畏畏缩缩不敢下床，在范师及家人的鼓励下，慢慢翻身下床，在接触到地面的那一刻，自己稳稳地站立，行走基本如常，并告诉我们耻骨联合处仍稍有疼痛，但较前明显好转。故范师嘱其次日复诊。翌日复诊时，患者自述骶尾部、腹股沟处等处仍遗留有部分疼痛症状，故仍按前法治疗。前后共治疗5次，患者症状基本消失。1个月后随访，患者述仅有耻骨联合处按压时感轻度疼痛，自主活动灵活。

范师说，骶髂关节错缝临床上多见于青壮年女性，该患者在自然分娩后即出现了腰骶部、腹股沟等部位的剧烈疼痛，严重影响其正常的工作和生活。且范师在为该患者查体时，患者双侧骶髂关节压痛明显，双侧跟臀试验阳性，双侧"4"字试验阳性，骨盆分离试验阳性，且有孕产史，故范师明确将其诊断为产后骶髂关节错缝。而在进行针对性的治疗后，患者症状明显缓解，可见范师对疾病之"因"把握之准确，诊断明确，从而取得了如此显著的疗效。而在临床上，骶髂关节错缝不仅仅见于自然分娩的产妇，亦可见于剖宫产的女性，然而本症常被误诊或漏诊，大抵是因为其下腰段疼痛症状多易与腰椎间盘突出症相混淆而难以鉴别。正如先前所述，女性从怀孕到分娩及分娩后数月的各个阶段内，胎儿的质量与体积、产程中的损伤、产后不恰当体位导致的劳损及扭挫伤等，均可能成为引起产后骶髂关节错缝的内在因素及诱发因素。而患者以"腰痛"为主诉去寻求临床医生诊治时，通过CT、MRI等影像学检查，也往往能发现不同程度的腰椎间盘突出的存在，这进一步增大了临床误诊的可能性。在治疗方面，范师独创的"蛙式四步扳法"通过对骶髂关节骨性结构的调整来恢复其骨性稳定，同时又能够改善骶髂关节的生物力学稳定系统及静力性稳定，包括完整的骨盆骨骼及骨盆内部的韧带；以及动力性稳定，包括骶髂关节周围的肌肉及其筋膜。再结合此前的临床体格检查及辅助检查，明确诊断，选准方法，临床治愈率极高，值得推广和借鉴。

三、"蛙式四步扳法"治疗司机职业病

2018年5月24日，范师门诊来了一位女性患者，一进门就说："范医生啊，我终于找到你了，我的病有希望了！"患者42岁，公交车司机，浙江杭州人，说自己腰痛并伴有右侧足底一阵阵的麻木已经10多年，最近半年感觉症状越来越明显了。她告诉我们因为这个腰痛病，自己曾经在杭州某医院就诊，还做了腰部磁共振检查，结果提示L_4/L_5、L_5/S_1腰椎间盘突出，医生告诉她，她这是"腰椎间盘突出症"，就让她做针灸推拿治疗，做了5次后，她

感觉腰部疼痛有所缓解，但1个月后，腰痛又复发了，且伴有右侧小腿的间歇性麻木症状，从那以后腰腿部症状逐渐加重，再在之前那个医生那里做针灸推拿效果就不明显，故在好友介绍下来范师门诊就诊。

范师接诊后，令患者做腰部前屈和侧屈活动，患者均活动正常且未出现麻木感。范师就问："你是做什么职业的？"答："我开公交车的。"又问："小孩几岁了？"答："14岁。"范师就告诉她，你这个腰痛症状可能跟你长时间开汽车和生小孩有关系咧！"哎呀！是的啊！我这个腰痛症状就是在生了我家儿子之后越来越严重了！"患者立马就回答道。范师让患者躺到床上去，专科检查示：腰脊居中，右侧骶髂关节压痛，双侧直腿抬高试验阴性，右侧"4"字试验阳性，右侧跟臀试验阳性。检查后，范师建议患者再行骨盆X线检查。骨盆X线显示右侧骶髂关节密度增高影。范师嘱按"骶髂关节错缝症"进行治疗。治疗结束，患者顿时感觉腰腿痛症状减轻。复诊时，患者自述疼痛麻木症状减轻，遂续前法治疗。前后共治疗6次，患者症状基本消失，复行骨盆X线检查，提示右侧骶髂关节较前片关节面清晰，密度减低，至今未复发。

范师说，在该案例中，患者此前按照"腰椎间盘突出症"行针灸推拿治疗，临床效果不佳，来我们门诊后按照"骶髂关节错缝症"的方法治疗，疗效显著。那么，为何同是手法治疗，却收到了完全不同的效果？关键就在于范师在门诊时反复提到的"症"和"因"的关系，范师始终强调，临证时，首要的就是把握患者的临床症状，从症状出发，然后考虑可能与该症状有关的病因和临床诊断，而不是把影像学作为临床诊断的首要指标。范师认为，在该病例中，患者虽有腰腿痛和间歇性下肢麻木的症状，且磁共振也提示腰椎间盘突出，但并不能因此就片面的将该患者的腰痛和脚麻归咎于"腰椎间盘突出"。

第七节　精准定位治腰痛

腰椎是脊柱负重较大，活动较灵活的部位，支持人体上半身的重量，能作前屈、后伸、侧屈、旋转等各方向的运动，在身体各部位运动时起枢纽作用，成为日常生活和劳动中活动最多的部位之一。因此，腰部的筋膜、肌肉、韧带、小关节突、椎间盘等易于受损，从而产生一系列腰部筋伤疾患。

中医学对腰痛早有认识，有"腰为肾之府""肾主腰脚""凡腰痛病有五"等论点，认为腰痛是由外感、内伤、肾虚等多种因素导致的以腰部一侧或双侧或脊柱当中疼痛为主要表现的一类病症，并常兼见背、胁、腹、腿、膝等部位疼痛。该病既可单独出现，也可出现在多种疾病的病变过程中，好发于体力劳动者和久坐而缺乏运动的伏案工作者。

范师认为，临床上引起腰痛症状的原因有很多，较典型的有棘上棘间韧带损伤、脊柱关节突关节紊乱、急性腰扭伤、慢性腰肌劳损、第3腰椎横突综合征、腰椎后关节滑膜嵌顿、腰椎滑脱症、腰椎间盘突出症、脊柱侧弯、尾椎脱位及骶髂关节紊乱等。腰部疾病那么多，我们怎么样去鉴别它就显得至关重要了，范师门诊时常常这样对我们说。因此在临床接诊此类病人时，范师始终坚持"症因相关"的诊断原则，正如《素问·阴阳应象大论》中所记载的"治病必求其本"，范师极其重视"审症求因"在疾病诊疗过程中的重要性。辨证时遵循"有症必有因，无因不成症"的思维原则，诊断时遵循"症因要相关，无关非诊断"的诊断原则，治疗时遵循"治因宜为先，因去症自消"的治疗原则。因此，在"症因相关"理论的指导下，范师临床接诊腰痛病人时，必详细询问其病史，且常常结合患者的日常习惯来追寻疾病产生的原因，并帮助患者共同回忆其受伤的姿势和情景，从而获得最准确的信息。范师"症因相关"的学术思想在临床上具有普遍的指导意义，我们将通过以下案例加以具体分析揣摩，望对同道有所帮助。

一、揉擦法为主治疗棘上韧带损伤

范师说：临床上腰痛的病人实在是太多了，但是真的能治好的又有多少，许多病人在医院里看来看去最后腰痛的问题还是没能得到解决，弄得自己精神十分焦虑，心理障碍都要被逼出来了。

2017年3月4日，范师门诊就来了这样一位来自萧山的病人，42岁，自己托着腰，满脸的焦虑，慢慢挪进范师的诊室，范师让她先坐下来。她一坐下来便说我这个腰痛已经1个多月了，到处看都看不好，各种检查都做过了，都是好的，医生说我是有心理障碍了，弄得我都紧张死了。听我的小姐妹说你治疗这种腰部疑难杂症有一手，我特地让女儿提前在网上挂了号过来找你。患者说自己腰痛已经1个多月了，以前有慢性腰肌劳损病史，1个月前不知怎么地突然就腰痛了，因为腰痛部位与分娩时剖宫产打麻药的地方很接近，所以还以为是打麻药的后遗症又出现了，就没及时去医院看，以为躺躺就会好起来。但是1个多月了一直没好，所以就在朋友介绍下前来就诊。

范师让患者卧到床上去，说：你哪个位置痛，用手点点看。患者大致点了一下腰部的位置说：我自己也说不清，大概就是腰的位置。范师便在腰部附近点按，寻找压痛点。当点到L_2/L_3、L_3/L_4的位置的时候，患者"哇！"地一声说："就是这里就是这里！"又进一步做了专科查体示：腰部活动明显受限，前屈40°，腰部板直，腰前屈时局部疼痛加重，腰脊部脊柱中线部位疼痛，尤其是L_2/L_3、L_3/L_4棘突上压痛明显，压痛部位表浅，指下有条索状物剥离感，可左右滑动，软组织轻度肿胀。辅助检查：腰椎X线显示无明显异常。范师将该患者诊断为棘上韧带损伤。治疗上以按揉法和擦法为主进行治疗。具体操作方法：①患者取俯卧位，术者在损伤棘突的两侧用㨰法做上下往返操作，手法宜深沉缓和，以患者能够耐受为度。然后按揉腰夹脊穴、阿是穴、八髎穴、委中穴、承山穴等穴位，时间共约5分钟，以舒筋活血，缓解肌肉紧张。②继上势，术者在棘突损伤局部用按揉法操作。棘上韧带损伤者，治疗范围宜较广，手法宜轻柔和缓。而后重点按揉压痛点及结节处，轻手法按揉3～5遍，然后沿棘突方向做上下推抹，以求理顺剥离的棘上韧带，时间共约5分钟，以理筋活血、消肿止痛。③继上势，术者用按揉法重点按揉条索状物，力求使其消散。对于棘上韧带有剥离者，可使用弹拨类手法使剥离的韧带复位，手法宜轻柔和缓，以舒筋活血、理筋止痛，时间共约5分钟。④继上势，术者在腰背部督脉（棘上韧带损伤部位）及两侧膀胱经上施以直擦法，以透热为度，以温通经络、活血止痛。治疗结束后，患者起身，自觉腰脊部发热，疼痛明显减轻，腰部活动灵活自如，能弯腰至90°。自述症状明显好转，遂离去。隔日续前法治疗1次，前后共治疗4次基本痊愈。随访1年，病情未复发。

范师告诉我们：棘上韧带损伤是在外力作用下，使棘上韧带发生剥离、撕裂损伤而产生的以脊柱部位疼痛和功能活动受限为主要表现的一种病症，好发于青壮年体力劳动者。该患者自述腰脊部疼痛，根据其腰痛和活动范围受限的症状，极容易将其诊断为腰椎关节突关节紊乱或者腰肌扭伤。但是该患者的疼痛部位位于脊柱中线的棘突上，且疼痛部位较为表浅，并伴有软组织的轻度肿胀，同时按之指下有条索状物剥离感，因此范师根据"症因相关"原则，审症求因，详细询问了患者的发病原因并做了相应专科体格检查，认为该患者应考虑为棘上韧带损伤。棘上韧带损伤常在弯腰负重下因突然地伸腰或扭转而发生，询问病史，常常较为短暂而迅速。急性损伤者，脊柱中线部位的疼痛往往是突然出现的，且常表现为刀割样、针刺样或是撕裂样疼痛。在弯腰时，疼痛会有加重，出现腰背部的酸痛感，并偶有腿部牵涉痛；而慢性损伤者，则表现为棘上韧带的松弛，指下易触及条索状或片状剥离，局部疼痛不甚明显，但是不能长时间弯腰，弯腰后腰部不能立刻伸直，且表现为局部酸胀隐痛。又由于棘上韧带所处的位置较为表浅，且该患者目前处于急性期，故在进行治疗时不宜使用重手法，因此采用按揉法和擦法较为合适。在治疗棘上韧带损伤时，范师反复强调其关键点在于理筋整复，即理顺损伤的棘上韧带，同时配合中药擦法能更好地促进手法作用部位的血液循环，使得局部炎症和水肿得以消除。在此需要特别注意的一点是，根据范师"症因相关"理论，临床上棘上韧带损伤应注意与其他类型的损伤相鉴别，两个及两个以上棘突以上浅压痛为棘上韧带损伤；两个棘突间深压痛为棘间韧带损伤；单个棘突上压痛为棘突骨膜炎。而在治疗上，则要遵循"治因为先"的治疗原则，棘上韧带损伤、棘突骨膜炎手法宜浅不宜深，宜轻不宜重；棘间韧带损伤则手法宜深不宜浅，宜重不宜轻。在治疗急性期损伤时，手法宜轻柔，以舒经活络、消肿止痛为主，以免进一步加重其损伤；同时务必慎用后伸类扳法，以防棘上、棘间韧带的挤压和摩擦而使得疼痛症状进一步加重；而在缓解期，手法则以深沉柔缓为主，以期促进损伤的快速恢复。同时，患者在接受相应的手法治疗结束后，可嘱其回家后用热毛巾进行热敷，进一步加快损伤的恢复。

二、上腰段斜扳法为主治疗髂腹下神经损伤

胸腰段椎体小关节位于胸椎和腰椎结合区，从解剖位置上看，我们不难发现，上10个胸椎和肋骨及胸骨一起构成了一个包围的笼状结构，而处于笼状结构中的胸椎则具有较强的稳定性，这也是为何胸椎的疾病较颈椎和腰椎少见的主要原因。然后处于笼状结构以外的胸腰段椎体由于活动度较大，所以极易出现关节突关节的紊乱，刺激牵拉对应部位的神经和血管而出现相应部位及其所支配区域的器官的疼痛和功能紊乱。

2017年8月24日，范师诊室来了一位耄耋老人，82岁，女，退休，浙江杭州人。老人说她2016年底因弯腰拿东西的时候出现腰部疼痛，当时无明显

下肢症状，于当地医院就诊，诊断为"腰肌劳损"未予治疗，后自行缓解。2017年2月因劳累后再次出现腰部疼痛不适，于当地医院行腰部X线检查示：腰椎退行性改变；行腰椎间盘MR示：L_3/L_4、L_4/L_5、L_5/S_1椎间盘膨隆，腰椎骨质增生。诊断为"腰椎间盘突出"，经推拿治疗后症状缓解。后2017年3月无明显诱因下再次出现腰部不适，后逐渐出现腰痛并放射至右侧下腹部及右侧臀与大腿外侧，患者自认为是慢性阑尾炎或肾结石发作，作血、尿及肾输尿管膀胱B超等常规检查，结果均显示未见明显异常，服用消炎、解痉止痛、排石药物，疼痛亦未能缓解。于是，在友人推荐下，前来范师门诊就诊，范炳华教授详细询问病史后，认为该患者的症状不符合腰椎间盘突出的症状，故对患者进行了详细的体格检查。

专科检查示：局部皮肤无红肿热痛，腰椎生理曲度变直，两侧腰肌紧张，腰部活动受限，T_{12}、L_1棘突右侧压痛（++），叩击痛（+），放射痛（－），双侧跟臀试验（+），双侧直腿抬高试验65°，双侧"4"字试验（－）。屈颈试验（－），挺腹试验（－），双下肢肌力和肌张力均正常，双下肢跟腱反射（+），双侧巴氏征（－），第3腰椎水平腰大肌外侧缘及髂前上棘内上方触及条索状物，伴压痛。右下腹有牵掣感，腹软，麦氏点无压痛。查X线片示胸腰段椎体关节突关节紊乱，余未见明显异常。范师根据体格检查的情况及影像学所示结果认为该患者的症状可能是由于胸腰段椎体的关节突关节紊乱压迫刺激髂腹下神经引起的，而不是由椎间盘突出所导致的。故范师将其诊断为胸腰段椎体关节突关节紊乱引起的髂腹下神经损伤，那么该如何治疗呢？范师认为，既然该患者的髂腹下神经的卡压是由于胸腰段椎体的关节突关节紊乱所导致的，那么根据"治因宜为先"的治疗原则，首先就是要纠正紊乱的关节突关节，因此最好的方法便是行腰椎斜扳法，而该患者的紊乱部位为胸腰段椎体，故范师将斜扳法进一步精确定点为上腰段斜扳法，具体操作方法为患者取健侧卧位，健侧下肢自然伸直，患侧下肢屈髋屈膝位。术者面对患者站立，以一手按患者肩前部固定，另一手前臂肘部抵住患者臀部向内下方撤按，此时要求使扭转的支点在上腰段（T_{12}/L_1，L_1/L_2），当感到有明显阻力时，做一个瞬间增大幅度的扳动，此时常可听到"咔嗒"声响，表明关节突关节错位整复成功。整复完毕后，老人瞬间觉得腰部轻松了许多并直呼神奇。范师又嘱我们对患者条索状压痛处进行弹拨放松以强化疗效，治疗结束后，患者的疼痛症状已缓解大半。范师让患者坚持治疗，2日后再来复诊，复诊时，患者自述腰背部及右下腹牵掣痛症状较前缓解，遂续前法治疗，治疗后条索状结节压痛减轻，其余症状明显缓解。共治疗5次，患者腰臀腿、右下腹牵掣痛基本消失，不影响正常生活起居。随访至2018年3月病情未复发。

范师说：该病的治疗关键在于纠正紊乱的关节突关节，从而恢复相应节段椎体的平衡以及肌肉、韧带、关节的协调性。髂腹下神经起自腰大肌深面的腰丛，在腰大肌的外侧缘穿出后在腰方肌表面行向外下方，在髂嵴上方行于腹横肌与腹内斜肌之间，在髂前上棘内侧2～3cm处行于腹外斜肌腱膜深面，在腹股沟管浅环上方3～4cm处，穿腹外斜肌腱膜至浅筋膜延续为髂腹下神经前皮支，分布于耻骨联合以上的皮肤等浅表部位。髂腹下神经在行程中发出肌支支配腹壁诸肌。根据该神经的发出与走行特点，得出该神经损伤的原因有腰椎部位关节突关节错位或腰部扭伤后其周围肌肉对该神经的刺激或压迫。而该病多发于右侧可能与患者在运动过程中习惯向右倾斜的姿势有关。而我们临床上所见到的患者，多有明确的腰部扭伤史或因弯腰持物诱发，该神经损伤后，患者常常能感觉到下腹部的牵掣痛，且疼痛剧烈，同时牵扯臀上部与大腿外侧痛，而临床上常由于对本病缺乏认识，易将其误诊为其他疾病，如阑尾炎，尿路结石等。故当临床上遇到此类患者，且B超检查腹部脏器无明显异常，血、尿常规均显示正常时，应即刻引起重视，认真查体。若患者腹软、麦氏点无压痛、无腹腔内炎症引起的疼痛，则可基本排除阑尾炎可能性，若在第3腰椎椎体水平腰大肌外侧缘及髂前上棘内上方等髂腹下神经走行处有压痛点或触及条索状物，即可确诊为髂腹下神经损伤。同时，该病应与腰椎间盘突出症和第3腰椎横突综合征区别。腰椎间盘突出症表现多为一侧下肢放射痛，呈针刺样、触电样，沿坐骨神经放射至大腿后侧、小腿外侧、足外侧及足跟等部位。中央型突出者可有鞍区麻痹，重者出现大小便失禁。而第3腰椎横突综合征则表现为一侧腰痛，第3腰椎横突顶端压痛明显，可触及囊性样假性滑囊，按压时可引起同侧臀部、股外侧放散痛，但痛不过膝，X线检查可发现第3腰椎横突不对称性肥大畸形等。

因此，根据范师"有症必有因，临证时需审症求因；无因不成症，诊断时要做到症因相关；治因为先，治疗时要抓住病因"的"临证三原则"的学术思想，在诊治过程中，我们根据患者的临床症状，通过详细的体格检查并结合辅助检查，分清髂腹下神经损伤与腰椎间盘突出症及第3腰椎横突综合征三者在病因、病机、症状、体征方面的显著差异，明确三者在推拿治疗上的区别，在具体的诊疗过程中选取具有针对性的推拿治疗手法，往往能取得较好的治疗效果。

三、五向按揉治疗第3腰椎横突综合征

第3腰椎横突综合征是由于第3腰椎横突周围组织的损伤，造成慢性腰痛，出现以第3腰椎横突处明显压痛为主要特征的疾病，亦称第3腰椎横突滑囊炎，或第3腰椎横突周围炎。因其可影响临近的神经纤维，故常伴有下肢疼痛。本病多见于青壮年，尤以体力劳动者常见。

2016年5月14日，范师便接诊了这样一位患者，患者，男，25岁，体育学院学生，浙江杭州人。主诉：右侧腰部疼痛3年余，加重1周。患者从事水上运动10余年，每当遇到训练强度加大时，或遇风受寒，或天气阴雨潮湿时，便会感到腰背部肌肉僵硬痉挛、疼痛明显。这些症状经针灸推拿及TDP灯照射后，能够暂时缓解，然而当训练强度再次加大时便又会复发。1周前因训练量加大，腰痛加重，难以伸直。因正值大赛前夕，故组织专家进行会诊。范师接诊病人后详细询问了病情并进行相应的专科检查。专科查体示：脊柱居中，生理曲度可，脊柱两侧肌肉僵硬呈板状，右侧第三腰椎横突顶端有明显压痛，并可触及一个有波动感的囊性结节，可随压力方向改变而滑动，压之则疼痛酸胀感进一步加剧，且疼痛沿臀部放射至右侧大腿外侧，但不过膝。双侧直腿抬高试验及加强试验均为阴性，屈颈试验阴性，挺腹试验阴性。辅助检查：腰椎X线显示第3腰椎横突偏长且右侧边缘有明显钙化影。由此，范师将其诊断为第3腰椎横突综合征。治疗上以弹拨法和拇指按揉法为主。具体操作时应围绕患侧横突的顶面、上侧面、下侧面、腹侧面及背侧面，在拨揉时运用不同手法作用力方向进行施术，以求揉散囊性结节。手法的作用力应由轻到重，以患者耐受为度，以化瘀消肿散结，缓解局部软组织的紧张。再做屈髋屈膝腰部摇法数次，以温通经络、滑利关节。治疗20分钟后，患者自觉腰部轻松，疼痛感较前明显减轻。后范师将推拿操作的治疗要点交给队医，由队医负责治疗。半个月后，经队医反馈该患者已基本痊愈，随访2年基本未复发。

范师指出：第3腰椎横突位于腰椎生理弧度的顶点，是腰部活动的重要枢纽。第3腰椎横突最长，呈水平方向向外伸展，附近有血管神经束穿过，

且附着有大量肌肉、韧带、肌筋膜。因此，当受到外力作用时，极易损伤而引起该处附着的肌肉反复撕裂出血而形成假性滑囊，同时刺激血管神经束而产生相应症状。但是由于神经分布范围的原因，其腰腿部的酸痛症状一般不超过膝盖平面，多表现为大腿前外侧的酸痛不适症状。同时，在第3腰椎横突局部由于慢性炎症刺激易引起周围软组织痉挛、粘连，在相应专科查体时可触及条索状或结节等阳性压痛点。因此推拿治疗的重点是将手法作用于相应的压痛点，揉散假性滑囊和条索状结节，以缓解软组织的痉挛，减轻慢性炎症和水肿。

范师在临床实践中还发现，诸多被诊断为腰肌劳损的患者，若仔细进行专科查体，往往会在第3腰椎横突处发现明显的压痛点。因此，其腰肌劳损实则为第3腰椎横突综合征。第3腰椎横突综合征多发生于体型瘦小者或青壮年体力劳动者。体型瘦小者由于腰部肌肉力量薄弱，若加上长期弓背弯腰的坐姿，则会使得第3腰椎横突顶部长期承受较大的应力；而青壮年体力劳动者则是在劳动、运动的过程中，横突顶部长期磨损而造成慢性炎症，从而出现相应的症状。而进行辅助检查时，我们往往可以发现，部分患者亦存在腰椎生理曲度变直的情况，这也可以成为引起第3腰椎横突顶端应力过大的原因之一。当然，第3腰椎横突综合征也可以和其他腰部疾病同时出现，特别是腰椎间盘突出症。也正是因为如此，临床医生每每听到患者自述腰部酸痛时，便会要求患者进行CT或MRI检查。此时，若是影像学提示腰椎间盘突出考虑，则临床医生便常常会简单地做出"腰椎间盘突出症"的诊断。而范师根据"症因相关"理论认为，不能简单地将腰椎间盘突出等同于腰椎间盘突出症，有很大一部分患者的腰痛症状并非是由腰椎间盘突出引起的。此时，精准定位引起腰痛的病灶就显得尤为关键，若是粗略地诊断为腰椎间盘突出症，不但对于腰痛症状的缓解没有帮助，更会耽误患者的病情。因此，在临床诊断前，要进行仔细的专科查体，找到引起腰痛的真正病因，只有这样，才能得出正确的诊断，也才能够指导临床医生找到具有针对性的推拿治疗方案，从而大大提高推拿治疗对于此类疾病的治疗效果。

四、精准定位诊断腰椎间盘突出症

腰椎间盘突出症，又称腰椎间盘纤维破裂髓核突出症，因腰椎间盘发生退行性变，在外力的作用下，使纤维环破裂、髓核突出，刺激或压迫神经

浙江中医临床名家·范炳华

根，而引起的以腰痛及下肢坐骨神经放射痛等症状为特征的腰腿痛疾病，也是临床最常见的腰腿痛疾病之一。在范师门诊时，众多带着"腰椎间盘突出症"诊断前来的患者，都会被范师详细地进行体格检查而推翻该诊断。然而，其中也有少部分患者是确实存在腰椎间盘突出症并且出现了相应症状的，对于此类患者，范师亦不会一味地强求推拿治疗，而是在明确诊断后，采取对病人最有利的方式进行治疗。

2018年3月6日，范师诊室便来了这样一位男性患者，50岁，公交车司机，浙江杭州人，一进门便说："范医生我这个腿痛死了，你一定要帮帮我！"范师让他先坐下来慢慢说，详细询问后得知，患者3个月前无明显诱因出现双下肢疼痛，当时未引起重视，在盲人按摩接受按摩一段时间，虽能缓解，但是症状总是反复，后于私人诊所接受推拿治疗1月余仍未见好转，遂在朋友推荐下前来范师门诊就诊。范师进行了详细的专科查体示：腰脊居中，前屈功能受限，腰椎生理曲度变直，L_4/L_5、L_5/S_1右侧椎旁压痛（++），左侧椎旁压痛（+），骶棘肌紧张，右侧直腿抬高40°，加强试验阳性，左侧直腿抬高50°，加强试验阳性，屈颈试验阳性，挺腹试验阳性，双侧"4"字试验阳性，双足蹞趾背伸、跖屈肌力减弱，双下肢浅感觉减退，双侧跟腱反射未引出。辅助检查：CT检查示L_3/L_4腰椎间盘膨出，L_4/L_5腰椎间盘向右后突出，L_5/S_1椎间盘膨出。范师又询问其足底是否有踩棉花感，答："有！"因此，范师明确其诊断为腰椎间盘突出症。范师结合辅助检查，最终得出了腰椎间盘突出症的诊断，又因患者下肢痛麻、足底踩棉花感及其他腰椎间盘突出症的症状都十分典型，且符合手术指征，故范师建议患者接受手术治疗。然而患者仍坚持希望在范师门诊先尝试接受推拿治疗，在患者的再三坚持下，范师同意其进行3次尝试性治疗。治疗过程中，以腰部放松类手法为主，结合擦法及腰椎斜扳法。首次治疗结束后，患者自觉腰部痛麻感较前有所减轻，下肢症状未见改善。隔日行第2次治疗，前后共3次治疗结束后，患者自觉腰部及下肢症状虽有明显改善但并未达到满意效果，故在范师建议下，前往他院接受手术治疗。后随访获知手术后治疗效果佳，至今未复发。

范师拿这个案例告诉我们，腰椎间盘突出与腰椎间盘突出症是两个不同的概念，只有当影像学提示腰椎间盘突出考虑，同时患者出现相应的临床症状的时候，临床医生才可以做出腰椎间盘突出症的诊断，若只是腰椎间盘膨出，则一般情况下并不会出现下肢痛麻等不适，除非同时存在椎管狭窄。该患者存在腰痛、双下肢放射痛麻，L_4/L_5、L_5/S_1右侧椎旁压痛（++），左侧椎旁压痛（+），L_4/L_5腰椎间盘向右后突出，双足踇趾背伸、跖屈肌力减弱，屈颈试验阳性，挺腹试验阳性，双侧"4"字试验阳性等症状体征均与L_4/L_5椎间盘突出相吻合，因此定位诊断十分明确。该案例中，患者在私人诊所接受治疗后，并未见效，其原因有二，一是诊断不明确，缺乏"审症求因"的意识；二是只对症治疗，缺乏"治因为先"的意识。该患者存在腰椎间盘突出的症状，但是由于其下肢症状十分典型且符合手术指征，故范师建议其首选手术治疗。由此可见，对腰腿痛患者明确诊断是十分重要的，首先应该查明引起腰腿痛的病因是什么，即"症因要相关"，切忌在病因尚未明确的情况下就进行盲目地治疗，这样疗效往往是比较差的，尤其是推拿治疗，甚至会发生医疗事故，其次，临证治疗时，要根据"症因相关"原理，"治因为先"，不同的"症"采取不同的治疗方法。而对于那些并非推拿的适应证，或者是采取推拿治疗已不能取得较好疗效的病症，不可一味强求推拿治疗，可建议患者寻求其他治疗，真正做到以人为本，始终将患者疗效放在第一位。

五、"搽腰扳法"治疗腰椎滑脱症

腰椎滑脱症是指腰椎退变或先天发育异常、外伤、慢性劳损等原因造成上、下椎体骨性连接发生异常，上位椎体相对于下位椎体部分或全部滑移。

2017年7月某天，范师在庆春路院区专家门诊，来了一位来自金华的中年女性患者，就诊时患者神清、焦虑、寡言。主诉：腰部疼痛3年余，加重1个月。患者自述有腰骶部疼痛3年余，1个月前无明显诱因下出现腰痛加重、腰部酸软无力，活动困难，无下肢放射性痛麻症状。曾去当地某医院针灸科就诊，诊断为慢性腰肌劳损，采取针刺、艾灸、TDP灯照射方法治疗，仰卧于硬板床之上，前后共治疗1个月，效果并不明显，遂经人介绍前来范师门诊就诊。由于该患者体型肥胖，一进诊室便引起了我们的关注，范师让其趴在治疗床上，进行查体，由于该患者体型肥胖，导致了腰椎曲度过大，L_4/L_5椎旁及腰骶部压痛，骶棘肌紧张，直腿抬高试验阴性。辅助检查：腰椎X线显示L_4椎体Ⅰ度前滑移，腰椎曲度过大，腰椎承重力线前移偏离骶骨。范师将其诊断为腰椎滑脱症。治疗则以针对性较强的搽腰扳法为主，患者仰卧位，以软枕护头，屈髋屈膝，双手交叉将双膝抱紧，术者立于其旁，一手放于小腿上固定下肢，另一手托住骶尾部向上扳，双手一压一扳同时进行，使腰部反复前后滚动，从而帮助滑脱的椎体复位。同时结合腰部揉法放松及下腰段斜扳法以强化揉腰扳法的疗效。治疗结束后，患者起身，自觉腰痛明显减轻，腰部活动度大幅度改善。范师嘱其回家后禁止伸懒腰，行仰卧位睡姿，将两个枕头置于臀部，以求矫正腰椎滑移及腰椎曲度。隔日复诊，续前法治疗，前后共治疗5次，患者自述腰痛基本消失，2个月后复查X线显示腰椎曲度较前改善，腰椎承重力线恢复，嘱其继续垫枕矫正，不适随诊，随访1年，病情未复发。

通过这个病例，范师告诉我们：腰椎滑脱根据有无峡部裂可分为峡部裂性腰椎滑脱（即真性滑脱）和退行性腰椎滑脱（及假性滑脱），滑脱多发生于腰部应力集中的节段，即第4腰椎和第5腰椎，临床上以腰骶部酸痛，腰椎生理曲度加大，严重时累及下肢坐骨神经为主要表现。假性滑脱多见于肥胖者及孕产后妇女。临床上若遇见肥胖妇女因腰骶部疼痛前来就诊时，则应引起注意，是否可能存在腰椎滑脱。检查时首选腰椎X线正侧位片，以求排除是否有腰椎的滑脱。腰椎承重力线在正常情况下应落在骶骨前1/4处。而肥胖患者及孕产女性由于体重的变化使得腰骶部承重超过正常范围，椎体无法保持在正常活动范围内，从而引起上位椎体过度前滑移或者后滑移，从而造成腰椎的假性滑脱。而真性滑脱询问患者则多由外伤导致，在临床上，以假性滑脱较为多见。而在鉴别诊断方面，腰椎滑脱的诊断则主要依靠腰椎的X线检查，可拍摄腰椎正侧位片及斜位片。通过侧位片，我们可以判断腰椎前后滑移的程度，而斜位片，由于能够清晰显示椎弓根峡部的形态，故是用于鉴别真、假性腰椎滑脱的最好证据，即我们临床上常说的"狗头征"。正常情况下，椎弓投影在斜位片上的是一个类似于狗头的影像，"狗嘴巴"为同侧椎体的横突。"狗耳朵"为同侧椎体的上关节突，"狗前肢"为同侧椎体的下关节突，"狗脖子"则为同侧椎体的峡部，若"狗脖子"出现带状裂隙，则表示椎体峡部断裂，若同时伴有滑移，则会出现"断颈"之象，此时便可诊断为真性滑脱，反之则为假性滑脱。而在临床表现上，由于椎体滑移可刺激走形于椎间孔内的第4和第5神经，故可呈现神经根受压的症状，出现下肢放射性痛麻，可放射至小腿及足底，有部分患者甚至会出现间歇性跛行。由于这些症状与腰椎间盘突出症的症状十分相似，故需要临床医生审慎鉴别。在治疗方面，临床上，一般仅Ⅰ度假性腰椎滑患者可采取保守疗法来缓解症状。范师根据"症因相关"理论认为，由于患者各种临床症状均由腰椎滑脱导致，故此采取对因治疗，**摇腰扳法**具有较强的针对性，能够有效调整滑移椎体的位置，因此是临床治疗假性腰椎前滑脱的首选方法。同时，范师亦十分注重医患配合，每次治疗结束后，均会叮嘱患者回家后务必采用仰卧位睡姿，并将枕头置于臀部垫高，使得腰部悬空，切莫将枕头置于腰下，只有这样，才能借助自身重力使得向前滑移的椎体向后复位。在日常生活中，要时刻提醒自己不要久坐，不要伸懒腰，以免腰部承重增加而导致症状进一步加重。

第五章

学　术　成　就

　　在上海中医学院读书时范师得到推拿名师俞大方先生的指教，受他的启蒙爱上并干上了推拿这一行。推拿教学临床工作近四十年，1991年受聘于浙江中医学院兼职教授，承担"推拿手法学""推拿治疗学"课程的教学，2003年正式从教并顺利转评教授，从医师到教师，从教师到医师，他深悟"医教同源"的重要。

　　范师觉得作为医师，病人是主体，作为教师，学生是主体。医师的主要职责是服务好病人，教师的主要职责是服务好学生。只有了解主体，才能服务好主体。他体会到要当好教师，把握好教学理念是关键，教什么是重点，怎么教是难点。推拿学是一门操作性很强的学科，手法教的好坏是关键。为此，我们首先明确"以手法为本"的教学理念，实施循序渐进的"五化教学法"，建立起"先与师合，后与师离"的培养模式。范师作为学科、专科带头人，教学上，组建并带领教学团队15年，收获了丰厚的教学成果：主编"十一五"国家级规划教材《推拿学》，主编全国中医药行业类高等教育"十三五"规划教材《推拿治疗学》，获得国家级精品课程——推拿手法学建设项目，国家精品资源共享课——推拿手法学建设项目，国家精品视频公开课——呵护您的颈椎建设项目，获得省级教学成果两项二等奖。同时，在临床上，范师专业功底深厚，注重中医经典研究揣摩，强调现代医学的结合，讲究应用技巧，勇于创新，善于经验积累和总结，创新了教学理念和临床理论，推崇手法"作用点、作用力、作用力方向"三要素，创新"无因不成症、症因要相关、治因宜为先"临证"三原则"，凝练"一病一法"的推拿规范治法，主张"纠错宜为先，骨正筋自柔"的学术观点，独创了许多看似很玄其实十分科学的治疗方法，并将这些治疗方法、学术观点以论文、著作、继教、研讨等方式推而广之，获省科学技术奖二等奖、三等奖等标志性成果，收获了极好的临床疗效和评价。

第一节 强调手法三要素

推拿手法是一项专门的技能，是推拿防治疾病的主要手段。手法熟练程度和操作能力直接影响疾病的治疗效果。《幼科铁镜》曰："寒热温平，药之四性，推拿揉掐，性与药同。"推拿如用药，用药如用兵。因此，加强手法训练，熟记手法的动作要领，掌握手法技巧，按规范进行操作，是练就手法过硬本领，防止手法意外发生的有效途径。

一、手法十字诀

推拿手法流派众多，风格迥异，但对手法的基本要求是一致的。范师认为作为手法必须具备"十字诀"的基本要求，即"持久、有力、均匀、柔和、深透"，其中"深透"是目的。

1. 持久

持久是指手法在操作过程中，能够严格地按照手法动作要领和操作规范持续地运用，在一定的时间内，保持手法动作的形态和力量的连贯性，以保证手法对人体的刺激足够积累到临界点，使手法作用功力是1+1的累积，而不是1=1的耗散。

2. 有力

有力并不是单纯指力气大，而是一种技巧力。是指手法在操作过程中必须具备一定的力度和功力，使手法具有一定的刺激量。因此，有力的含义一是指手法直接作用于体表的力度；二是指维持手法持续操作并保持一定刺激量所需要之功力。用力的基本原则是根据病人体质、病症、部位等不同情况而增减，既保证治疗效果，又避免产生不良反应。

3. 均匀

均匀是指手法操作时，要求动作幅度、频率的快慢，手法压力的轻重，都必须保持相对的一致。幅度不可时大时小，频率不可忽快忽慢，用力不可时轻时重，应使手法操作既平稳而又有节奏性。在手法测试仪上显示，手法操作的波峰、波谷、波幅、波频要达到基本相同。

4. 柔和

柔和是指手法操作时，要求动作稳柔而富有节律感，灵活而不僵滞，缓和而不生硬。手法变换要自然、协调，使手法轻而不浮、重而不滞，挥洒自如。柔和并不能错误地理解为轻慢柔软，而是要体现"以柔为贵，刚柔相济，以柔克刚"的理念，使手法具有美感和艺术性。切忌生硬粗暴，更不能用蛮力和爆发力。正如《医宗金鉴》中指出"法之所施，使患者不知其苦，方称为手法也。"

5. 深透

深透是手法要达到的目的。"深"是深层、深部，"透"是渗透、穿透，是指手法的功力能够透入深层组织。范师在课堂教学和临床教学中反复强调这种深透是根据疾病治疗的需要和不同部位、不同病期来决定的。在运动推拿领域实践过程中，范师提出新的推拿理念：分层次推拿法，即将受术部位分为浅、中、深三个层次。浅层是指皮肤及皮下组织，主要用于皮肤美容及腹部浅层操作；中层是指肌肉组织，主要用于改善肌营养，恢复肌弹性，增强做功能力，消除肌疲劳；深层是指关节及肌腱、韧带等组织，主要适用于关节、肌腱、韧带的损伤、粘连等。因此，"深透"还必须根据手法作用层次需要而合理掌握。

对于运动关节类手法，尤其是脊柱整复类手法的运用还必须掌握"稳、准、巧、快"的原则。"稳"是指操作时用力要稳，对某关节的固定要稳；"准"是指诊断要明确，定位要准确，手法作用部位要准确；"巧"是指手法操作要用巧劲，大有四两拨千斤之势，不能用蛮劲或爆发力，不能超越关节生理许可范围；"快"是指手法操作时动作要快，放得也要快，动作过慢达不到整复要求，放得慢则容易造成人为的关节嵌顿。

二、手法三要素

在手法学习过程中大致要经历以下几个环节：即掌握手法基础理论；在老师指导下进行手法米袋练习；手法训练与纠偏；人体模拟操作及人体各部位操作合成训练等。这几个学习环节是有机联系的，循序渐进的。只有掌握手法要领，通过严格训练，熟练各种手法操作技能，并能在临床上灵活运用，才能使手法"由生而熟，熟而生巧，乃至得心应手，运用自如。"从而达到《医宗金鉴》所说的"法之所施，使患者不知其苦。"和

"一旦临证，机触于外，巧生于内，手随心转，法从手出"的境界，才能获得最佳治疗效果。

手法临床应用时，范师强调手法三要素，即手法的作用点、作用力的大小及方向，认为该三要素是推拿操作必须具备的三要素，是推拿疗效好坏的关键。各种疾病推拿治疗时，讲究手法三要素，都能取得事半功倍的效果。

1. 手法作用点

必须与疾病症结所在和治疗重点部位相符合。范师认为在全面了解分析症状明确病变部位后，选择合适的穴位或部位，施用正确的推拿手法是治疗的第一步，也是取得疗效的关键，强调中医经络理论和现代医学解剖结构的结合。

2. 手法作用力的大小

必须与解决疾病症结所需的手法力度和患者的承受度相符合，使力达病所。范师认为推拿手法，讲究轻、柔、稳，而且讲究量化，得气即止，见痛即止，并注重患者的自身感觉，使手法作用力透达病所，充分发挥手法的作用。推拿手法具有两大基本要素：一是力；二是技巧。技巧离不开力，力依赖于技巧，相辅相成。手法量化对于疗效研究更具严谨和准确性，也将有助提高治疗效率。对于固定一点手法作用力，范师归纳为：对症状出现时间较长者，手法施术宜深宜沉不宜浅；对症状程度较重者，手法施术宜轻不宜重，宜柔不宜刚。常用一指禅推法，按法，揉法。

3. 手法作用力方向

必须与疾病症结所在部位和人体解剖结构相符合。范师提出不同的临床表现根源于所被影响的神经血管不同，手法作用力指向应临症变化，做到有的放矢。因此在手法施用之前，应熟悉病变部位的解剖结构与血管、神经之间的关系，根据不同的临床症状，选择恰当的手法作用力方向，才能取得确切的疗效。

根据推拿手法三要素范师所创立的风池穴"一穴三向"推拿法治疗眩晕、偏头痛和听力下降的适宜技术在全国各针灸推拿临床科室推广应用。范师在枕下三角区风池穴这个作用点，进行手法干预，采取轻重不同的力，以眩晕为主症向内上方向刺激，头痛为主症的垂直向上方向刺激，耳鸣为主症的外上方向刺激，达到了立竿见影、手到病除的效果。

第二节　倡导症因相关论

范师通过对传统医学"思外揣内"理论的实践与思考，结合现代解剖学和生物力学知识提出脊柱相关疾病"症因相关"理论。《丹溪心法》曰："视其外应，以知其内者，当以观乎外。诊于外者，斯以知其内，盖有诸内者，必形诸外"。《素问·阴阳应象大论》云："治病必求于本"。我国首部症因学专著《诸病源候论》中也记载了一千多条关于各种疾病病因、病理、证候的论述，提示我们各种外在的症状，必然有其内在的致病因素，也就是其真正的病因。在治疗疾病时，必须针对造成疾病的根本原因进行治疗。这是辨证论治的基本原则。

推拿是中医的一种特殊治疗方法，属于中医外治法范畴，是通过手法做功产生物理学效应来达到治疗目的的。推拿临床所涉及的病种以脊柱、关节、软组织等病症为主，其受累组织以神经、血管、肌肉、筋腱等为多，其症候以疼痛、麻木、活动功能障碍、脊柱相关脏腑症候常见。由于推拿的这些特点与中医其他学科不同，范师经过多年的临床实践，在临床诊治方面总结出独特的辨因论治的推拿方法，形成"有症必有因，审症求因，症因相关，治因为先"学术思想。临床应用时具有针对性强，诊断准确率高，见效快，疗效好的明显优势。如范师研究眩晕，从《黄帝内经·灵枢》入手，运用中医脏腑、经络、腧穴理论为基础，围绕中医"上虚则眩""无虚不作眩"理论，结合三维CT椎动脉血管造影技术，开展椎系眩晕的基础和临床研究，创新提出椎系眩晕的新理论和三部推拿法治疗新技术。范师对骨错缝的诊疗思路是"症因相关、有错必纠"，即思疾之症揣其因，察疾之因查其错，疗疾之法去其因，因去症自消。经长期临床验证总结出三部推拿法治疗椎系眩晕技术、抱颈提胸法治疗胸椎小关节紊乱症诊疗技术、蛙式四步扳法治疗产后骶髂关节半脱位技术，效果显著。

范师临证注重审症求因，诊断倡导症因相关。"有症必有因，无因不成症"是范师的一句名言，临证必先审其症求其因，是范师的临证特点。如何审症求因，他认为因有主次之分，症有先后之序，一般情况下，主因与先症关系密切，在病情持久或反复的情况下，主、次因可相互交杂，互为因果；先、后症会交替反复，临床要仔细鉴别，首要任务是"审症求因"。范师总结出"慎审症因，细察症候，综合分析，审症求因"16字临证思维经验。临证必须做到"三细"，一是细听，认真听病人诉说病情，全面了解疾病发生、发展过程有效信息；二是细问，详细询问发病时间，症状前后与变化，诊断与治疗经过，症状变化情况等；三是细查，根据症状仔细做体征检查，对脊柱源性病症即使有明确的影像学报告，也要查体征，在检查中发现的问题再次询问情况，有时在查体的过程中，善于应用诊断性治疗手法予以鉴别。如对颈椎病患者除了常规的体格检查如颈椎的曲度、活动度、压痛点、肌肉紧张程度、特殊的体格检查，还需仔细询问各种症状、发病时间、症状先后、生活习惯、姿势等。如患者上肢麻木，是持续麻木还是睡觉醒来麻木，以鉴别麻木是局部受压还是神经根受压；患肢是否有发凉、发绀等症状，以判断是否存在前斜角肌痉挛因素；仔细观看影像学资料，以决定整脊手法的方式。总之，刨根问底地为临床每一"症"都找到合理的"因"，用尽可能多的有针对性的问诊、查体来获得有用的信息。

对于眩晕病，范师认为：眩晕一证，当属《黄帝内经·灵枢》"髓海不足""上虚则眩"所致，《灵枢·卫气》曰："上虚则眩"；《灵枢·海论》曰："髓海不足，则脑转耳鸣"；《灵枢·口问》有"上气不足，脑为之不满，耳为之苦鸣，头为之苦倾，目为之眩"的记载。范师提出眩晕的病机根本在于"上虚"，而导致的"上虚"的原因在于血液上行的通路在颈部至头颅这一段存在不通畅的因素。而究竟有哪些阻碍血流畅行的因素，还需要结合现代医学检查手段来寻找和发现，以便我们针对病因来治疗。范师通过对颈部椎动脉至基底动脉一段进行三维血管造影（3D-CTA）检查，发现椎动脉存在以下一些血管形态学异常变化：①椎动脉各段纤细、痉挛、断续不显影、局限性狭窄、发育不良；②椎动脉V_1段穿孔位置异常、走行迂曲、起源异常、椎动脉瘤；③椎动脉V_2段血管纤细、痉挛、受压、血管受纤维束带牵拉、血管双支畸形；④椎动脉V_3段血管出孔异常、痉挛、局限性狭窄；⑤椎动脉V_4段血管痉挛、局限性狭窄、血管瘤、两支血管不吻合等。

血管形态的异常，导致血流动力学的改变，使脑灌注不足从而出现"上虚"的表现。有"上虚"表现者可诊为椎系眩晕，即以眩晕为主症，伴有恶心或呕吐、耳鸣、头痛、视物模糊。在推拿临床诊治过程中，为避免与其他疾病引起的眩晕相混淆。范师在诊断时采用"1+4"诊断方法：即1项眩晕主症并符合其他次要症状2项或以上，即可初步诊为椎系眩晕。在排除重大心脑血管疾病以外，在此基础上，发作时间1年以内的，发作次数少的辅以经颅多普勒检查（TCD）和颈椎X片，分别查看椎基底动脉血流速度和颈椎状况；而发病时间1年以上且反复发作患者，则增加三维CT椎动脉造影（3D-CTA）检查椎动脉形态病理学改变以予确诊，其症因符合率达90%以上。

　　对于腰腿痛的病因与诊断，范师也有不一样的见解。腰腿痛是临床常见病，属中医腰痛痹症范畴。以腰腿重着痛麻，久之不解为特征。目前临床常用CT、MRI作为主要检查手段，只要影像报告有腰椎间盘突出或膨出，一般都以影像学报告为诊断依据，常忽略体格检查。范师认为腰椎间盘突出与腰椎间盘突出症是不同的概念，前者是椎间盘的影像学病理改变，不一定有临床症状；后者是椎间盘突出影像学病理改变已经导致临床症状出现，两者是有本质区别的。腰腿痛是临床共性的症状，诸多病因都可能出现腰腿痛，一般而言，因是个性的，一种因只能产生一种症；症是共性的，同一种症可有多种因所引起，他特别强调诊断必须做到症因相关。范师十分重视体格检查，从体格检查、询问病史、疾病过程、结合症状分析入手，从中找出相符点和不符点。他认为腰椎间盘突出症必须有膝关节以下小腿、足底或足趾的痛麻症状，且其痛麻症状要与椎间盘突出的节段相符合，如果痛麻症状在膝关节以上臀部、大腿后侧或外侧的，可能另有病因，要重新思辨。与腰椎间盘突出症最容易混淆的是女性产后骶髂关节半脱位，范师采用骨盆摄片检查，从骨盆形态、骶髂关节间隙宽狭、骶髂关节密度高低、耻骨联合偏离、闭孔形态等改变，以予确诊，诊断符合率在85%以上。推拿治疗时采用他创新的蛙式四步扳法疗效优良率达97.8%。

第三节　创新循因新治法

　　根据"症因相关论"，范师形成新的推拿治疗思维特点："治因为先，调整为主"，创新了循因新治法。

一、治因为先

　　《素问·阴阳应象大论》曰："治病必求其本"，"本"即本源，范师认为可引申为病因。"治病求本"是中医治病的基本法则，是指我们在临床错综复杂的症状中，要善于探求导致疾病的根本原因，针对病因从而采取行之有效的治疗方法，这才是治病的正确之道。范师临证常用"有诸形于内，必形于外""司外揣内，司内揣外"理论，通过循症溯源的方式来求因。例如，对不明原因的胃脘痛，常用"寒气客于肠胃之间，膜原之下，血不得散，小络急引故痛，按之则血气散，故按之痛止"理论为指导，再结合现代医学脊柱与内脏相关性求得症因相关，明确病因所在节段，采取针对性的推拿治疗，每每应验。范师认为，在推拿治疗实施过程中，明确病因是前提、是关键。在明确病因的基础上，对因治疗是上策，症因同治是中策，对症治疗为下策。"因之不去，其症难消"，因此"治因为先"是推拿治疗的基本原则。

二、调整为主

范师认为推拿治疗的特点和优势在于调整，包括调整阴阳、调整脏腑、调整关节等，通过调整从而起到治疗的目的。而推拿的这种调整是通过手法直接或间接地刺激穴位、经络进而激发人体本身固有的调整能力而起到作用。范师认为推拿的这种调整具有三方面的特定：一是调整具有双向补泻作用，主要体现在内科、妇科、儿科、耳鼻喉科病症的推拿治疗上；二是调整筋骨关系，主要体现在脊柱及骨关节疾病的推拿治疗上，整复错位可改善筋症，通筋柔筋也可调整关节错位，即"骨正筋自柔、筋柔骨自正"；三是形神具调，在推拿治疗疾病同时，也对患者的七情进行了良好的调整。

范师临诊注重审症求因原则，诊断主张"症因相关"原则，推拿遵循"治因为先"原则，每每应验。具体体现在以下几方面。

（一）"益髓止眩"应用

1. 病因

范师认同《黄帝内经·灵枢》眩晕质之于"髓海不足""上气不足""上虚"，在此基础上，范师历时15年，对"髓海不足"与椎动脉供血不足的相关性研究等5项课题潜心研究，揭示了椎系眩晕与椎动脉血管形态改变的相关性，创新椎系眩晕的三部推拿法，并组织推广应用和临床疗效验证，形成椎系眩晕的新理论和三部推拿法治疗新技术。范师认为，从现代医学的角度来看，椎系眩晕的根本病变在于颈部血管形态和血流动力学发生改变，颈部血管处于失代偿状态，从而使脑部供血减少而出现眩晕。范师根据患者的年龄、工作性质和环境、颈部症状和体征、影像学检查等综合判断，明确颈部病变的部位、血管形态异常的节段、血流动力学改变的情况，遣方用穴，并结合适当的手法进行治疗。

2. 手法治疗

传统推拿方法治疗眩晕多使用头面部穴位，而范师创立的"三部推拿法"，是在3D-CTA的指导下，根据不同的椎动脉形态学改变的部位和性质，选用风池、华佗夹脊和颈臂穴进行定点、定位、定方向的手法治疗，取穴简单，操作方便，效果好。

（1）颈臂穴开源增流：颈臂穴是经外奇穴，位于颈部锁骨上窝中央至锁骨内侧端之中点。该穴位接近椎动脉起始段，对于椎动脉起始段纤细、迂曲、入孔位置异常导致游离段过长引起的椎动脉供血不足。在该穴位采用轻柔手法治疗，可使局部血管得到扩张，椎动脉血管痉挛得以改善。范师认为，该部位是供养"髓海"血液之源，源流不足，徒有管渠，取开闸增流之意，故称开源增流。

取双侧颈臂穴，用拇指或食指罗纹面向内、下方向作按揉法。如果3D-CTA显示一侧纤细者，以纤细侧为主，对侧为辅；两侧纤细者，左右侧交替进行，操作时间10分钟，频率每分钟100～110次。

（2）华佗夹脊补偿平衡：华佗夹脊是经外奇穴，从属于督脉和足太阳膀胱经，对一身阳气起统摄调理作用。V₂段血管形态改变表现为椎动脉纤细不对称、痉挛、血管受压、受纤维束带牵拉、血管双支畸形改变等。范师认为，该段为供养"髓海"血液之通道，管渠不畅，取其一侧不畅对侧补偿之术，达总量平衡之策，故称补偿平衡。

取双侧华佗夹脊穴，用一指禅推法，左手推右侧，右手推左侧，使手法作用力达颈椎后关节处。主要针对横突孔内段（V₂段）椎动脉一侧纤细、痉挛、双侧血流不对称引起的椎动脉供血不足。左、右侧交替操作，手法频率以每分钟110～120次为宜，时间为10分钟，以调整双侧椎动脉的血流速度，至基底动脉吻合处总血流量总体平衡，基本满足"髓海"血供。

对有颈椎脊椎序列不整、颈椎失稳者，取仰卧位行拔伸整复手法，拔伸牵引力以患者足尖微微拉动为宜，旋转幅度控制在颈椎生理活动许可范围内，左右各1次，旋转整复手法在1个疗程内整复3次。

（3）风池穴解痉通畅：风池穴位于脑后，最早见于《灵枢·热病》，为风邪入侵人体的要冲，乃风邪蓄积之所，故名风池。因风邪致病具有动摇不定的特征，最常表现为眩晕，故称"风胜则动"。该处为椎动脉的V₃段拐弯、横行必经之路，易受寰枕筋膜、韧带、椎枕肌牵拉、炎症、刺激等因素引起血管痉挛，使血流不畅。范师认为，该处为椎动脉V_3、V_4段的通道，引起血管形态改变主要原因是软组织痉挛刺激，痉挛不除，血流难畅，取其疏通水道之意，故称解痉通畅。

取双侧风池穴，手法作用力沿寰枕关节向脊柱内上方方向推动，左手推右侧，右手推左侧，使作用力达寰枕关节，左右侧交替操作，手法频率以每分钟110～120次为宜，操作时间为10分钟。该法主要针对椎动脉寰枕段（V_3段）受椎枕肌、寰枕筋膜因素影响，以扩张血管，缓解血管痉挛，可有效改善椎-基底动脉供血不足。

3. 药物治疗

范师认为，椎系眩晕的发病机制在于"上虚"，"上气不足"引起"上虚"。"上虚"可解为向上推动气血的力量不足，导致脑部气血亏虚，不能充养脑髓，这里的气血亏虚和全身性的气血不足意义不完全一样，全身气血生发来源脾胃，《黄帝内经》称之为"脾胃为气血生化之源"，而颈性眩晕中气血不足的关键，主要在于颈椎局部气血运行受阻，血管痉挛后造成气滞，由气滞而成血瘀，因血瘀而致脑灌注不足的血虚；或气虚日久形成恶性循环，形成"因虚致瘀"，导致血流速度减慢而致的血瘀。基于这一病机，范师选择柴葛解肌汤、四物汤、四君子汤化裁组方，用柴胡12g，葛根30～50g，川楝子15g，延胡索15g，以解痉、舒筋、止痛；用川芎15g，当归15g，赤芍15g，丹参15g，以活血；用党参（太子参）15g，白术15g，茯苓15g，甘草6g，以补脾益气，使气血生化有源，重用黄芪30～50g，以补气推动血液上行，共奏补养气血，上荣"髓海"之功效。该方葛根、黄芪为治疗颈性眩晕的君药。现代药理学研究认为，葛根素有扩张脑血管，降低血管外周阻力，改善脑的血液供应的功效；还能抑制血小板和红细胞聚集，从而降低血黏度，减少脂质沉积，防治动脉粥样硬化斑块形成。黄芪能通过血管平滑肌细胞诱导NO合成酶产生从而促进NO生成，扩张血管，改善血液循环。还能改善异常的血液流变学指标，尤其是全血比黏度和血小板聚集功能均有降低趋势。

（二）"有错必纠"应用

小关节紊乱属中医"筋出槽、骨错缝"的范畴。《医宗金鉴·正骨心法要旨》云："凡跌扑闪失，以致骨缝开错，气血郁滞，为肿为痛。"《圣济总录》指出骨错缝的治疗以"复还枢纽"为要务。范师对脊柱（颈、胸、腰椎、骶髂关节）及骨关节损伤主张纠错为先，错纠筋自顺。尤其针对胸椎小关节紊乱症的诊疗思路是"症因相关、有错必纠"，即思疾之症揣其因，察疾之因查其错，疗疾之法去其因，因去症自消。

范师临证时首先确定病因，然后执行相应的治疗方案。其治疗主要以推拿手法为主，包括放松类手法和整复类手法。范师对推拿手法操作要求很高，尤其是整复类手法，必须达到"稳、准、巧、快"的要领，正如《医宗金鉴》所言："法之所施，使病者不知其苦，方称为手法也。""一旦临证，机触于外，巧生于内，手随心转，法从手出。"只有这样才能获得最好的治疗效果。范师长期临床实践验证总结的"抱颈提胸法治疗胸椎小关节紊乱症技术"，效果立竿见影。具体操作为：①整复前放松肌肉。患者俯卧放松，医生站于其患侧，采取㨰法、掌按法、掌揉法等，操作重点在患者疼痛处和（或）肌肉痉挛处，手法要持久深透力达所及，并且手法作用方向要注意垂直肌肉方向并且朝向胸椎小关节；时间为5～8分钟。②抱颈提胸法。放松肌肉后，患者站立，屈颈，双手十指相扣抱于颈后，两肘内收置于胸前，全身放松，医生立于其身后，两手环抱紧患者的肘部，胸部紧贴其脊柱，瞬间用力向上提升身体，使患者双足离地即可。常可听到小关节"咯咯"的响声，即可奏效。"抱颈提胸法"的原理是以胸椎小关节的解剖学和生物力学特点为基础，结合中医"筋出槽、骨错缝"的理论，对因施治，有错必纠，采用抱颈提胸动作，使紊乱的胸椎小关节恢复力学平衡，周围的软组织也能重新恢复正常的应力分布，达到调整的目的。

（三）"和法纠偏"的应用

"汗吐下和温清消补"是推拿八法，其中"和法"取调和之意，是以调和人体气血阴阳、筋骨肌肉，以达到平衡为目的。临床上在治疗颈椎病过程中常会遇到颈椎侧弯的情况，范师从有错必究的思想出发，常用垫枕法来矫正颈椎侧弯，强调治疗和自我矫正相结合，这就是体现了"推拿八法"中的"和"法。

范师认为，颈椎侧弯是由于久病入络，或久劳伤筋，以致筋急挛缩，牵掣作痛，甚则不能转侧，两侧气血失和，除以手法松而缓之，舒以和之以外，还强调利用人体自我矫正功能来纠正颈椎侧弯，达到自我纠偏作用。例如，①颈椎向左侧弯：应在睡觉时，建议左侧卧位时在头部垫高枕，右侧卧位时头部垫低枕，以缓解侧右肌肉的张力高状态。②颈椎曲度变小甚至反弓：可建议患者仰卧时，将家用枕头一端折起约1/3，然后折起的双层处垫于颈下部（注意不是枕部），单层处顺势垫在头部，高度以项部与床之间没有空隙为宜，从而可以维持颈椎正常曲度，缓解项部肌肉紧张程度。③颈椎曲度过大：这种情况临床较少见。可以将高枕垫在枕部，使颈部略前屈，以纠正过大的颈曲。

范师"有症必有因，审症求因，症因相关，治因为先"的学术思想充分体现以中医理论为指导，活用中医经典，融汇中西医，从多年临床实践中总结出来的临证思辨经验。创新性的提出有症必有因，临证必须审症求因；无因不成症，诊断必须符合症因相关；因之不去，症之难消，治疗必须遵循治因为先的学术观点，是对当前临床普遍存在的轻辨因，重对症在诊疗思维上的创新，是循证医学的具体体现，对指导临证思辨具有较普遍意义和重要的实用价值。

第四节　科研临床结硕果

范师从赤脚医生做起，正式从医38年。在临床实践中不断摸索和总结，1982年就在浙江中医学院学报发表了第一篇文章，开启了临床科学研究之路，尤其是近20年潜心研究眩晕病，取得了丰硕的成果。范师研究注重中医经典，擅于研究揣摩，强调现代医学的结合，讲究应用技巧，勇于创新，善于经验积累和总结，科研临床硕果累累。范师先后承担国家级、省部级、厅局级教学及临床研究项目10余项，以第一作者身份发表教学及临床科研论文34篇，以指导老师、通讯作者、参与研究者等身份发表学术论文71篇，并在学术会议上发表相关论文48篇。主编主审教材和专著16部。在教学研究方面，他承担省级新世纪教改课题，荣获省教学成果奖二等奖2项（其中1项排名第三）；在临床研究方面，荣获省科学技术奖二等奖1项、三等奖3项，省中医药科学技术奖一等奖2项、二等奖3项、三等奖1项。

一、范师以第一作者\通讯作者发表的科研文章

序号	年限（年）	论文名称	刊物	年\卷\期
1	1982	推拿治疗肩胛间疼痛综合征	浙江中医学院学报	1982\6
2	1986	46名赛艇、皮划艇运动员四大关节创伤资料分析	浙江体育科学	1986\1

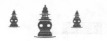

序号	年限（年）	论文名称	刊物	年\卷\期
3	1989	六运会赛艇队损伤分析及推拿治疗评估	浙江体育科学	1989\3
4	1990	推拿治疗颈性头痛30例小结	浙江中医杂志	1990\25\8
5	1991	推拿治疗腓前韧带损伤24例	浙江体育科学	1991\13\4
6	1993	颈椎紊乱症48例报告	中国骨伤	1993\6\1
7	1995	推击法治疗增生性跟痛症	中国骨伤	1995\8\4
8	1995	㨰法探讨	中国骨伤	1995\8\6
9	1996	颈椎病五线五区十三穴推拿法	浙江中医杂志	1996\2
10	1997	动态定位推拿法治疗半月板损伤28例报告	浙江体育科学	1997\19\3
11	1997	《内经》"筋脉"为神经系统之臆断	浙江中医杂志	1997\32\4
12	1998	关节杠杆扳法	中国骨伤	1998\11\4
13	1999	运动损伤与运动推拿的临床研究	浙江体育科学	1999\21\4
14	1999	21世纪推拿展望	按摩与导引	1999\15\4
15	1999	手法治疗肩关节功能障碍	中国骨伤	1999\12\4
16	2001	垫枕在胸腰椎压缩性骨折中的运用	浙江中医学院学报	2001\25\6
17	2001	指按法不同作用力方向治疗腰椎间盘突出症132例疗效观察	现代康复	2001\5\20
18	2002	垫枕在胸腰椎压缩性骨折中作用原理的光弹研究——Ⅰ	中国临床康复	2002\6\2
19	2002	垫枕在胸腰椎压缩性骨折中作用原理的光弹研究——Ⅱ	中国临床康复	2002\6\4
20	2004	颈性眩晕的椎动脉形态学改变及其对血流速的影响	中国骨伤	2004\17\1
21	2004	椎动脉供血不足成因的三维CT血管造影观察	中国中医骨伤科杂志	2004\12\2
22	2004	张介宾"无虚不能作眩"论的学术价值浅识	中医药学刊	2004\22\9
23	2004	椎动脉型颈椎病的推拿疗效与椎动脉SCTA成像对照观察	中国中西医结合杂志	2004\24\11
24	2005	综合性医院中医药学科的建设状况及发展途径——浙江省杭州市三级甲等综合性医院调查报告	中医药管理杂志	2005\13\4
25	2005	椎动脉入横突孔位置异常与眩晕的关系	中国中医骨伤科杂志	2005\13\6
26	2005	椎动脉性眩晕的血管形态学变化及分型研究	中国骨伤	2005\18\9
27	2006	范炳华教授治疗颈性眩晕经验集粹	中医药学刊	2006\24\9

序号	年限（年）	论文名称	刊物	年\卷\期
28	2006	范炳华主任医师诊治运动损伤经验拾粹	中医药学刊	2006\24\12
29	2007	"髓海不足"与椎动脉供血不足的相关性研究	浙江中医药学报	2007\31\1
30	2007	桡尺近侧关节损伤与网球肘的鉴别及手法治疗	中国骨伤	2007\20\6
31	2007	枕三角区手法治疗枕神经痛的临床经验	浙江中医药大学学报	2007\31\6
32	2007	《黄帝内经》所论之眩晕探析	浙江中医杂志	2007\42\12
33	2008	范炳华三向推拿风池穴思路及临证撷菁	浙江中西医结合杂志	2008\18\8
34	2009	范炳华教授枕下三角区推拿临证举例	中医外治杂志	2009\18\1
35	2009	推拿对颈性眩晕的椎动脉形态学及血流速的影响	中国骨伤	2009\22\5
36	2010	手法按揉风池为主治疗颈性头痛34例观察	浙江中医杂志	2010\45\2
37	2010	推拿传统柔枝棒的制作及其应用价值	浙江中医药大学学报	2010\34\4
38	2010	蛙式四步扳法治疗骶髂关节半脱位	中国骨伤	2010\23\8
39	2011	推拿治疗骶髂关节半脱位的解剖学和生物力学作用机制研究进展	中医正骨	2011\23\1
40	2011	三部推拿法治疗椎-基底动脉缺血性眩晕65例临床观察	中国中医药科技	2011\18\3
41	2011	三部推拿法治疗颈性眩晕120例临床疗效观察	浙江中医药大学学报	2011\35\4
42	2011	范炳华治疗颈性眩晕的三部推拿法	中医正骨	2011\23\6
43	2011	推拿治疗颈性肩背痛及对相关炎性因子的调节作用	山东中医杂志	2011\30\8
44	2011	"上虚则眩"理论的椎-基底动脉形态病理学机制研究	中华中医药学刊	2011\29\10
45	2012	推拿手法治疗椎源性腹胀1例报告	中国中医骨伤科杂志	2012\20\3
46	2012	自制膏摩结合推拿法治疗颈型颈椎病30例	中医外治杂志	2012\21\4
47	2012	蛙式扳法治疗骶髂关节源性下腰痛的临床疗效观察	中华中医药学刊	2012\30\7
48	2013	范炳华推拿治疗产后骶髂关节错缝症经验	长春中医药大学学报	2013\29\1
49	2013	范炳华运用三部推拿法治疗颈性眩晕经验	浙江中医杂志	2013\48\2
50	2013	五线五区十三穴推拿法治疗颈僵型项痹病105例临床疗效验证观察	浙江中医药大学学报	2013\37\2
51	2014	范炳华教授抱颈提胸法治疗胸椎小关节紊乱症经验	浙江中医药大学学报	2014\38\2

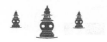

序号	年限（年）	论文名称	刊物	年\卷\期
52	2014	范炳华教授治疗膝关节骨性关节炎	长春中医药大学学报	2014\30\6
53	2014	前屈位不同角度牵引治疗颈椎病的有限元分析	中国骨伤	2014\27\7
54	2014	颈性眩晕的椎动脉起始段（V_1段）血管形态病理学改变	浙江中医药大学学报	2014\38\10
55	2014	颈性眩晕的椎动脉孔内段（V_4段）血管形态病理学改变	浙江中医药大学学报	2014\38\12
56	2015	范炳华审症求因治疗颈椎病学术思想和临床经验总结	浙江中西医结合杂志	2015\1
57	2015	颈性眩晕的椎动脉孔内段（V_2段）血管形态病理学改变	浙江中医药大学学报	2015\39\1
58	2015	椎基底动脉三维CT血管造影对颈性眩晕椎动脉寰枕段形态学改变的观察	中国骨伤	2015\28\1
59	2015	在城乡社区卫生服务中推拿优势病种及实用手法的优选与推广应用研究——记浙江省中山医院范炳华教授及科研团队	科技成果管理与研究	2015\2
60	2015	范炳华教授治疗慢性咽喉炎案1则	广西中医药大学学报	2015\18\4
61	2015	范炳华推拿"辨因论治"临证实例剖析	浙江中医杂志	2015\50\8
62	2015	范炳华正骨推拿医案三则	浙江中西医结合杂志	2015\10
63	2016	范炳华教授从"颈"论治慢性咽炎的经验探析	浙江中医药大学学报	2016\40\1
64	2016	范炳华抱颈提胸法治疗胸椎小关节紊乱35例	浙江中医杂志	2016\51\3
65	2016	范炳华推拿医案二则	浙江中西医结合杂志	2016\26\5
66	2016	范炳华教授诊治腰椎滑脱症经验探究	浙江中医药大学学报	2016\40\8
67	2016	范炳华诊治骶髂关节源性下腰痛临床经验	浙江中西医结合杂志	2016\26\8
68	2016	三部推拿法治疗颈性眩晕技术多中心评价研究	浙江中医药大学学报	2016\40\9
69	2017	范炳华治疗小儿急性感染性斜颈一例	浙江中医杂志	2017\52\3
70	2017	范炳华教授诊治骶髂关节紊乱症经验探析	浙江中医药大学学报	2017\41\4
71	2017	五线五区十三穴推拿法治疗神经根型颈椎病	内蒙古中医药	2017\36\16
72	2018	范炳华教授诊治3种常见颈椎生理结构异常的经验	中医正骨	2018\30\3
73	2018	范炳华教授推拿效案两则	中国乡村医药	2018\21

二、范师主编\主审的专著

序号	出版时间（年）	专著名称
1	1995	实用推拿手册
2	1999	《中老年常见病症的自我按摩保健疗法》VCD
3	2000	老年常见病自我推拿
4	2001	肩周炎门诊
5	2012	推拿养生保健学
6	2014	老年人社会体育指导员（壹级）培训教材
7	2016	手到病除6招搞定
8	2017	推拿优势病种诊疗技术
9	2017	范炳华推拿医案精粹
10	2017	椎系眩晕血管病理三维彩色图谱
11	2018	手到病除6招搞定（罗马尼亚文）

三、范师科研成果转化及适宜技术推广

范师注重科研成果转化，用于服务社会，取得良好的社会效益。例如他把承担的5个课题的研究成果总结成的4项原创性的推拿适宜技术，即《三部推拿法治疗颈性眩晕》《五线五区十三穴推拿法治疗颈椎病》《"蛙式四步扳法"治疗骶髂关节半脱位》和《肘三点推拿法治疗桡尺近侧关节损伤》。采用边研究边推广形式，2008～2012年累计在省内外推广应用培训44场次，累计接受培训人员达4471人次。这4项技术还被省内外12家医院引进临床应用，共计治疗13928例病人，总有效率达到91.1%～98.9%。受训机构和引进应用医院一致认为：推拿优势病种适宜技术是城乡社区、基层卫生医疗机构最受欢迎的项目，具有"简、便、验、廉、效"的优势，"易学、易懂、易掌握"的特点，最适用于城乡社区、基层医疗单位中推广应用。这些推拿技术能够很快学到手，确实能够解决城乡社区医疗卫生服务中的常见病、多发病，受训机构信息反馈满意度优良，综合评价很高。

范师曾三次深入海岛舟山进行推广培训，2010年他在椒江举办国家级中医药继续教育项目一结束，马不停蹄地连夜赶往舟山，第二天即开始进行培训授课。由于时间紧，分散的各岛屿的医务人员来不及赶到，舟山市卫生

局、舟山市中医药学会十分重视，利用远程网络会诊系统现场直播培训实况，使更多的基层医务人员学习掌握中医药推拿技术。培训一结束，他又急速赶回杭州。一位中医院的推拿医生说："范教授讲课的内容实用，像手法作用点、作用力、作用力方向三个要素；颈椎病五线五区十三穴推拿法等，用起来很顺手，我现在都是按他的方法做的，临床效果就是好。"云南、贵州、广西、北京等地也专门邀请他去做专题讲座，国家中医药管理局医政司副司长高度评价五线五区十三穴推拿法。

范师主编的《推拿优势病种诊疗技术》为浙江省级中医药适宜技术"在城乡社区卫生服务中推拿优势病种及实用手法的优选与推广研究"重点课题成果。该项研究以推拿为治疗技术，从城乡社区常见病、多发病中优选推拿优势病种和实用技术，对常见病、多发病进行防治，并对研究成果组织推广。该项目部分内容在城乡社区医疗机构组织推广40余场次，近5000人次接受培训，得到广泛的好评，2013年获得浙江省科学技术三等奖。

《推拿优势病种诊疗技术》除介绍推拿学基本理论和基本知识外，着重介绍了推拿应用基础，包括伤外科病症"四诊"法、脊柱病症推拿基础、关节筋伤病症推拿基础、内妇科病症推拿基础、儿科病症推拿基础，同时还介绍了18种常见脊柱病症推拿手法应用技术、26种常见筋伤病症推拿手法应用技术、14种内科常见病症手法技术、6种妇科常见病症手法技术和11种儿科推拿常见病症手法技术，遵循科学性，注重实用性，从临床实际出发，以疗效为基础，具有"易学、易懂、易掌握"的特点。该书后来成了基层医疗机构进行推拿适宜技术推广培训的经典教材，也成了中医、针灸推拿专业进行技能培训的参考教材。据此，2012年范师在浙江中医药大学开设了面向全校的公共选修课《推拿优势病种诊疗技术》。此后《推拿优势病种诊疗技术》被评为浙江省重点教材。

范师主持的省重大科技专项"多功能膝关节康复治疗仪研发"于2013年立项，2017年通过验收，并取得生产批件。2013年范师发明专利有"可调式充气保健枕"（ZL201010262206.3）。

第五节　大医精诚重预防

范师是浙江省干部保健专家组成员，是大医精诚的典范，2006年他被评为全国"大医精诚"优秀医生。一直以来，他不但重视推拿治疗方法的不断创新以便取得更好的疗效，而且也很是推崇"治未病"作为中医防治疾病的指导思想。《灵枢·逆顺》提出："上工治未病"，《金匮要略·脏腑经络先后病脉证》提出"若人能养慎，不令邪风干忤经络。适中经络，未流传脏腑，即医之。四肢才觉重滞，即导引、吐纳、针灸、膏摩，勿令九窍闭塞"，明确了导引按摩是治未病的外治法之一。范师认为推拿治未病可以从自我导引按摩法开始。自我导引按摩是在中医养生思想指导下，运用自我操作的传统导引或养生按摩方法，以达到强身健体、预防疾病的目的，具有简、便、验、廉的优点和易于自我操作的特点，易于为人们所青睐。21世纪进入人口老龄化阶段，老年人的生活质量和健康问题成为全社会关注的热点。针对该问题，根据老年人常见病、多发病的特点，从自我保健的角度出发，进行普及性的宣传教育，提倡自己动手，防病保健，延年益寿，1999年范师主编了《老年常见病自我推拿》，于2000年2月出版，同时自编自演配套《中老年常见病症的自我按摩保健疗法》VCD，2001年该项目获浙江省科学技术创新奖三等奖。该项目内容包括颈椎病及与颈椎相关的头痛、眩晕、视力减退、耳鸣重听、失眠、呃逆等七种病症。该专著及配套光盘出版后，在全国公开发行，主要对象为老年人群及推拿爱好者，作为推拿保健类用书。多数老年大学作为老年大学教材选用。范师也亲自应用该教材给杭城各城区的老年大学授课《保健推拿学》，后由带领的教学团队中的青年教师及研究生延续这一授课任务，深受老年朋友们的好评。

随着社会经济的发展和物质水平的提高，人们防病治病、养生保健的意识明显增强，对推拿"治未病"理念的认识进一步加深，养生保健的需求面也扩大。自2004年起，针对高校学生颈椎病高发的现状，范师相继开设以颈椎病为主的公共选修课《自我推拿疗法》和《保健推拿术》，授课对象为本校本科生及滨江高教园区六校资源共享选修课学生。每个学期学生人数爆满，年授课人次800余人，最多时达到年1200余人次，一度临时增设教室教师同时开课。在范师的带领下，教研室每位老师均开设了各具特色的推拿保健课程，除了《自我推拿疗法》和《保健推拿术》，还有《小儿推拿学》《推拿功法》《中医养生学》《美容推拿》和《脊柱保健技能学》等。2009年范师承担国家级精品课程《推拿手法学》建设项目，在精品课程网站上开辟推拿手法专栏，将《中老年常见病症的自我按摩保健疗法》VCD光盘30个病症、120分钟的内容，作为推拿手法拓展应用挂在网站上。至2012年底统计点击量30余万次，主要授课人群为省内外在校大学生。

范师的重预防思想几乎贯彻落实到每个角落，不仅动员了教研室所有成员，也动员了针推专业的学生。2007年，利用他多年总结出来的自我按摩保健疗法，指导学生暑期社会实践小分队撰稿、拍摄，制作成"易学、易懂、易推广的《常用自我按摩保健疗法》DVD光盘，深入农村社区推广培训，边播放、边指导他们进行自我保健操作，深受居民欢迎。连续六年成为三临学生志愿者暑期社会实践的标志性项目。2007年获浙江省大中专学生志愿者暑期文化科技卫生"三下乡"实践活动优秀团队称号，并与仙居签订省级社会实践基地——仙居基地。2008年浙江中医药大学"简易保健推拿按摩"农村社区普及实践团获浙江省"共创和谐从我做起"大学生社会实践创意竞赛"百家团队"称号，与安吉签订省级社会实践基地——安吉基地，同年又获得省级社会实践优秀团队称号。

　　范师不忘与时俱进，在原本《老年常见病自我推拿》基础上进行相应修订主编为《推拿养生保健学》：增加推拿常用手法的内容，以便读者正确掌握手法；增加现如今越发热门的小儿推拿保健篇及常用腧穴定位图表等，于2012年2月由浙江科学技术出版社出版，同时在浙江中医药大学面向全校学生增加开设公共选修课《推拿养生保健学》和《推拿优势病种诊疗技术》，加大推拿治未病宣传教育力度，再次受到学生们的热捧。针对白领、公务员电脑使用过多，颈椎病高发且呈明显低龄化趋势，范师又开设《健康从颈开始》的科普讲座，应邀先后到杭州、湖州、绍兴、舟山、台州、金华、衢州等市、县进行推广培训、义诊，并给公司白领、银行职员、机关企事业单位、社区卫生服务中心人群授课，年授课10余场，每年逾1000人次参加听课，学习颈椎病自我保健知识。

　　对于老年人的健康教育宣讲，范师也从不懈怠，2014年9月又主编《老年人社会体育指导员（一级）培训教材》，指导老年人如何进行社会体育活动进行防病治病、养生保健，同时在报刊上也不定期地进行养生保健访谈。他特别总结的头面部自我养生保健按摩和独门颈椎保健法堪称经典，尤其是颈椎保健法——三三操。

　　头面部的自我按摩养生保健是范师最为推崇的养生方法之一，有延缓衰老、预防老年性痴呆的发生，保持旺盛的记忆力、清晰的思维、敏捷的反应的作用，使耳聪目明、面有光泽、精力充沛、心态良好。他总结的头面部自我养生保健按摩法具有简单易操作，目的明确易记忆，效佳易坚持等优点，如梳理五经通络法、十指叩头健脑法、按揉前额益智法、按揉太阳提神法等。

范师说，健康的颈椎有一个前屈的生理曲度，这个曲度起到吸收振荡、缓冲承重应力的重要作用，一旦曲度发生改变，就有可能引发颈椎病。颈椎发病有一定的规律可循：上颈段病变主要表现为头痛、头晕、后枕痛胀、目眩、视力模糊、耳鸣等头面部症状；中颈段病变主要表现为颈痛、颈酸胀、颈僵、肩胛及上臂痛、背痛等症；下颈段病变主要表现为上肢前臂及手指痛、麻、胀等症；脊髓受压则出现步态、大小便改变等症。如果出现上述症状，或反复落枕2次以上，一次落枕持续时间在1周以上，有恶心、呕吐原因不明的，建议及时到医院排查颈椎。他总结了一套简单、实用的颈部保健"三三操"。

"三三操"具体手法如下所述。

1. 捏三把

手掌心放在颈后部，手指用力，把脖子后面的肌肉捏紧提起来，一捏一放，左右手各三把，能放松颈部的肌肉。

2. 摩三下

用手掌和手指面横向紧贴脖子后面的肌肉，推过去再拉过来往返摩擦，左右手各摩三下，让颈椎四周发热，促进颈椎四周血液循环。

3. 扳三下

四指放在颈后部用力往前拉，头缓缓向后仰形成对抗牵引，左右手各扳三下，改善因低头过多而导致的颈椎曲度变直。

2008年9月范师主编的普通高等教育"十一五"国家级规划教材《推拿学》和普通高等教育"十二五"国家级规划教材《推拿学》都有推拿功法和自我保健推拿篇幅，其中自我推拿保健包含了头面部、眼、耳、鼻、咽喉、颈部、腰部、胸部和腹部保健推拿，在全国范围内进行推广。

同时鉴于颈椎病的高发病率和推拿治疗的优势，自我推拿保健易学、易懂、易掌握的特点，范师申报拍摄并上线了国家视频公开课"呵护您的颈椎"，介绍了日常生活中可能导致颈椎病的各种因素，如电脑的使用、驾驶的姿势、垫枕的方法等，全面解析了颈椎病的发病根源，从生活细节入手，生动演示了极具中医特色、疗效显著的推拿手法和颈部保健操，从而达到自我预防，及时治疗颈椎病的目的。课程中引入范师的颈椎病防治的最新研究成果，如颈椎病五线五区十三穴操作法，颈性眩晕三部推拿法，颈椎弧度矫正法等，吸引了国内外观众，使广大的颈椎病群体受益。

范师还在竞技体育领域重预防。自1983年第五届全运会就与运动医学结缘，至今已有30个年头，连续为八届全运会浙江体育代表团医疗保健服务，两届奥运冠军孟关良、蛙王罗雪娟都是他的粉丝，多次接受范师的医疗保健。在第八届全运会前夕，孟关良的肩关节严重损伤，已经停训2周了，这时候距离全运只有1个月了，而浙江体育代表团给他的任务是2枚金牌，再不训练2枚金牌的任务就要泡汤了，体育局上上下下都很焦急。这时范师亲自赶往千岛湖训练基地，为他诊治，并提出一套治疗方案，2周后就投入正常训练，为全运会上胜利完成2枚金牌的任务，为省争光，由此，孟关良顺利入选国家队备战奥运会，为雅典奥运会和北京奥运会连续2届获得金牌奠定基础。

而罗雪娟颈椎病很严重，经常眩晕发作，甚至晕倒，是椎动脉供血不足的那种眩晕，国家队的队医不敢给她用推拿治疗。罗雪娟到杭州集训时，范师为她会诊，诊断为颈椎后关节出了问题，就给她扳了一下，即刻就不眩晕了，以后也很少发生眩晕。由此结下了友谊，成为粉丝。以后，她一有不适就向范教授咨询。

其实，推拿对运动保健是非常有用的，这已经在四届全运会的实践中得到证明，范师说：第五届全运会，他为皮划、赛艇队保健，两队共拿了3枚金牌；第六届全运会，只为赛艇队保健，赛艇队拿了3枚金牌，而皮划艇队一块都没拿；第七届全运会，两个队都没去保健，结果两个队一块也没拿；第八届全运会，又为他队保健，结果拿了五块半金牌。省体育局给范师一个"金牌福星"的雅称。2008年中国奥委会指定范师为北京奥运会杭州站火炬接力手。

第六节　医教双馨美名扬

2003年，从医30年、已然51岁的范炳华老师，处于职业生涯的转折点，当时面临两种选择，一是服从组织安排去望江山疗养院，负责老年康复医疗；二是学校领导动员他调到中医学院，来培养更多、更好的推拿人才。有人劝说他，你都50岁多了，又是名中医了，这么大年纪何必再去折腾。但是，他毅然选择了教学。他清楚地记得校领导说的话：你是省级名中医，医疗技术省内一流，但你一个人服务10个病人，也只有10个病人得益，假如，你培养10个像你这样好的医生，那就100个人得益了。也许就是这样一句话，让他走上了教书育人之路。

教书育人，面对角色的转换，面对推拿教学的现状，他深知身上责任的重大。经过反复思考，明确要做三件事：一是推拿学科建设；二是推拿教学团队建设；三是学生思想建设。他认为学科建设必须有地位，有地位才能有作为，而搭建教学平台是提升学科实力最有效的途径。2004年，他选择从《推拿手法学》校级精品课程建设抓起，2005年该课程成为省级精品课程，2007年被推荐申报国家精品课程，2009年第二次申报成功，这为学科建设奠定了基础。同年，他申报了浙江省教育科学规划课题"针灸推拿应用技能实践教学模式研究"，进行了教学模式改革；紧接着2010年又申报了浙江省教育厅新世纪教改课题"推拿手法学多平台教学模式构建与实践"项目，本着一切"以学生为本"的宗旨，创建循序渐进的"五步教学法"，创立"先与师合，后与师离"的培养模式，推行"多平台实践"的教学方法，明显提高教学质量，2011年发表了题为"强化推拿手法技能教学的途径与方法"的文章，在国内颇具影响力。2006年，范师获得"十一五"国家规划教材《推拿学》主编，改变了该教材由上海主编50年的历史。精品课程建设和国家规划教材主编的获得，有力带动了推拿学科建设，四门主干课程《推拿手法学》《推拿治疗学》《推拿功法学》《推拿学》全部实现精品化。2008年"《推拿手法学》精品课程建设"获校教学成果奖二等奖；2009年"中医特色学科推拿学课程建设的创新和实践"获浙江省教学成果奖二等奖并获省级教学团队称号。2016年"多平台强化培养针灸推拿专业学生手法技能的探索与实践"获校级教学成果一等奖。推拿学科的兴起有力支撑学院获得教育部第二批高等学校Ⅰ类特色专业《针灸推拿学》建设项目和省"重中之重"学科《针灸推拿学》建设项目中"推拿学"建设任务，提升了学科建设综合实力。

光阴荏苒，2012年，范师转眼到了60岁退休年龄，根据省有关文件精神，省级名中医可延迟到65岁退休，他又一次面临退休还是继续工作的艰难抉择。有人劝说，"现在国家政策好，退休待遇高，以后就不保证有这么好的待遇了。"但他毅然决然选择了坚守教书育人的岗位，延迟退休。他说学科建设还有很多事情要做，推拿博士学位授予权还没有拿到，所以就有了后来，后来以范师为学科带头人的推拿学科团队荣获了国家中医药管理局重点学科、国家临床重点专科建设项目和国家名老中医药专家传承工作室建设项目。《推拿手法学》成功转型升级为国家精品资源共享课程，《呵护您的颈椎》上线教育部"爱课程"网，实现我校精品视频公开课零的突破。范师实时总结，发题为"国家级精品视频公开课建设体会"一文。同时，还受全国中医药教育指导委员会主任委员张伯礼院士邀请拍摄《中医学专业导论》精品视频公开课。2013年获得推拿博士生学位授予权学科，使推拿学科综合实力稳居全国前列。

在教学团队建设上，他注重传、帮、带，搭建年轻教师参与平台，采用举荐和参与结合、鼓励和自愿结合的形式，使中年教师的素质得到快速提升，团队建设取得可喜成绩。有人说：教学团队影响力大不大，关键看编写教材多不多。在主编"十一五"国家规划教材《推拿学》时，他力荐推拿教学团队3名年轻教师参编，使年轻人有尽可能多的锻炼机会。在"十二五"行业规划的教材编写中，推拿教学团队4名有资质的教师参与了12部教材的编写，其中主编2部，副主编4部，人均参编3部。由他主编的"十一五"《推拿学》教材及配套用书《推拿手法学习题集》顺利入选"十二五"国家级规划教材，占学校入选教材总数的1/3。2016年在全国中医药行业高等教育"十三五"规划教材编写中，范师主编了《推拿治疗学》。教学团队中的吕立江老师主编了《推拿功法学》，并主持国家精品在线开放课程《推拿保健与养生》，另外有3位老师分别参与编写《推拿治疗学》、《推拿功法学》和《小儿推拿学》。2012年范师主持的"十一五"国家级规划教材推拿学教材建设项目获校级教学成果二等奖。在精品课程建设中，3位中年教师各承担1门。青年教师教学水平提高很快，在教学技能比赛中均获好名次。在教学业绩考核、学生评教、教学质量考核结果显示，所有教师均排在第一方阵。已经建立起一支教学质量过硬，教学水平上游的老中青结构合理的教学梯队。

范师为人师表，是教书育人的楷模，他把"三课"教育贯穿于从进校到毕业全过程。在对学生思想建设方面，他喜欢与学生交朋友，善于用他的经历和体会教导和点拨学生。

转型从教第一届听课的是2000级针灸推拿学专业的学生。这批学生在期末乃至毕业后不断重复着一句话："范老师是一位让我们全班39位同学心服口服的老师，师德、学识、医德、医术样样服人！"2003年12月范师对即将去实习的2000级学生进行岗前培训，要求同学摆正自己的位置，处理好"学"与"问"的关系，要做到"四勤"，即手勤、眼勤、口勤、腿勤；把握好"四严";做到"四不宜"。循循善诱,2015年参加毕业10周年庆的学生们均表示记忆犹新,感觉犹如范师昨日才耳提面授一般。

2004年在开学典礼上作为代表老师发言,用写"人"的哲理,启发学生怎样学习、如何做人,在学生中引起强烈反响,校领导反映是近年来最好的一次发言。在每年的实习岗前教育时,他教导学生遵循"四勤""四严""四不宜"原则,影响深远;在就业辅导中,他主动帮助学生分析形势、进行应聘技巧点拨,令人深受启发;2011年在毕业典礼上发言,点拨"医、理、工、管、文"专业的不同及如何围绕中医这条主线,勉励同学立足各自在岗位上如何成才,又被视为经典。

虽然在课堂上不苟言笑,但是课堂外范炳华却是一个爱跟学生交朋友的"孩子王"。善用自己的经历和体会教导和点拨学生,循循善诱,学生都喜欢找他倾诉。即便是毕业的同学也喜欢向他"汇报"现在的工作情况。在一次学术会议上,一位在台州某医院工作4年的同学碰到范老师就说:"范老师讲的课真好!实用!我都没忘。运用您讲的"手法作用点、作用力、作用力方向"三要素和颈椎病"五线五区十三穴推拿法",我们医院门诊病人我最多,病人都说我推拿的效果好,病人都喜欢找我"。

在培养学生爱专业,学技能问题上,以模拟医院为平台,总结出课外实践技能培养的六条途径,在暑期社会实践上,精心策划实践主题,指导具体实施,多次获得省级表彰。为培养非医类学生对中医的兴趣,对推拿的偏爱,主编省级重点教材《推拿优势病种诊疗技术学》用于选修课教学,目前由他主编、开设的选修课还有《自我推拿疗法》《推拿养生保健学》,最多时一门课有400名学生报名,引起国内高校同行的关注,已有10所高校同行前来参观取经。如果你问范教授:"学生做过最让您感动的事是什么?"他会毫不犹豫地回答:"2010年那么多同学评选我为'我心目中的好老师',春节的时候,全体同学送给我一大袋千纸鹤,那一刻我真的好感动!"他说那是他收到最珍贵的礼物,至今仍保存在他的书橱里。

2010年,范炳华老师被浙江中医药大学全体学生评选为"我心目中的好老师"之学识渊博奖,评语是:"他是名医,悬壶济世,妙手仁心。他是名师,'合''离'之间,教学相长。为光大中医医术,他在天命之年投身教育。他追求卓越四十载,诠释大医精诚,大爱无边的真谛",所有学生再次表达出对范老师的崇敬之情。

范师以身践行,始终工作在教学第一线,坚持为本科生、硕士生、博士生，甚至是留学生讲课，全身心致力于教学、教改研究，坚持教学临床两不误而努力工作着，坚持并积累。鉴于他的教学业绩，2010年获得省级教学名师荣誉称号，2013年分别获得校级优秀授课教师称号和李大鹏中医药教师奖；鉴于他的人格魅力，2013年被省教育厅授予"省师德标兵"荣誉称号；鉴于他的科研能力，2012、2013年分获浙江省中医药科学技术奖一等奖、二等奖，浙江省科学技术奖三等奖；鉴于他的学术成就，他获得第五批全国名老中医药专家学术经验继承工作指导老师，浙江省名中医工作室建设项目，全国名老中医药专家传承工作室建设项目，成为名副其实的医教结合的"双师"。

在医疗方面，范师医德高尚，是大医精诚的典范。2006年他被评为全国"大医精诚"优秀医生。2012年荣获第五批全国老中医药专家学术经验继承指导老师荣誉，建有全国名老中医传承工作室。推拿学科在范师的带领下发展迅速，学科从建院初期的7人发展到现在的近30人，拥有正高级职称2人、副高级职称9人、博士3人、硕士19人，省级中青年名中医2人，团队结构合理。目前推拿学科为第三轮浙江省中医推拿重点学科，2012年获得国家中医药重点学科，2013年又获得国家临床重点专科，他承担重点学科负责人和重点专科学术带头人重任，2017年他把重点专科带头人的棒子顺利交接给团队的吕立江教授。

在科研方面，从医出身的范师，既重视临床医学研究，更重视教学研究，同时重视指导学生科研工作。他先后承担省部级、厅局级教学、临床研究项目10余项，发表相关学术论文70余篇。在教学研究方面，他承担省级新世纪教改课题，荣获省教学成果奖二等奖2项（1项排名第三）；在临床研究方面，荣获省科学技术奖二等奖1项、三等奖2项，省中医药科学技术奖一等奖2项、二等奖3项、三等奖1项。在范师的影响下，目前学科拥有国家自然基金等项目5项、省自然基金、省重大专项4项。他将研究成果录制成《三部推拿法治疗颈性眩晕》教学片，荣誉入选国家电教馆优秀作品，论文《蛙式四步扳法治疗骶髂关节半脱位》被国际生物医学搜索引擎"BioMedLib"评选为2010年度该研究领域排名首位。百忙之中，范师还调出时间耐心指导本科生、研究生科研工作，他先后指导学生成功申报并完成省科技厅新苗人才计划"推拿传统桑枝棒的制作及其应用价值的研究"、省大学生科技成果推广项目"分段定位推拿法治疗颈性眩晕方案的推广"、浙江省科技孵化项目"三辛椒膏摩结合推拿治疗颈型颈椎病的临床疗效观察"等课题的研究。其中2008年指导密琳为负责人的"传统推拿桑技棒的制作与临床应用研究"项目，从桑枝的采集、处理、加工、制作等环节全程指导，制作成精致的桑枝棒，经部分中医药院校和杭州部分医院使用给予很高的评价。辽宁、山东、湖南、广州中医药大学针推专业老师评价，恢复了几经失传的推拿棒击法的器具，为棒击法教学提供了教具，解决了多年来没有教具的困境。医院使用后反映，桑枝棒灵巧好用，为推拿恢复了传统的治疗方法，对腰腿痛、下肢痹症的病人治疗有很好的疗效。

范师转型从教后的短短的15年里，他做出了一名教师一生所追求的丰硕业绩。他是"多面手"名副其实，他样样拿得起，"医、教、研"并驾齐驱，一项都没落下。他是"医教双馨"实至名归，他既是国家级名中医、全国老中医药专家学术经验继承指导老师，又是中医药高等学校教学名师（2016年），在他的引领下推拿学科全方位发展提升，建立起一支优秀的教学团队和医疗团队，使推拿学科医、教、研三方面，由原来在国内默默无闻的基础上提升到国家层面。

已过花甲之年的范师，在2012年本可以退休安享晚年，学校出于教学需要考虑挽留他，他二话没说，欣然同意，继续活跃在三尺讲台上，承担着本科生、硕士生、博士生的教学，又培养了一批又一批学生。如今67岁的范师退休了，但他退而不休，仍为推拿学科、名老中医学术传承和培养中医药人才奋斗在第一线。这就是现实中的范老师，既是名医，又为名师，是病人、学生心目中医教双馨的好医生、好老师。

浙江中医临床名家·范炳华

第六章

桃 李 天 下

　　本章分三大部分，第一部分主要介绍范炳华教授在传承方面所做的工作包括名医工作室的建设情况，具体可分为浙江省省级名老中医药专家传承工作室与国家级名老中医药专家传承工作室的成立与建设，以及名中医外延工作室的发展与建立。并且详细总结了名医工作室建设中取得的成就、范教授在临床推拿诊疗中的"症因相关论"学术思想及相关学术思维与理念；同时对范教授所提出和创新的推拿手法与技术，如"五线五区十三穴法""三部推拿法""蛙氏四步扳法""抱颈提胸法"等做概述。第二部分主要介绍范炳华教授学术继承人的具体情况，包括第五批、第六批国家级名老中医药专家学术继承人，以及外延学术继承人；同时详述范教授对他们在医学道路上的影响。第三部分主要介绍范教授所教授的本科生与研究生的基本情况及跟师学习期间范教授对他们的帮助与影响。

第一节　薪火相传承岐黄

一、名医工作室建立

　　"山不在高，有仙则名；水不在深，有龙则灵"。中医发源于我们伟大的祖国，是古人在长期实践中的结晶，是多学科的结合体，并且在漫长的发展过程中形成了众多不同的中医流派。尽管这些流派可能起源于不同时期或不同地方，但是在其发展过程中都会有其栖息之地；其所不用太大，不用奢华，然必须有名医或名师居于其中，正如"仙居山中，龙于水中"，名医名师才是其灵魂。名老中医药专家传承工作室正是由此应运而生。名中医传承工作室是中医药人才培养与成长的摇篮，是不同中医专业、不同中医学术流派的发源地，是中医师承教育模式经验交流的学术平台。工作室建设作为我国现代传统中医师承教育的重要方式之一，类似于经典的中医跟诊模式，对于系统、全面地传承名老中医药专家的学术思想和宝贵经验，培养优秀的新一代中医人才，促进中医学术传承发展具有重要意义。

根据国家中医中药发展总的规划，为进一步加强高层次中医临床人才培养，促进名老中医临床经验和学术思想的传承和发展，探索建立中医药学术传承与推广应用的有效方法和创新模式，浙江省决定实施省级名老中医药专家传承工作室建设。2012年经浙江省中医药管理局批准，在浙江中医药大学附属第三医院成立范炳华教授省级名老中医药专家传承工作室。该传承工作室的成立主要是为了继承与发展范炳华教授在长期临床、教学与科研中形成的推拿学领域的学术思想、特色技术和教学思维与理念等。以工作室为孵育基地，培养了一批浙江省优秀推拿中医人才及推拿继承人，并归纳总结范教授几十年的临床医案及其学术思想等，进一步在浙江省内医院进行推广应用，提高推拿临床医师推拿技术水平、科研能力与教学理念等，从而造福于更多患者，并提高浙江省推拿学科在全国推拿界的影响力。光阴荏苒，当省名老中医药专家传承工作室正在如火如荼地建设时，2014年在浙江省省级名老中医药专家传承工作室基础上，经国家中医药管理局批准成立了范炳华教授全国名老中医药专家传承工作室，工作室仍然建设于浙江中医药大学附属第三医院。从此，名中医传承工作室迈出了一大步，从省级到国家级，不仅是对2年来省级名中医工作室建设的肯定，同时也是一股压力与动力。这意味着以国家级的标准建设工作室，名老中医经验及学术思想将在全国推广，所有这些都将对工作室建设提出更高的要求与标准。按照国家及浙江省名老中医药专家传承工作室的建设要求，结合本工作室自身实际情况完成建设任务书，并根据任务书的相关要求组建了科学分配合理的范炳华教授名老中医药专家传承工作室团队。同时围绕工作室的建设需求，认真做好跟师安排，学习名老中医药专家的经验，并逐步对其经验进行回顾、总结和研究，提炼形成具有临床指导意义的学术思想与特色技术。认真拟定工作室的管理制度、建设发展规划和年度计划。

在工作室建设期间，收集范炳华教授名老中医药专家建室前的医案、教案、讲稿、文稿、书稿等120篇，撰写继承人跟师笔记360篇，撰写继承人整理总结名老中医药专家医（验）案192篇，撰写继承人读书心得24篇。已建立范炳华名老中医专家学术经验文献数据库，收集资料100篇以上。在此期间，申报与学术传承相关的研究课题3项，其他相关研究课题8项。整理形成优势病种诊疗方案5种，出版名老中医专家学术经验专著5部。名中医工作室在建设周期内获得与名老中医药专家学术经验相关的省部级以上奖励2项，同期获得厅局级奖项2项，获得国家发明专利3项，建设周期内工作室共发表论文44篇。

范炳华教授在名中医工作室建设前为浙江中医药大学针灸推拿专业硕士研究生导师，指导多名推拿学专业硕士研究生，并助其顺利完成学业，取得硕士学位证书与研究生毕业证书。2013年12月25日浙江中医药大学学位评定委员会召开会议，对申请博士研究生指导教师、硕士研究生指导教师人员进行了审议与评定。经会议无记名投票表决，范炳华教授确认为我校第九批博士研究生指导教师。现范教授指导在读博士研究生1名。

另外，在工作室建设期间，工作室团队成员下基层帮扶5批次：吕立江主任每月1次到舟山市中医院、缙云县中医院帮扶指导并结对培养基层推拿人才；翁军2013年赴磐安县中医院（结对子医院）帮扶工作6个月；谢远军2014年5月至2016年5月挂职任磐安县中医院院长2年；王鹏2014年5月～2016年5月赴纳米比亚援非医疗队工作2年；浙江省科技惠民计划项目——"兰溪市三级康复服务体系建设及中医药技术示范"项目，参与培训项目8个。2014～2016年建设期间接受外单位进修学习人员19人，其中成人推拿5人，小儿推拿14人。多次举办省级及以上中医药继续教育项目：2012年8月，在温州举办省级继续教育学习班，参会人数140余人；2013年6月，在湖州举办国家级继续教育学习班，参会人数达160余人；2014年5月，在杭州举办2014杭州第二届国际推拿（手法）高端论坛，参会人数达220余人，外国专家、学者32人；2015年7月，在温岭举办国家级继续教育"名老中医专家范炳华教授推拿学术思想研修班"，参会人数达220余人；2016年7月，在杭州举办国家级继续教育"名老中医药专家范炳华教授推拿学术思想研修班"，参会人数达200余人。

在2012～2016年浙江省名老中医传承工作中重点培养传承人3人（吕立江、许丽、汪芳俊）均设立特色门诊。①吕立江：浙江省中医药学会推拿分会主任委员、中国民族医药学会推拿分会副主任委员、中华中医药学会推拿分会副主任委员，以腰椎间盘突出症推拿诊治为特色门诊，年门诊量大于3000人次。②许丽：浙江省中医药学会推拿分会副主任委员、中国针灸学会小儿推拿专业委员会常务委员、中国民族医药学会推拿分会常务理事、世中联小儿推拿专业委员会常务理事，以小儿常见病推拿诊治为特色门诊，年门诊量大于4000人次。③汪芳俊：浙江省中医药学会推拿分会委员、中国民族医药学会推拿分会常务理事，以颈椎病推拿诊治为特色门诊，年门诊量大于4000人次。整理技术汇编2本（内部交流用）：《范炳华整脊推拿技术汇编》与《范炳华筋伤推拿技术汇编》，主要用于帮助工作室成员学习范教授临床技术，以及进一步归纳总结范教授临床经验。开发并形成院内外用制剂2种：用于成人推拿，尤其是针对颈椎病、腰椎病变、骨关节损伤、软组织损伤的三辛椒膏摩，以及用于小儿推拿的涂擦按摩治疗膏；两种外用膏剂的开发均来源于范炳华教授多年的临床经验——对"膏摩"的重新认识及"膏摩"在推拿手法应用中的重要性。两种制剂均以中药为底，对皮肤几乎无任何不良刺激，结合推拿手法治疗，尤其是擦法、推法、揉法、摩法等手法相结合应用于人体腧穴或体表局部，从而发挥"膏摩"的作用。

在名中医工作室建设期间，范教授组织并参加学术交流研究、病案讨论、医案评价，以及与人才培养相关的活动75次，每月至少4次。同时，根据浙江省与全国名老中医药专家传承工作室建设项目要求，建立了范炳华名中医工作室网站。

"路漫漫其修远兮，吾将上下而求索"。名中医传承工作室在范炳华教授的带领下，经所有工作室团队成员的共同努力，取得了丰硕的成果并以优异的成绩顺利通过验收，得到了医学同道的充分肯定。验收的完成并不代表工作室建设的结束；恰恰相反，它代表着另一个开始，开始让更多人了解、学习与继承范教授学术思想与临床经验。范教授深深地认识到中医的传承与发展永远不会结束，中医的发展不能一蹴而就，而是一个漫长的过程，需要几代，几十代中医人的不断付出与奉献。

二、学术思想之传承

众所周知，传承是中医药发展过程中最重要的环节，是中医药永恒的主题，是中医药发展与创新的基础；可以说没有中医药的传承就没有真正意义上的中医的发展。除名老中医药专家传承工作室建设外，在中医药传承上，国家中医药管理局也不断推进全国老中医药专家学术经验继承工作，包括多批次的指导老师及继承人。继承人跟随指导老师的学习方式采用传统中医药学习传承模式，也就是中医药师承教育模式。中医药师承教育是独具特色、符合中医药人才成长和学术传承规律的教育模式，是中医药人才培养的重要途径。发展中医药师承教育，对发挥中医药特色优势、加强中医药人才队伍建设、提高中医药学术水平和服务能力具有重要意义，是传承发展中医药事业，服务健康中国建设的重要战略之举。

为继承整理老中医药专家学术经验和技术专长，培养造就高层次中医药人才，研究、继承与发展中医药学术，国家中医药管理局"十二五"期间开展了第五批全国老中医药专家学术经验继承工作。在2012年，经过各地遴选推荐和国家中医药管理局审核，范炳华教授被确定为第五批全国老中医药专家学术经验继承工作指导老师；同时杭州市红十字会医院推拿科汪芳俊医师与浙江中医药大学附属第三医院推拿科许丽医师被确认为第五批范炳华教授学术经验继承工作学术继承人。两位继承人在悉心跟诊学习期间，总结归纳了范教授的学术思想与创新技术，并申报了多项课题同时发表了数篇相关论文。

2017年国家中医药管理局为贯彻落实《中医药发展战略规划纲要（2016—2030年）》《中医药发展"十三五"规划》《中医药人才发展"十三五"规划》，根据《中医药传承与创新"百千万"人才工程（岐黄工程）实施方案》（国中医药人教发〔2017〕9号），组织开展了第六批全国老中医药专家学术经验继承工作。在各省（区、市）中医药主管部门和有关单位遴选推荐的基础上，经审核，确定范炳华教授为第六批全国老中医药专家学术经验继承工作指导老师，同时浙江中医药大学附属第三医院推拿科应晓明医师与姚本顺医师被确认为第六批范炳华教授学术经验继承工作学术继承人。

《素问·金匮真言论》云："非其人勿教，非其真勿授，是谓得道。"范炳华教授在继承人的选择上非常严谨，宁缺毋滥。首先，所有报名继承人者进行笔试选拔，通过笔试后再进行面试，最后才能成为范教授学术继承人。除对医学专业技术水平有要求外，范教授对于继承人在医德、生活等方面也是要求严格。在相关继承人的培养方面，范教授言传身教，传道、授业、解惑；学者潜移默化，通过老师的点拨心领神会、掌握其技术要领及学术思想之精髓。一方面，范教授根据每位继承人的自身推拿技术特点，兴趣所在，以及以往临床经验、科研情况与自身掌握的医学知识情况等，对不同学生采取不同的教育方法，听取学生想法，给予学习思路与建议，并为学生指明其今后发展方向，培养他们在不同领域推拿诊治的能力。范教授这种针对性、个体化的教育模式使学生用其所长、补其所短，在其跟师学习道路上受益匪浅，对其在今后行医路上推拿技术水平、临床诊治思维的提高均起到了决定性的作用。另一方面，范教授让所有继承人认真学习其学术思想并加以领悟，如"症因相关论""三部推拿法"等；同时让他们于各自不同推拿领域应用其学术思想，并应用于临床不同推拿对象（成人或小儿）、不同症状的鉴别诊断，进而帮助疾病诊治。

中医的发展，除了传承，当然离不开创新，只有结合创新才能促进中医健康快速发展，更好的应用于临床为全国人民服务；向国际推广，让更多的国家认识中医、接受中医，为全世界人民的健康服务，并为祖国的"一带一路"政策做出相应贡献。范教授十分注重传承，他认为中医有几千年的发展史，为中华儿女的健康做出了巨大贡献，其临床效果毋庸置疑。真正的中医师就得认真学习老祖宗留给我们的中医药知识，很多中医的精髓皆在其中；学习中医不只是记忆或背诵中医经典，还要领悟其内涵，只有掌握并领悟了其中的奥妙才能成为一个合格的、优秀的中医师。同时疾病的诊治必须与时俱进，根据"因时、因地制宜"的原则，因为古代人与现代人在很多方面都存在很大差异，如生活方式与习性、生活环境等；中医诊治方法与诊治原则均会有所不同。譬如，《素问·风论》曰："风者，百病之长也，至其变化乃生他病也。"那是因为在古代，人们居住环境较差，保暖措施欠佳，从而易被风邪所侵；而在如今社会，人们的居住环境已经大为改善，相应地，这一观点也应该有所改变。在长期的推拿临床工作及教学科研实践中，通过临床—经验—临床，从临床中总结经验，再把总结的经验应用于临床，如此反复总结归纳与临床应用，范炳华教授总结了许多推拿治疗疾病的有效方法、创新性理论、成为独具特色的学术思想，为中医推拿的发展做出了重要贡献。所有这些推拿技术方法、理论、学术思想均是推拿学发展中的瑰宝，需要我们去学习与传承。

范炳华教授倡导推拿应该以中医理论为基础，通过对传统医学"思外揣内"理论的实践与思考，结合现代解剖学和生物力学知识，创新"有症必有因"的临证原则、"症因相关"的诊断原则、"治因为先"的治疗原则的推拿"三原则"学术思想。总结出"慎审症因，细察症候，综合分析，审症求因"16字临证要诀，简称"症因相关论"。"症因相关论"学术思想结合了中医学"治病求本"与"辨证论治"两大原则，为推拿学的诊治提供了新的理论基础，也是现代中医学发展的重要内容。范教授强调医生临证必须"三细"，一是细听，认真倾听患者诉说病情，全面了解疾病发生、发展过程的完整有效的信息；二是细问，详细询问患者的发病时间、发病时的情况、是否有诱因、主要症状与伴随症状、以往诊断与治疗经过、症状变化情况、以往是否出现过此症状，以及患者的既往史、个人史等；三是细查，根据症状仔细做体格检查，特别是专科检查与特殊检查，对考虑脊柱相关性疾病或脊柱源性疾病患者，即使有明确的影像学检查结果，也要进行仔细体格检查，若在检查中发现患者体征与影像学存在差异，则得再次询问病情，以明确影像学的可靠性及其与症状的相关性。有时在查体过程中，应善于运用诊断性治疗手法并予以鉴别。同时体格检查结果应与患者症状相结合分析，如果出现两者不符合的情况，则进一步进行鉴别诊断。

范炳华教授在长期临床实践中针对颈椎病的推拿治疗独创"五线五区十三穴法"与"一穴三向法"两种治疗手法。"五线五区十三穴法"可以用于不同类型颈椎病的治疗；在此方法的基础上，根据不同类型颈椎病配以其他不同的推拿手法，疗效显著。"五线五区十三穴"具体内容如下所述。①五线：督脉线，自风府穴至大椎穴连线，即督脉经颈段，就一条；夹脊线，自风池穴至颈根穴（大椎穴旁开1寸）连线，即华佗夹脊颈段，左右各一线；颈旁线，自乳突至颈臂穴（缺盆穴内1寸）连线，即上颈段的胸锁乳突肌与下颈段的斜角肌的连线，左右各一线。②五区：肩胛带区，肩胛骨上方，冈上肌区域，左右各一区；肩胛背区，肩胛骨下方，冈下肌区域，左右各一区；肩胛间区，两侧肩胛骨的内侧之间区域。③十三穴：风府穴、风池穴（双）、颈根穴（双）、颈臂穴（双）、肩井穴（双）、肩外俞穴（双）、天宗穴（双）。"五线五区十三穴法"现已被纳入"十三五"规划教材《推拿治疗学》作为治疗颈椎病的基本推拿手法。在颈项部其他疾病的诊治方面，范教授根据临床上颈项病的长期观察研究提出了枕下三角区综合征概念，着重分析枕下三角区内的血管和神经受到影响时所产生的病理机制及其治疗的相应推拿手法。枕下三角是由头上斜肌（外上界）、头下斜肌（外下界）与头后大直肌（内上界）所围成的三角区域，其底为寰枕后膜与寰椎后弓。椎动脉第3段（V_3段）、第1颈神经后支（枕下神经）与枕下静脉丛位于此三角区内。任何原因引起该区相关肌肉的紧张、痉挛，均会刺激其内的血管、使血管痉挛或者刺激神经，患者就会出现头痛、麻木或者头晕等症状。针对枕下三角区的解剖结构，其内血管、神经走行等特点，范教授提出了风池穴"一穴三向"的推拿手法，即以风池穴为基准点，对眩晕症状为主症患者，推拿作用力向内上（沿寰枕关节方向）的手法；以偏头痛为主症患者，则采用作用力直接向上（头顶方向）的手法；如果是以耳鸣等耳部症状为主症患者，则推拿采用作用力向外上（耳后方向）的手法。该方法既针对眩晕症状，又解决了眩晕所伴随的头痛、耳鸣等症状；尤其对椎动脉V_3段痉挛纤细所致眩晕疗效更佳。"一穴三向"的推拿治疗理念，不仅仅应用于风池穴与眩晕症治疗，临床上还可以应用于其他许多疾病或腧穴；根据所施腧穴或局部解剖的特点，可以是"一穴二向"或"一穴多向"。临床上，针刺腧穴时根据患者不同症状也会选择不同方向针刺，进而达到更好的治疗效果；范炳华教授对于风池穴的"一穴三向"推拿理念与之有异曲同工之效。

骶髂关节损伤是推拿科常见疾病之一，在常规中医推拿手法里面针对骶髂关节的整复手法较少，这使临床上骶髂关节错位的推拿手法治疗效果欠佳。范炳华教授在长期治疗骶髂关节痛患者的临床实践中深深认识到中医推拿在骶髂关节手法治疗上的不足，认为必须有一套行之有效、易于操作的骶髂关节推拿手法以弥补传统手法之不足。骶髂关节为耳状面的滑膜关节，为微动关节，关节被骶骨面的透明软骨与髂骨面的纤维软骨所覆盖，并被坚固的韧带所包绕。当各种原因导致骶髂关节功能失调，如外伤、周边肌肉不稳，尤其是妊娠及生产过程中均容易引起骶髂关节的损伤，此时就会出现腰骶部、臀部甚至下肢疼痛不适。根据骶髂关节的解剖结构及损伤的发病机制，范教授经过长时间的对骶髂关节推拿手法的观察、手法模拟及手法临床疗效的对比，最终独创骶髂关节蛙式四步扳法，此手法操作简单方便，患者易于接受，不仅可以用于调整髂骨前错位，同时也可以用于髂骨后错位的整复，临床疗效显著，尤其对于产后骶髂关节损伤女性效果尤佳，往往可以达到手到病除的作用。蛙式四步扳法具体操作步骤为：第一步为自体牵引法。患者取俯卧位，在患侧髂前部垫一枕头（注意不能垫于腹部），身体向患侧移，使身体的3/4连同患侧下肢悬于治疗床外面（健肢置于床上，不能下垂），患肢自然下垂，下肢不能着地，利用下肢自身重量做自体牵引，时间为10～15分钟。第二步为屈髋屈膝扳法。继上势，患者体位同上，在自体牵引姿势的基础上，患肢屈髋屈膝；医者站于患者患侧，以一手托住患侧膝部，另一手按压在患侧骶髂关节处，做极度的屈髋屈膝运动，两手协同用力，一手压一手用力屈曲下肢，一般连续操作3次左右，转为下一势。第三步为蛙式外展扳法。继上势，体位同上，在极度屈髋屈膝姿势后，医者托膝关节的手顺势向外用力做髋关节蛙式外展扳动，按压骶髂关节的手同时向下用力按压，再回到极度屈曲姿势做外展操作，按压与外展同步进行，如此反复，一般操作3次左右。第四步为外展后伸扳法。继上势，体位同上势，在蛙式外展姿势的基础上，由髋关节外展转为髋关节后伸，操作者托膝关节的手用力向上做患肢髋关节后伸扳动，另一手同时向下按压骶髂关节部位，按压与向后扳动同步进行，一般操作3次左右。四个步骤反复操作3次，结束手法。从范教授的"蛙式四步扳法"来看，手法的每一步都是针对病因设计的。自体牵引可以适度增加骶髂关节间隙，为整复手法做准备；屈髋屈膝扳法可以调整前错位；蛙式外展扳法可以调整后错位与髂骨前旋；后伸扳法可以调整后错位。此手法可以调整骶髂关节的骨性结构，松动骶髂关节周围多个关节面和软组织结构，并重新为关节面闭合创造有利的条件；因重新调整后的骶髂关节"应力变化"得到改善，从而减轻或消除了骶髂关节周围伤害性感受器的刺激，进而缓解局部或下肢痛麻症状。通过长期临床观察，此手法对于产后所致妇女腰骶痛疗效显著，其施治方法奉行范教授"有症必有因"的学术思想，"有症必有因，无因不成症"的思维原则，"症因要相关，无关非诊断"的诊断原则以及"治因应为先，因不除则症难消"的治疗原则。"蛙式四步扳法"与"五线五区十三穴法"一样，现已被纳入"十三五"规划教材《推拿治疗学》作为治疗骶髂关节损伤的基本推拿手法。

除骶髂关节以外，传统中医推拿手法在胸椎整复手法上也存在一定不足，传统胸椎扳法主要有俯卧位按压法、坐位膝顶法与坐位旋转胸椎扳法。俯卧位胸椎按压扳法存在一定风险，尤其是对于老年人，操作不当容易出现胸胁屏伤，甚至导致肋骨骨折；坐位膝顶法由于膝顶部位疼痛较为明显，部分患者难以接受，依从性较差；而坐位胸椎旋转扳法主要用于下段胸椎左右偏移的整复。范教授在总结各种胸椎扳法的特点及相应机制的基础上，结合胸椎小关节、胸肋关节的解剖特征，另创新型胸椎整复手法"抱颈提胸法"，此方法操作简便，易于学习，安全系数高，其具体操作方法为：①整复前缓解肌肉痉挛。范教授要求手法操作时做到"作用力到，作用点准，作用方向对"，从而达到"均匀、柔和、持久、有力、深透"。患者取俯卧位，医者站于患者肌肉痉挛明显一侧，手法以按、揉为主，作用点在患者疼痛明显处和肌肉痉挛明显点，作用力要做到使患者不知其苦，作用方向垂直于竖脊肌向胸椎小关节方向；操作时间为5～8分钟。②抱颈提胸整复法。此方法以胸椎小关节的解剖学结构和生物力学特征为基础，借鉴中医"筋出槽，骨错缝"的理论，采用抱颈提胸法，调节胸椎小关节的静力性稳定系统和动力性稳定系统，使紊乱的胸椎小关节及其周围的组织重新恢复其正常的应力分布，以恢复胸椎小关节的整体力学平衡情况。操作步骤为：患者站立位，屈颈，双手于颈后相扣抱住颈部，两肘内收置于胸前区，略低头，全身放松。术者立于其身后，两上肢向前抬起，两手抱紧患者的肘部并相扣；胸部紧贴患者脊柱胸段区域，紧紧环抱住患者；之后瞬间用力向上提升患者身体，使患者双足离地即可；常可听到小关节"咯咯"的响声，即可收效。若患者身高较高，医者无法上提其身体，则医者可以站于较高处。若患者较胖，体重较大，导致医者无法上提其身体，则患者可选择坐位；患者双手十指相扣置于项部，并外展肩关节；医者站于患者身后，双手分别从患者腋下向上置于患者上臂前面，同时双手分别握住患者前臂；之后，医者前胸紧贴患者脊柱胸段；继之，医者双手向后上用力，而前胸前顶，瞬间相对用力即可，往往有胸椎小关节"咯咯"声音。除推拿手法治疗外，范教授对胸椎小关节紊乱的诊断也有其特殊思路：一为对胸椎小关节紊乱症"因"的分析。二为对胸椎小关节紊乱"症"的观察，包括主症，如背痛、背部感觉异常、胸椎棘突偏歪、胸椎旁压痛及肌肉痉挛等；还有肋间神经痛或自主神经功能紊乱症状，临床上胸椎小关节紊乱所致的胸腹症状常被误诊为内科疾病。三是对胸椎小关节紊乱症"证"的求验，主要采用胸椎X线检查以明确。

针对膝关节骨性关节炎，范教授的诊疗思路是"审症求因，内外兼治，修其内不忘其外，以求其整体平衡"，即思疾之症揣其因，疗疾之法去其因，通过调整膝关节内部平衡以达到整体平衡，因去症自消。通过对传统医学"思外揣内"理论的实践与忖量，结合"经筋"理论，联系现代解剖学和生物力学理论提出关节杠杆扳法，该方法对膝关节、肘关节、肩关节障碍患者的关节功能恢复有明显的疗效。关节杠杆扳法对因退行性变、损伤、骨折、脱位及无菌性炎症导致的关节囊粘连、萎缩，以及肌腱韧带挛缩、钙化甚至撕裂而致的关节功能障碍均有作用，可松解关节粘连，缓解痉挛，促进关节内松动，增加关节自身活动范围，使关节功能得到恢复。范教授的临床经验为：在常规推拿的基础上有机结合运动关节类手法，不但可以调整膝关节面的解剖关系和内部空间结构，适度增加膝关节间隙，即为纠正"骨错缝"；还可纠正膝周肌束、肌腱、韧带、周围神经等软组织因退变、外伤等发生的解剖位置改变，即为矫正"筋出槽"。范教授推拿治疗膝关节骨性关节炎的具体操作方法为：首先，患者仰卧位，在患侧腘窝处垫一高枕，使膝关节屈曲约45°，此时膝关节周围肌肉和韧带处于较松弛状态，关节间隙张

浙江中医临床名家·范炳华

173

开，有利于推拿手法的操作与力量深透。医者立于患侧，沿股四头肌至髌骨两侧施㨰法，重点在髌骨两侧，然后在小腿后外侧施㨰法，时间约5分钟；继上势，医者以拇指按揉髌骨周围及关节间隙，重点按揉髌韧带两侧，配合做髌韧带弹拨法，时间约为3分钟；同时于膝周穴位行按揉治疗。同时范教授也注重腘窝处的治疗，尤其是针对腘绳肌的操作；患者仰卧位时可以采用勾揉法操作，也可让患者俯卧位进行局部操作。最后行膝关节杠杆扳法：患者仰卧位，屈髋约45°，屈膝约90°。医者立于患侧，以一手之前臂置于腘窝部，同时向上抬患膝，另一手握住患侧下肢小腿下部并用力向心性按压小腿，使小腿后侧尽量向大腿贴近，同时置于腘窝部之前臂作向外的对抗牵拉，使膝关节内松动，可以连续做3次。要求动作要稳实，以病人能忍受为度。

网球肘也是推拿科临床上常见疾病，但是临床上近侧桡尺关节损伤患者经常被误诊为网球肘。针对这一情况，范教授提出了"旋转肘"概念以区别"网球肘"。旋转肘即近侧桡尺关节损伤，是因前臂过多或过度的旋转运动导致此关节的受损。范教授根据其压痛点的不同，临床上把旋转肘分为三型：①肱桡关节型，主要是由于肘关节外侧撞击损伤，肘关节过度劳损，前臂过度旋转损伤等造成肘关节囊损伤性炎症，而在前臂旋转及屈伸肘时出现肱桡关节处疼痛及压痛。②桡尺近侧关节背侧型，主要是由于前臂过度旋前或旋前过猛，或在遇阻抗条件下做反复旋前运动等造成环状韧带起点（背侧头）牵拉损伤，而在前臂向内旋转时出现桡尺近侧关节背侧疼痛及压痛。③桡尺近侧关节掌侧型，主要是由于前臂过度旋后或旋后过猛，或在遇阻抗条件下做反复旋后运动等造成环状韧带止点（掌侧头）牵拉损伤，而在前臂向外旋转时出现桡尺近侧关节掌侧的疼痛与压痛。针对旋转肘的治疗，先在局部压痛点行按揉法；对于肱桡关节型行推拿时作用力垂直向下，对于背侧型宜背侧向掌侧横向操作，对于掌侧型宜掌侧向背侧横向操作。之后，在按压压痛点的同时，旋转肘关节，大概1分钟。

从颈椎病到胸椎小关节紊乱，再至骶髂关节损伤；从上肢"旋转肘"到下肢膝关节病变；从"五线五区十三穴法"到"一穴三向""三部推拿法"，从"抱颈提胸法"到"蛙式四步扳法"。这些疾病与推拿治疗方法其实只是范炳华教授临床实践中的一小部分；在推拿临床中会碰到各种各样的疾病，每种疾病都会有不同的治疗原则与推拿治疗方法。范教授诊治疾病从来不会拘泥不变，对各种疾病，各种手法都有自己独特的见解；就如他的

"症因相关论"里面所提到的"治因应为先，因除症自消"。无论对于什么疾病，选择哪种推拿手法并不重要，重要的是能做到对因治疗。与推拿手法的传承相比，范教授学术思想之传承显得更为重要；只有领会其思想才能真正传承其精华。

"人身疾苦，与我无异，凡来召请，急去无迟，可止求药，宜即发付，勿问贵贱，勿择贫富，专以救人为心。"范炳华教授除医学成就值得我们传承外，其医德也是我们学习的榜样。他认为一个好的医生除了必须有好的医术之外，医德也必不可少；医患关系的好坏与医生医德关系密切。范教授对待患者如亲人，认真细心解答患者的疑惑，在回答患者问题时不厌其烦，始终面带笑容，让患者倍感亲切。同时范教授十分痛恨医学过度检查，过度检查不但增加患者负担，同时也是造成不良医患关系的主要原因之一。他认为作为一个合格的医生必须熟练掌握各种疾病的专科检查方法，疾病问诊之后体格检查必不可少，若不能确诊者可以进行辅助检查，但必须选择最简单有效的检查方法，尽量减少患者就诊经济负担。例如对于颈椎病患者，从安全性出发，患者接受颈椎整复类手法前必须接受相关辅助检查，在辅助检查的选择上，首选颈椎X线检查，而不是CT或MRI。范教授认为在脊柱相关性疾病的推拿诊治方面，大部分情况下，普通X线检查的参考意义高于CT与MRI，除非患者出现了病理征或体格检查结果、X线结果与患者症状不相符合的情况，则需要进一步行CT或MRI检查。在教育学生方面，范教授既严谨又慈爱，在学生的学习上倾囊相授，乐于传授自己的创新理念，同时与学生探讨自己对于医学的新想法，鼓励学生应用新理论、新技术去解决临床上的难题。对于学生的疑问，范教授逐一详细回答，直至学生洞悉所有问题；对于学生手法的学习，范教授亲自示范，让学生切身感受手法，以利于学生对手法要领的掌握。在许多学生的眼里，范教授如同父亲，不仅学习上给予很多指导，生活上也给予极大帮助。还记得浙江中医药大学第三临床医学院当初有项学生科研项目，此项目主要用于培养学生的科研思维能力及提前感受研究生生活，提高学生对于科研的兴趣。但是由于此项目资金不足，因此面临终止项目的风险，范教授得知这一情况后，主动联系学院负责人，自己拿出了一万元资金做为此项目学生科研经费，使此项目得以保留，并让学生能够顺利参加并如期完成其科研项目。一直以来，范炳华教授大部分时间都是在学校与医院度过，这种"以院为家""以校为家"的生活促使他把自己的一生都奉献于中医推拿事业的发展。一直以来，范教授被很多人称为"浙

浙江中医临床名家·范炳华

江推拿第一人"，不仅仅是因为其高超的推拿技术水平，更重要的是他对浙江推拿的影响及付出。在过去很长一段时间里，当他看到针灸学科在国内外蓬勃发展的时候，他为推拿学的发展感到深深的担忧。他坚信推拿作为中医学科重要的一部分，应该与针灸一样被世界所公认，被更多人所接受，为更多患者服务。同时，范教授始终认为中医推拿的发展与每个推拿医师息息相关，只有每个推拿医师的不断付出才能真正让其发展成为中医学中最重要的一门学科。对于推拿未来的发展来说，范教授认为教学、临床与科研同样重要，三驾马车应该并驾齐驱。只有通过教学才能让更多人了解推拿、学习推拿，才能把推拿学一代一代永远的继承下去，只有通过临床才能让患者感受到推拿的魅力、发挥推拿学的优势并服务于社会，只有通过科研才能让中医推拿学更好地与现代医学理论相结合，用现代的科研方法解释古老的推拿技术，使更多的人相信中医推拿，让推拿走向世界，促进推拿学的发展。

三、名医外延工作室

　　浙江省名中医工作室与国家级名中医工作室的建立只是范炳华教授传承工作中的一小部分。为了尽可能的服务更多患者，解除他们的痛苦，同时让更多推拿医师学习传承范炳华教授的学术思想与技术，以及相互交流、提高推拿技术水平。应其他医院的邀请，范炳华教授除在浙江中医药大学附属第三医院成立名中医工作室外，还分别在杭州市红十字会医院、湖州市中医医院与临安中医医院成立了范炳华名中医工作室工作站。

　　2017年夏天，应杭州市红十字会医院的邀请，范炳华教授在该医院成立了范炳华名中医工作室工作站，该工作室以范教授第五批学术继承人、现杭州市红十字会医院推拿科主任汪芳俊主任医师为常驻人员。范炳华教授每周于工作站出诊一次，每次门诊约20人次，预约就诊患者多为疑难病例患者，大部分患者治疗后均能取得较好疗效。如工作站有要求对复杂病情患者进行疑难病例讨论，范教授则会根据工作站要求不定期参加讨论，主要以推拿手法解决患者痛苦为主。若经讨论后患者疾病不适合予以推拿手法治疗则推荐其就诊于其他相关科室以明确诊断与进一步治疗。此工作站的建立大大提高了杭州市红十字会医院推拿科在杭州市老百姓心中的声誉，同时科室医师通过跟诊范教授，其临床诊疗技术水平得到了大幅度的提升，拓展了其科研思维能力，在工作站的帮助与配合下该院推拿科获得了多项课题的申报。

　　除了服务于杭州区域内患者，范教授有很大部分患者来自于全国各地；为了更好地服务于区域外患者，受浙江省湖州市中医医院邀请，范炳华教授于2018年7月在湖州市中医医院成立范炳华名中医工作室湖州站。此工作站成立以后，范教授每2周于此工作站出诊1次，每次接诊20人以上，使湖州患者在家门口就能得到国家级名老中医的推拿治疗，受到了当地老百姓的一致好评。另一方面，湖州市中医医院推拿科医生技术水平得到了提升，患者数量也大幅度提升，业务量明显增加。在范炳华教授的悉心指导下，推拿科医师学习蛙式四步扳法治疗骶髂关节损伤，学习"三部推拿法"治疗椎动脉型颈椎病，学习"抱颈提胸法"治疗胸椎小关节紊乱等，同时学习范教授的临证、诊治思维及学术思想，经过学习医生们不仅理论水平得到了明显提高，临床能力也大幅度提高，同时还大大提高了推拿科在湖州当地的影响力。工作室湖州站得到了当地医师及患者的充分肯定，正是"为医一方，造福一方"。

　　范炳华教授出生于杭州临安市，是故乡的父老乡亲把他养育成人，从而成就了现在的自己。所以，一直以来，范教授都希望能够回到故乡为当地老百姓服务。2018年7月浙江中医药大学附属第三医院与杭州市临安中医医院签订相互合作协议；同时应临安中医医院的邀请，范炳华教授于该院国医馆成立名中医工作室临安站。尽管工作站不大，但是它的成立满足了范教授长期以来的愿望。工作站由范炳华教授带领其工作室团队成员组成，每周出诊1次。工作室成员秉承范教授"症因相关"学术思想，根据成员不同特长，主要运用推拿治疗颈椎病、头晕、产后腰骶痛、耻骨联合分离症、偏头痛等；同时结合运动疗法、注射疗法治疗运动损伤性疾病：如膝关节骨性关节炎、四肢关节急慢性损伤；结合脊柱推拿治疗脊柱侧弯；中医中药正骨手法治疗脊柱关节紊乱相关失眠等。目前每次坐诊预约患者10～20人，经治疗后疗效显著。患者均认为临安工作站的成立对他们来说是极大的福音，在家门口就可以享受省城专家的治疗。

　　三个范炳华教授外延工作室的成立，在很大程度上完善了其国家级与省级名中医传承工作室的服务患者的宗旨。"以患者为先，以服务为先"的医疗服务理念一直融合于范老的诊治思维之中。范教授一直在寻找更多途径以帮助更多患者，与名老中医传承工作室的建立一样，外延工作站只是其中服务患者的一种途径，但是也有其特色。与传承工作室"患者走进来"模式不一样，外延工作室为"医生走出去"模式，这种模式更灵活、更广泛，使更多患者可以得到范教授的诊治。同时，在帮助患者的基础上，范教授的学术思想、诊疗技术、科研思维等也得到了更多医师的了解、学习与肯定，最后得以传承与发展。总而言之，名老中医工作室外延工作会一直持续下去，会越来越丰富，范氏学术思想终会成为中医推拿学的一束曙光。

第二节 学术继承有传人

祖国医学历史悠久、源远流长，并服务人民大众至今，就是靠一代一代中医人面传心授，生生不息。据历史考证，推拿更是医疗行为的起源之一，在历史上兴盛过，尤其是在唐代，但也遭受过严重打击，如"隆庆之变"，被当时官方剔除出医疗行业，但是在民间依然有旺盛的生命力、经久不衰，其根本原因就在于传承。范炳华教授自基层的"赤脚医生"做起，到读中医院校，毕业后选择了中医推拿这个专业，干一行爱一行，把它当成了自己一生执着追求的事业。在没有调入浙江中医学院之前，就用实际行动，在浙江医院带动着整个科室人员，临床诊疗、行政工作之余，不忘教学科研写作，成绩斐然。就算他调入浙江中医学院多年之后，浙江医院的同仁们仍然念念不忘曾经的老领导、领路人。但是医院毕竟只是医院，尤其是西医医院，推拿科只能算一个微小科，其中的地位可想而知。但通过范炳华教授的努力，无论是临床还是科研，均硕果累累，有目共睹，大学也是求贤若渴，急需高端人才承担学校的教学、科研重任。浙江中医学院针推系曾多次邀请他去授课，范炳华教授也觉得自己对推拿事业是热爱的，应该有更大的平台发挥他对推拿事业的赤子之心和远大抱负。功夫不负有心人，2003年顺利调入浙江中医学院，在医教研一体化的中医学院，范炳华教授如鱼得水，在教学上得到师生认可，所授课程相继进入省级、国家级精品课程，主编本专业国家级规划教材2部，专著多部。转型渐入佳境，先后在教学上取得丰硕成绩，一发不可收拾，更得到学校领导的充分肯定。后来他自己说："刚调入时，我从医院来到学校，还有些忐忑，毕竟之前只是医生，担心授课一下进不了状态"。可是，他不是一般的医生，是教授级的医生，2004年开始招录第一个研究生，一年又一年，授课本科生，指导研究生，到后来的博士生导师。实习生、规培生，进修生，凡是在范炳华老师门诊跟诊学习的，无论是理论上的，还是临床实践学习上的，很多专业上的疑问和困惑都能得到不同程度的解答，并能有独特的领悟，可真切感受到推拿的魅力。很多人无不心生感慨，遇到这样的好老师，正是前世修来的福分。然而，范炳华教授也殷切希望，自己的学术思想和经验能够更好地传承下去，因此需要一批又一批的喜爱推拿，忠于推拿事业的继承人，机会总是留给有准备的人，适逢国家大力支持中医事业的发展，尤其对中医的学术传承，开展了一批一批的人才计划，其中就包括第一至六批全国老中医药专家学术经验继承指导老师和继承人项目。

2012年，范炳华教授年近花甲，一生心血致力于推拿，对推拿事业孜孜不倦追求，硕果颇丰，事业的传承需要接力，急须物色合适和胜任的人，把毕生的临床经验、临证思维、学术思想传承下去。此前在2008年，因为一些主客观因素，错过了第四批师承指导老师遴选，但2012年，国家发布《关于组织开展第五批全国老中医药专家学术经验继承遴选工作的通知》，这一次，范炳华教授，凭着对推拿事业的钟爱和推拿事业传承的责任，以其专业素养，以及丰富的教学、科研成果及从业资历成功入选指导老师，浙江省中山医院的许丽副主任医师及杭州市红会医院推拿科主任汪芳俊副主任医师两位医师经过层层考核入选为继承人。接下来3年的跟师学习，记录病案，撰写跟诊心得；运用老师诊疗经验，独立实践；边学习实践边总结老师学术经验和思想，申报课题，撰写论文，完成考核，直至2015年双双顺利出师。在此期间，她们跟师做了多次学术讲座，业内关注程度很高，反响很好，同时得到中医药管理局相关部门的充分肯定和认可。

一、第五批学术继承人

（一）汪芳俊

1. 个人简介

汪芳俊，女，中医学博士，主任中医师，浙江省中医药学会推拿分会第五届委员会委员。1993年6月毕业于浙江中医学院针推系推拿专业，1998～2001年参加浙江中医学院专升本中医专业的学习，并获得学士学位。2004～2006年参加浙江中医学院针灸推拿专业研究生课程进修，2007年获得浙江中医药大学针灸推拿专业硕士学位。2012年8月～2015年8月为第五批全国名中医学术继承人，师从范炳华教授，2015年6月获浙江中医药大学中医学（师承）博士学位。

从事推拿临床25年，临床经验丰富，在学术继承人跟师期间，主持浙江省中医药管理局科研课题2项，浙江省卫生厅项目1项，参与国家级，省部级课题多项，在国内学术刊物发表师承相关论文6篇。编写《范炳华推拿医案精粹》一书，整理收集指导老师临床验案，并附上个人心得体会，展示范炳华教授临床学术经验和专业思想，临床实用性强。

相关学术传承方向及经验：在症因相关的学术思想下，运用三部推拿法治疗椎系眩晕、蛙式扳法整复骶髂关节紊乱症、抱颈提胸法整复胸椎小关节紊乱症等。

2. 学历征程遇名师

1993年毕业于浙江中医学院针推系推拿专业，当时是大专文凭。在中学时代多少也曾经算是个学霸的我，并不甘心拿到这样一个学历，怎么着也得是个本科毕业吧。在这一虚荣心的驱使下，在等到各项条件符合后，我读了浙江中医学院的中医学专业专升本。拿到本科学位后，又不知足，看到当时身边不少年轻人拿着研究生的文凭，顶着硕士的光环，好生羡慕，于是就产生了读在职研究生的想法，就这样在选择硕士导师的时候，我遇上了我的恩师范炳华教授。

记得当年第一次去找范老师的时候，是为自己找硕士导师，征得导师同意并签字。准备去找老师签字的那天，时任浙江中医药大学附属第三医院副院长的范老师正在某会议室开会，我们几个同学都在会议室外面等候会议结束，等老师们出来签字。我心情忐忑，当会议室门一开，一群人从里面出来，我根本不知道哪位是范老师，还好边上有同学提醒我，"那个就是！"我顺便喊了一声范老师，只见长着浓浓眉毛的老师，在楼梯边上转过身来，我连忙跑过去说，"范老师，我报了您的推拿硕士，您同意吗？同意的话帮我签个字。"我涨红了脸，生怕得到否定的回答。范老师说了声："好的，签在哪里？"还简单问了我的基本情况。虽说是院长、教授级别的大咖，但给人一种既和蔼但又不失威严的感觉。三年的硕士很快过去，我基本每周六都去跟范师门诊，这期间升了职称，又报了课题，写了论文，都得到了范老师极大的帮助，其中的艰辛也只有经历过的人才能体会到，这里就不一一赘述。

硕士后升完副高，我长长地舒了口气，发誓接下来的一两年不再做课题、写论文，休息一阵再说。可是就在我悠闲懒散看孩子的某天晚上，接到范老师的电话，说第四批全国名老中医药学术继承人的遴选工作就要开始，希望我去参加。我一下子都没听明白是怎么回事，这些工作常常是在学中医、中药的同行中知晓的比较多，我也从没去关心过，琢磨了半天才弄明白。我们需要有3个人报名并参加考试,必须有2人通过考试后才能确定所报的老师也成为指导老师。考试内容基本就是中医综合加四大经典。我信心不足,犹犹豫豫的报名了,然后就开始准备复习。记得第一次考试是在大冬天,一个下雪的早晨,我们在学校的大教室里,被冻得哆哆嗦嗦,勉为其难地完成了笔试。但是这一次我们几个都败下阵来,只有一个同学合格,弟子们铩羽而归,累及导师,因此范老师也没有被选上第四批的指导老师,当时心里有些愧疚。

春去秋来,过了两年,又接到范老师的电话,说第五批师承遴选开始了,这次培养是由省里组织,跟师结束后还可以申请博士或硕士学位。当时我硕士学位已经拿到,因此选上的话就可以申请博士学位,这是一个极大的利好。这时范老师又在耳边督促:"这次机会更好,快去报名,你肯定有希望的!"。机会难得,为了不辜负敬爱的范老师殷切希望,我必须再去试一次。有了范老师的鞭策和鼓励,我重整旗鼓,准备好复习资料,准备再战一局。好在这次是我们自己省里组织考试,有了明确的考纲和书目,准备起来比较有方向,加上多次考试有了更好的基础,再考一次信心十足。我重新准备好复习资料,利用休息时间,跑到浙江大学华家池校区的教室里,和别人一起复习,这样一来,教室里学习氛围浓厚,更有利于集中精力,提高效率,这是我多年的备考经验之一。准备了将近3个月,心里怀揣着"毛竹",奔赴考场。

这是一场申请博士学位的全国统考,因为第五批师承结束后可以申请博士学位,所以需要入学考试,但是和正式全日制的博士考试难度还是相差很大的。这场考试内容囊括了中基、中诊、方剂、中药和四大经典内容。记得问答题中有关于"病机十九条"的论述,还有要求按一年的顺序写出二十四节气的名称等,我居然没有答全。尤其是二十四节气,作为中华文化的重要组成部分,我们学中医的竟然不能完整背诵,内心怅怅然。

这次考试倒是顺利通过,而且排名还比较靠前。内心当然充满了喜悦,但自己心里还是有点发虚,就这样范老师、许丽老师和我组成了第五批师承的师生团队。跟师3年,我逐渐理清了范师的主要学术思想和各个推拿优势病种的诊治经验。其"症因相关"的诊治思维是临床治疗的核心,所有的诊治思路都围绕着症和因的相互关系而展开,因此往往能达到事半功倍的效果。例如,由前斜角肌问题导致的一系列症状。以前并没有意识到上肢麻木可以因肌肉痉挛压迫神经干而产生,总以为上肢麻木就是颈神经根受压。诸

浙江中医临床名家·范炳华

如此类的误区，在跟师过程中，发现了很多很多，一经发现，经范师提点，就有了豁然开朗的感觉，解答了我平时在临床中积累的不少疑惑。

跟师的3年，我不仅从学术上得到来自范师的很多启发和帮助，而且也看到了他对推拿事业的热爱和一丝不苟的学术精神。学生上交的论文，我的跟师笔记、心得，范师无一不认真看过，批上评语。我第一年的跟师记录，范师都坚持手写完成，因此现在都成为珍贵的资料并保留下来。至于论文，从格式到内容，都会做出点评，甚至标点符号都会标出正确的用法。出于对推拿的热爱，他收集整理手头的书籍，照片等资料，并和上海中医药大学的同道一起，希望将江浙沪这一带的推拿渊源和流派整理出来，可以为今后留下清晰的传承脉络。这样一丝不苟的治学态度和敬业精神，是最值得我们后辈敬佩和学习的。

范师对待学术是非常严肃认真的，但对我们这些学生却极力呵护，尽最大努力对我们进行支持和帮助。例如，当做课题遇到难题时，科室建设需要专家支持时，甚至研究生毕业找工作需要帮助时，他都会不遗余力地给予帮助，真正让我看到了一位大家的风范。

总之，范师不仅给了我学术上的引领和指导，更重要的是对我的精神层面也产生了深远的影响。他的认真严谨的治学态度，对推拿事业的热爱和敬业精神，会一直鞭策我前行。

（二）许丽

1. 个人简介

许丽，女，针灸推拿学硕士，副教授、副主任医师，浙江省首批中青年临床名中医，浙江中医药学会推拿分会副主任委员，中华中医药学会推拿分会常务委员。1987～1992年上海中医学院推拿系推拿专业学习。1992～1995年上海中医学院中医骨伤科（含推拿）专业攻读硕士学位。2012年8月～2015年8月为第五批全国老中医药专家学术经验继承人，师从范炳华教授。

从事针灸推拿教学临床科研工作20余年，临床经验丰富，尤其在小儿推拿方向，为省级小儿推拿引领者。跟师期间主持并主要参与导师各级科研及教学课题9项，以第一作者或通讯作者发表论文10篇，主编及参编相关著作及教材5部。

相关学术传承方向及经验：以症因相关学术思想为指导，擅长运用"揉捏牵转"法治疗小儿肌性斜颈，"捏脊疗法"治疗脾虚消化不良，蛙式扳法整复骶髂关节紊乱症等。

2. 信任、责任与重托

3年的师承学习，衷心感谢导师范炳华教授对我的辛勤培养，他不仅传授我丰富的理论和临床知识，还给予我严谨的治学态度，教我如何做人、做学问、如何读书、临诊，更要感谢范炳华老师对我今后事业的发展所给予的帮助、支持和指点。跟师期间，导师的学术思想深深影响和指导着我，他善用经典，融贯中西，临证思辨灵活，经验丰富，信奉有症必有因，凡症皆由因所致的学术观点，见解独特。导师治学严谨认真、善于思考总结、勤于动笔动手，凡事亲力亲为，他对待学生像自己的孩子，无微不至，他对待病人如自己的家人，关怀备至，乐于奉献。这一切使学生受益匪浅，铭记于心，像一盏明灯照耀在我今后的学习和工作中。但由于跟师期间还承担教学和行政工作，对导师临床经验学习和总结还不深入，对部分导师特色正骨手法掌握还不到位，诊断和读片技巧尚待提高，三年学习虽然结束了，但跟师的步伐不会停止。

跟师3年，"名老中医临床经验、学术思想传承研究"属于研究型继承，是从科研视角总结名老中医经验研究的过程，是从感性认识上升为理性认识的过程，是认识上的飞跃。师承教育是中医教育不可或缺的部分，它可以进一步强化既往学习的不足，本人有幸成为范炳华教授的学术继承人，3年的师承学习感慨颇多。我是第二次参加师承考试，第一次由于客观原因未能跟师范炳华教授，所以在2012年成为第五批全国老中医药专家学术经验继承人时，欣喜不已。能够与老师临证接触和学习感到非常高兴，但根据省中管局师承培养方案，要完成跟师记录、千字月记、经典读书笔记、导师临床医案等许多要求，与自己其他工作和生活相冲突时，感到非常纠结和不安，随着自己工作学习中对中医认识的进一步增强，对推拿手法的炉火纯青的应用，临床疗效的不断提高，顿悟到师承学习的重要性和有效性。跟师过程中见证了推拿特色手法的神奇和立竿见影。作为老中医药专家学术继承人，能很好地总结和提炼老师的学术思想和临床治疗经验，不仅能提高自己的临床水平，而且能更好地发挥中医师承教育的作用，使名中医的学术思想和临床经验发扬光大，惠及后学者。

按照第五批师承教学协议，我从2012年8月底开始跟随范炳华导师学习，每周跟师临床3个半天，3年共计216天；每周独立临床4个半天，3年共计281天，平时和年度考核合格；参加中医药管理局组织的集中理论学习80天，并考核合格。完成布置的自主网络学习；跟师学习期间，虚心刻苦学习老师的临床经验和技术专长，认真撰写跟师笔记等学习资料，归纳整理并加以总结研究。3年完成指导老师批阅过的经典学习心得12篇、千字月记的学习心得及临床经验整理36篇、反映指导老师经验和专长的临床医案总结60份、跟师笔记180篇；学习期间以第一作者或通讯作者发表论文10篇，其中总结老中医经验的学术论文5篇，主编及参编相关著作及教材5部，获得各类奖项8项，主持并主要参与导师各级科研及教学课题8项，创新新技术新项目1项；完成并提交2万字以上的结业论文1篇，圆满完成跟师学习任务。

我本人的小儿推拿特色门诊也日渐发展，成为浙江省小儿推拿领军人物，成立小儿推拿专科，采用"揉捏牵转"法治疗小儿肌性斜颈，"捏脊疗法"治疗脾虚易感儿等在临床均取得了较明显的效果，2009年获得浙江省首批中青年临床名中医称号，每周2天专家门诊，小儿推拿年门诊人次超过7000人次，已在省内具备一定影响力。参加"十一五"国家中医药管理局小儿肌性斜颈临床路径研究，并在全国进行推广和验证，"揉捏牵转法治疗小儿肌性斜颈"成果获得浙江省中医药科学技术奖三等奖。多途径开展小儿推拿适宜技术推广，更大范围提升小儿推拿的影响力，每年接收10余名省内进修生、师承徒弟进行小儿推拿临床学习。受浙江省中医药管理局、浙江省适宜技术推广中心及其他地市邀请，开展小儿推拿技术推广普及，收到良好效果。积极参与社会服务，参与继续教育培训，下基层技术指导，开发微信公众平台（许家班小儿推拿）。通过电视节目、报纸、网络、媒体等多途径、多平台开展小儿推拿医疗服务。

二、第六批学术继承人

2017年，范老师临近退休，仍然工作在临床一线，更不忘推拿事业薪火传承，再次入选为第六批全国老中医药专家学术经验继承指导老师，继承人为中山医院推拿科应晓明副主任医师和姚本顺主治医师。

（一）应晓明

1. 个人简介

应晓明，男，针灸推拿学硕士，副主任中医师。1994～1999年就读于浙江中医学院针灸推拿专业，取得本科学士学位，2004～2007年浙江中医药大学针灸推拿专业，攻读硕士研究生，师从浙江中医药大学方剑乔教授。2007年至今就职于浙江中医药大学附属第三医院推拿科。2017年12月为第五批全国名中医学术继承人，师从范炳华教授。

从事针灸推拿教学临床科研工作10余年，临床经验较丰富，在临床上善于运用推拿结合运动疗法，注射疗法治疗运动损伤性疾病，如肩峰下撞击征，肩周炎等肩周疼痛病症，以及膝关节、踝关节等关节损伤疾病。在2012年6月～2014年6月通过自荐与选拔后，参加浙江省卫计委援助纳米比亚医疗任务，工作于纳米比亚温得和克州立医院针灸推拿科，在援纳期间深受纳米比亚政府和民众及当地华人华侨的好评，并获得中国驻纳大使馆"中纳友谊特别贡献奖"。2017年6～8月参加国家卫计委奥地利学习交流项目，期间主要进修学习运动医学以及脊柱侧弯的运动疗法。2017年1月曾至白俄罗斯参与浙江省卫计委中医推广，于当地医院进行中医示范诊疗。主持浙江省中医药管理局科研课题1项，参与国家级，省部级课题多项，在国内外学术刊物发表论文10余篇，其中SCI3篇。

相关学术传承方向及经验：在症因相关的学术思想下，蛙式扳法整复骶髂关节紊乱症、抱颈提胸法法整复胸椎小关节紊乱症、正骨结合施罗特呼吸疗法治疗脊柱侧弯等。

2. 针推转向遇明灯

范炳华教授一直从事推拿临床、教学与科研工作，他的推拿学术成就与思想对推拿临床诊治具有很好的指导作用，也是我一直想认真学习和钻研的专业方向，希望通过跟师学习在专业上得到大幅度提升。有幸于2017年申报并获批为第六批全国名老中医药专家范炳华教授的学术经验继承人，并成为范炳华国家级/浙江省名中医工作室成员。正式拜师之后，每周跟诊于范老师，在范老师"症因相关论"的学术思想高度指引下，学习到如何去正确诊断并治疗脊柱相关性疾病以及骨关节疾病；进一步认识椎系眩晕病因病机，并利用"三部推拿法"治疗椎动脉型颈椎病；跟诊时亲身感受到"蛙式四步扳法"对于骶髂关节病变的显著疗效。范师知识之渊博，技术之高超，工作之严谨都是吾辈学习之楷模。本人一直认为针灸与推拿均为中医主要治疗手段，两者相得益彰，结合可以达到事半功倍的疗效。愿自己所学知识能更好应用于推拿临床，造福于更多患者。

（二）姚本顺

1. 个人简介

1996～2001年就读于湖南中医学院针灸推拿专业，取得本科学士学位，

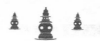

2006～2009年浙江中医药大学针灸推拿专业，攻读硕士研究生，导师为浙江中医药大学谢远军副教授。2009年至今在浙江中医药大学附属第三医院推拿科工作。2017年12月申报并获批为第六批全国名老中医药专家学术经验继承人，师从范炳华教授。

从事针灸推拿教学临床科研工作10余年，具有一定的临床经验，在临床上善于运用推拿结合针灸，整脊治疗脊柱及相关疾病，如寰枢关节紊乱、胸椎错缝、腰椎间盘突出症、腰椎滑脱等，以及肩周疾病、膝关节，踝关节等关节损伤疾病。主持浙江省中医药管理局科研课题1项，参与国家级，省部级课题多项，在国内学术刊物发表论文多篇。

相关学术传承方向及经验：在症因相关的学术思想指导下，运用三部推拿法治疗椎系眩晕、正骨手法调整寰枢、寰枕关节紊乱综合征、蛙式扳法整复骶髂关节紊乱症等。

2. 念念不忘终入门

有时候，人总会阴差阳错，一些看似稳妥的事最后却失之交臂，但是你的执念到了一定程度，还是有回报的。

与范炳华教授的相识，源于来浙江中医药大学攻读研究生，2006年报考研究生，本来是填报天津中医药大学的，初试、复试、体检一切顺利通过，等待通知书寄来是顺理成章的事，等到快到五一假期前两天，天津中医药大学招生办老师来电话说，因一些问题没法录取，让我赶紧调剂去其他院校。当时，人都懵了。待清醒后，赶紧着手研究生录取调剂之事，说是无头苍蝇也好，热锅蚂蚁也罢，反正大致看一下南北方向。凭感觉还是南方吧，于是网上查询到浙江中医药大学好像还有2个名额，抱着一线生机，于是就投了档，不幸中的万幸，浙江中医药大学研招办来电话了，让我五一前去复试，这次还算顺利，面试后，承蒙谢远军老师的接纳，成为老师的第一个研究生。

研究生的课程，就有范炳华教授的授课，望去慈眉善眼，但又焕发出庄重威严，说话中气十足，严谨而又不乏风趣的一位老师，特别喜欢他的授课，给你层层深入、抽丝剥茧式诊断疑难疾病，让你感受到疑云重重的临床悬案一下子水落石出的快感。

研究生毕业后，留在本院和范老师做了同事，对他的了解更深入，身居高位，平易近人；学术大咖，不忘提携后进；知识渊博，见多识广，胜似百科全书；思维活跃，胜过年轻人；平时门诊偶遇范老师，他经常毫不吝啬地把自己的新发现和新思想分享给我们，把临床的典型案例解构给我们，往往有听君一席话，胜读十年书的感觉。

对范老师的了解越多，就越有入师门跟师学习的愿望，但一想到自己资质平平，无所建树，恐不能胜任师门之徒，一直只是一个念想。时至2016年下半年，为响应省政府优势医疗资源下沉的号召，去金华地区山城磐安县下乡半年，感觉到平时接触过范老师的专业理论和治疗技术，虽然只学到皮毛，不够深入，但是也能在这里大放异彩，收到良好的临床治疗效果，拜师深入学习之心更浓了。2017年回本院后，大概10月，浙江省中医药管理局发布第六批全国老中医药专家学术经验继承工作通知，医院科教科让院内相关科室符合条件的人员填表报名，很多同事跃跃欲试，有同事对我说"你符合条件可以报名呀"。是的，我的基本条件符合，可是我还是犹豫不决，信心不足，作了很多次思想斗争，就是没能下决心。临近报名截止没有多少天了，我终于鼓足勇气打电话给范老师说，我想报您的第六批学术继承人，得到范老师肯定的答复，让我安心了不少。因为报名的人超过录取的人数，范老师决定，自己组织考试，也许是运气的眷顾，有幸成为范老师的学术继承人，在此特别感恩。也希望在此后的跟师3年里，深入学习范师的学术思想、临床经验及诊疗技术，努力成为优秀的继承人。

三、外延名中医工作站和学术继承人

随着中医药事业不断得到国家重视，范炳华教授在浙江乃至全国的名声也越来越大，引起省内除杭州以外地区的卫生计生委及有关单位的重点关注，纷纷要求设立名中医工作室工作站或培养学术继承人。随后设立范炳华名老中医药专家传承工作室，其中杭州市红十字会医院分室带教学术传承人3名，湖州市中医院工作站带教学术继承人12名，杭州市临安区中医院国医馆工作站带教学术继承人2名，义乌市苏溪卫生院工作站带教学术继承人2名。2018年3月金华市卫生和计划生育委员会与浙江中医药大学合作，聘请范炳华教授担任金华市名中医药专家学术传承项目指导老师，培养学术继承人2名（李王斌、张建峰）。2018年4月浙江省残联、省教育厅、省慈善联合总会等单位联合主办的"百位名家助力特殊教育"活动，聘请范炳华为浙江特殊教育职业学院教学名师，指定方莉为范炳华名老中医药专家学术继承人。

（一）耳目一新识推拿

李王斌，1985年出生于浙江省永康市，2010年于黑龙江中医药大学针灸推拿专业毕业，永康市中医院工作9年，本科学历，主治中医师。

自从医以来，倍觉中医学有妙用之处，虽然教科书罗列了推拿疗法对许多疾病有着独特的功效，然而随着推拿临床实践时间越长，就越会遇到让人困惑的问题。琢磨得越多，越觉得其博大精深，奥妙无穷。但是靠自己闭门造车，往往不得其要，事倍功半。欲觅良师，期盼已久。2017年终于得一机缘，在范炳华教授国家名老中医专家学术经验继承人金华地区项目选拔中被选中，能在范老师门下受教，心下幸甚。

第一次来范老师门诊时，已是上午10点，诊室已全是患者，恰好见范老师在仔细询问着患者的病情，包括日常工作、生活的姿势，习惯。接着做体格检查，心无旁骛，一丝不苟从一般检查到重点专科检查。一众学生有的在用手法治疗，有的在观摩诊疗过程，忙碌而井然有序。我自己平日接诊，常常是问完病情就让患者去做辅助检查。范师虽然忙碌但仍然详询病史并仔细体格检查。检查完一个患者，范师留意到我来了，爽朗地笑了一下道："一路辛苦了"，顿时驱散了我的第一次见面的紧张和拘谨，觉得一下子融入了一个大家庭。

范师诊疗思路独特：某患者，女，52岁，2018年5月初诊，主诉头晕胸闷1天。患者1天前自觉胸闷、心悸突发，症似之前心梗发作，头晕特别难受，遂电话120急救（具体处理不详）略有好转，今晨经人介绍来找范师就诊。范师细询病情，了解了头颈部症状同时伴有咽喉不适，且有恶心表现，并经过有重点的体格检查后，建议患者查经颅多普勒。范师从患者的症状表现及散乱的主诉，以及体格检查的表现中，抽丝剥茧，概括出患者的病情特点及病因可能，结合相关辅助检查，明确初步诊断。当即针对病因采用推拿治疗，患者自诉眼睛一下明亮多了，头晕明显好转，范师随即交代相关的注意事项及后续治疗。整个诊疗过程，步步为营，逻辑分明；层层推进，行云流水，一气呵成，完全是一种全新的诊疗示范，使人佩服得五体投地。范师说，一定要根据患者的实际情况，详细询问病史、认真查体，遵循"有症必有因，症因要相关"的临证思维，从症状和体征入手。

跟师临近1年，范师独特的诊疗思想、丰富的临床经验和高超技艺深深地影响了我，学习和模仿是我当前的任务。例如，自从学习了范师创立的点线面结合的五线五区十三穴推拿法后，一改过去采用面积广泛的治疗，有针对性地结合病变部位来确定治疗方案，重点突出，有的放矢，不但节省时间，减轻体力消耗，提高了疗效，而且诊疗思维的清晰度也有了明显的提高，真正的事半功倍。让我对自己的临床诊疗技术信心满满，对此衷心感谢范老师的栽培。

范师已经从医从教将近50年，他出于对中医推拿传承事业强烈的使命感和责任感，毫无保留的把所学教导给我们，他的精神时刻激励着我，使我更加坚定学习推拿、从事推拿工作的信心，推动着我在推拿事业的道路上不断奋进和前行！

（二）视障推拿迎来新征程

方莉，女，针灸推拿学博士，主治中医师，师从国家973首席科学家梁繁荣教授。2011～2015年于浙江中医药大学附属第三医院针灸科工作，2015年至今于浙江特殊教育职业学院工作。现为浙江省针灸专业委员会委员、中国循证针灸专业委员会委员、中国中医药研究促进会小儿推拿外治专业委员会委员、世界中医药联合会儿童保健与健康教育专业委员会委员。2017年3月～2018年4月随任于葡萄牙科英布拉大学孔子学院，参与中国传统文化及中医海外宣传推广。主持浙江省自然科学基金青年课题1项，杭州市哲学社会科学常规性规划课题1项，参与国家973课题2项，省部厅局级课题多项，在国内外学术刊物发表论文10余篇。

范炳华教授从事推拿临床、教学与科研工作50年，50年如一日，兢兢业业，是学生眼中的良师益友，是患者眼中的推拿圣手。在繁重的临床、教学、科研工作之余，作为推拿界老前辈，范师不忘关心从事推拿工作的另外一个特殊群体——盲人推拿师。浙江特殊教育职业学院是浙江省唯一一所主要面向残疾人开设的高等职业教育院校，所开设的康复治疗技术（推拿方向）高职专业面向省内及全国招收视力障碍学生。自2016年以来，范师所在的浙江中医药大学作为援建单位，在专业人才培养、骨干教师提升、实训基地建设、科研课题突破等方面给予了大力支持。这几年，该校专业教师素质取得长足进步，这些都离不开像范师这样的援建专家们的无私奉献。现在我更有幸作为范师的学术继承人，可以每周在临床跟诊学习，可以时常接触本专业发展的新动态，将更多的优势资源带回去，将我们的视障学生带出校门更多参与到行业的发展。正是通过"师带徒"这样一座桥梁，范师亲力助推残疾人特殊教育事业发展，为我校视障推拿特教专业带来了新的发展和新的机遇。相关学术经验和教育传承方向：遵循范师"症因相关"的学术思想施教，把范师的"有症必有因，无因不成症"的临诊思维、"症因要相关，无关非诊断"的诊断思维，"治因宜为先，因除症自消"治疗原则，贯穿于教学全过程，落实到推拿全程。

第三节　桃李天下育新苗

一、硕士研究生培养

1. 结缘推拿——2007届王鹏述写

就读大学期间，首次接触了中医针灸推拿专业，发现这是自己对中医医学的真正兴趣所在，励志攻读硕士研究生，把成为一名优秀的针灸推拿专业领域中医医生作为奋斗目标。2004年6月有幸成为浙江中医大学第三临床医学院副院长范炳华教授的第一位全日制推拿研究生。导师对椎动脉型颈椎病的诊治，积累了不少临床经验和成果，于是建议我研究生期间的研究方向为推拿对椎动脉型颈椎病血管形态学及血流动力学的相关研究。

研究生期间，我的导师范炳华教授，在科学研究的思路和方法上不断给予我启发，在课题设计及论文书写方面给予我精心指导和严格要求。范教授言传身教，鼓励我发挥本科中医学专业基础知识，刻苦学习推拿医学技能，拓展思路，医学实验结合临床诊疗，用推拿技术解决课题及日常诊疗中遇到的问题。导师正直的为人、严谨治学的精神作风深深地感染了我。我的导师将他最真挚的人生观、思想观谆谆于我，使我受益终生。

2. 不让须眉——2008届徐泉珍述写

2003年的秋天，当《推拿治疗学》课程授课进度到腰部疾病部分时，有着一对浓眉的范老师第一次出现在课堂上的场景现在依然历历在目。那堂课让我记忆尤为深刻的是范老师耐心细致的教学态度，整堂课范老师都一直认真而又耐心地讲解并板书腰部解剖，如腰部有哪些关节、有哪些肌肉韧带、韧带最大承受力是多少等。当时自己还有些不解为何要讲解的如此细致，但还是认真地把板书抄了下来，直到后来去医院临床见习才明白了本意。

说起报考范老师的研究生，中间还有个小插曲。因为在针推女生堆里长得还算壮实，同学们平常开玩笑说起来，都觉得如果女生要去做推拿的话我最合适了。因此2003年底去实习前，有了考研想法的我有次在路上碰到范老师，"范老师，我以后考您研究生行吗？""文件没下来，还不知道明年能不能带"。我没敢多问，就理解成了范老师不带研究生了。实习、考研准备、报名都在实习医院里进行，在一位师姐的引导下我报了中医妇科，结果因中医妇科研究生名额有限，便进入调剂。这时我赶紧了解针推研究生招生状况，发现2004年范老师招了一位研究生（王鹏师兄），于是赶紧向学办要了范老师的电话号码打过去，但是心里也很忐忑，还准备了一番措辞以应对。"范老师，我考您研究生好吗""好呀"。"好呀"两个字，答应的干脆又肯定，准备的措辞一句都没用上，当时我就立马哽咽了，现在想起来还是心情澎湃。

于是就有了研究生复试，复试时学院领导和其他老师都很诧异，一个女生为什么转而报推拿方向，中医妇科不成针灸妇科也行呀，范老师也说做推拿很累的，既要脑力更要体力，并且强调了2次。我当时从两方面回答老师们的不解，第一，我是农村出来的，我不怕苦，不怕累；第二，更重要的是跟实习经历有很大的关系。我本科的实习医院是浙江医院，也是范老师2003年之前供职的医院。一年的实习时间总共轮转了8个科室，最后一个科室才轮到推拿科，在那里处处还留有范老师的痕迹，范老师的同事，范老师的学生，用的治疗手法、对待病人的态度都是一脉相承。留给我印象最深的是有这么一个瘫痪病人，在外科、神经内科、针灸科都接触过，极不配合治疗，拒人于千里之外，在老婆和两个保姆的帮忙下到了推拿科，几乎是抬进来的。我的推拿科带教老师一边给他做治疗一边跟他聊天，半个小时后他的神态发生了翻天覆地的变化，出门时不要被抬了，自行下床由老婆和一个保姆扶着出去。第二天，不需要保姆帮忙了，第三天他老婆先进来了，说老头子一定要自己一个人走着来。为什么推拿效果会那么好？惊叹和求知欲并存于我脑海里，我想跟范老师直接学习推拿就顺理成章了。于是我通过了复试，成为了范老师的第二个硕士研究生。

一拿到录取通知书，我就迫不及待地跟着范老师门诊，这时才真的明白范老师说的"做推拿很累的"，也才知晓自己本科所学的推拿手法是规范的初级手法，但根本没达到"深透"的要求，也就是功力没练出来。所以跟着范老师门诊既是"不幸的"又是"极其幸运的"，"不幸的"是范老师门诊门庭若市，看不完的病人，做不完的推拿，经常连喝水的工夫都没有；"极其幸运的"是正因为高强度的实践加上范老师的指导，短短几个月手法技能突飞猛进。

但3年的研究生跟师，我收获的不只是手法技能，更有经范老师一路鼓励而培养出的自信。

3. 推拿入门——2009届谷海洋述写

12年前，我有幸成为范炳华教授门下一名研究生，跟师学习，使我从一个懵懂之态的学生，变成一个合格的推拿临床医师，跟师期间，老师对推拿学科发展的专注、对推拿手法的创新及丰富的临床治疗经验，深深震撼到了我，使我对推拿疗法的发展前景有更深的认识和更强的信心。

范师勇于探索，不断创新，遵古训而不泥陈规，在对传统推拿手法继承发展的基础上，致力于手法的创新，结合解剖生理和生物力学原理，创建了杠杆扳法、蛙式扳法等新手法，松解关节粘连和调整骶髂关节紊乱型产后腰痛，历经多年临床验证，效果显著，后来写进了国家级教材。新手法的运用，给临床疾病的治疗中提供了新手段。

范师病因论治精准、临床经验丰富，跟师期间范师经常告诉我们疾病的发生必须有病因的存在，只有找到病因，精准定位，我们的手法操作才会取得佳效。导师运用三部推拿治疗颈性眩晕，就是治病求因的体现，范师经临床诊断和椎动脉3D CTA检查，以判断哪一段椎动脉发生病变，后运用相应的手法治疗，达到良好的效果。

范师的学术思想及治病良方，时时运用于临床，每每收获良效，深受患者好评。虽离开范师身边多年，但其严谨治学的精神及症因相关的学术思想犹如一盏明灯，每时每刻都在指引着我，给我信心和力量。

4. 心中灯塔——2010届王新华述写

白驹过隙，忆与范师之初见已是十年前，彼时初至杭州，身心呈水土不服之态，忐忑访吾师，寿眉善目、面有佛相、温言相慰，立生亲近之感，幸拜门下，心下渐安。

随师三年，谆谆教导，感触颇多。

今时之世，国势日盛，民生富足，养生之道大兴，推拿治病防病保健俱佳，为其中翘楚。然规范未行，门槛颇低，三教九流，一拥而上。每念及此，范师痛心疾首，欲奋起千金之棒，还推拿一朗朗乾坤，拳拳之心、殷殷之情令吾辈汗颜。范师治医严谨，每从医事，必四诊齐备，事无巨细，追本溯源，所诉病状，无有不应，病友尽皆拜服，一改推拿轻诊重治之风。范师致力于椎动脉形态学的研究，于细微之处见真知，普通之处现卓见，并首创颈性眩晕分段治疗之则，临床试之，疗效之著，无不叹然。

从医数载，吾师所授之学、临证之要，无不为吾辈明灯。每遇杂病，必学吾师，着眼细处，推敲琢磨，细诊而后治，疗效乃出。

5. 专业之源——2011届雷言坤述写

有幸入师门，每每忆跟师相处，就是我对专业寻源之路。感悟良多，收获颇丰，枚举几点，藉以感恩。

范师所语，时而幽默，时而玄远，又如玉指剥嫩笋，层层解析，直抵鹄的。单单颈性眩晕，范师从血流动力学、血管与周围骨及软组织关系等多方面探讨眩晕的原因，力求找到眩晕的本质所在，并创立了三部推拿法，对临床治疗起到了很大的指导作用。并且其多年的一手影像资料整理成书，为后世研究、学习颈性眩晕等提供了宝贵的真实案例。范师虽身怀推拿绝技，但仍孜孜不倦的"求因、求真、务实"精神时刻影响着我，治病求因是成为一名好医生的不二法门。

范师治病，不墨守成规，不断地总结、演绎、实践、再创新。"五线五区十三穴"就是其在治疗颈椎病的过程中理论创新和再理论指导下的实践创新。其方法简单，应用方便，在我以后的工作中常用此法，效果显著。也因此其创新精神一直影响着我，也促使我不断地思考，为自己学术的发展提供了一台强劲的发动机。

范师常说，用针如用药，用药如用兵，推拿是以指代针，用药用兵之道变化万千；盖其是说，推拿也要灵活多变，推拿基础手法要灵活运用。范师所创"一穴三向"，就是其灵活运用推拿手法的具体体现，一个穴位，比如风池穴，在范师手下就变成了一个足智多谋的士兵，根据所用力的大小，力的作用，力的方向的不同，他能攻克来自耳部，大脑，颈椎三个部位的特定疾病。也因此，手下有穴并无定点的想法深深地烙在了我的脑海里，在我临床时，时刻提醒着我灵活运用，不拘一格。

范师认为，推拿要以传统中医为宗，也要具备现代医学知识。深入了解相关疾病的西医原理，借助中医推拿的手法优势，将有助于推拿临床的更大发挥，起到事半功倍的效果。范师创立的蛙式四步扳法正是深入研究的骶髂关节紊乱的生物力学特征，创造性的运用得推拿手法所得到的有效治疗方法，也正是中医为本、西医为用的具体体现。在范师的影响下，我对脊柱及骨关节的解剖等西医知识了如指掌，烂熟于心。

6. 永远的楷模——2012届张慈述写

在报考范师的研究生之前，我其实并不知道自己想要学什么，自己能干

浙江中医临床名家·范炳华

什么，对未来的学医道路和人生道路都很模糊，非常幸运的我能成为范师的研究生，之后的三年彻底改变了我的人生。

在范师的众多学生中，我是个子最小，体能最差，医术也是最差的，我开始的时候非常自卑，不知道自己能不能完成研究生的学业。范老师鼓励我跟着许丽老师学习小儿推拿，把我的缺点弥补了起来，把我的优点和潜力都发掘了出来，在许老师和范老师的耐心教导下，我发现我在小儿推拿方向越走越深，奠定了我未来从事小儿推拿事业的稳固根基。

范师在平时的门诊中，总是非常严谨，一丝不苟地对待每一个患者、每一个细节，总是会在不经意间说出一个新思路，例如有一次，他说颈椎病患者的枕头是影响预后的关键，如果枕头的高度能够刚好配合患者的颈椎生理曲度，那么颈椎病将会更快恢复，我在范师的指导下研制出了最初版本的颈椎枕，给患者试用期间，受到了广大好评。这件事大大激发了我的研究潜能，范老师又指导我完成了纯中药古法制剂"三辛椒膏摩"的研究，并作为我的毕业论文发表在各类中医杂志，范师的门诊患者在推拿治疗后，都要用"三辛椒膏摩"涂擦患处，患者会明显感到有热流在患处散开，患者非常舒适，对范师高超的医术和发明赞不绝口。直到现在，我都不敢相信当初哪个各方面都最差的我，在范老师的指导下医术精进，完成一个发明专利、一个实用新型专利，可以发表论文，可以顺利毕业。现在我毕业7年了，门诊患者很多，我在门诊每遇到一个患者，都会在心里默默感恩范老师，并且把他当成我永远的楷模，学习他对学术和医术一丝不苟的严谨和大医精诚的医德。

7. 授业解惑——2012届诸波述写

一代名医孙思邈曾说："读书三年，便谓天下无病可治；治病三年，便谓天下无方可用。"这确是切身经验之谈。从大学本科毕业，自觉学了一身本领可应用于临床，刚开始接触的一些常见病、基础病，运用书本上所说的理论指导确实得到了有效的验证，更加坚信，疾病的诊断与治疗并不是那样难的事情。随着临床工作的深入，慢慢地临床中遇见的疗效欠佳的病人越来越多，就会越来越多的怀疑和反省自己。确信，自己遇到了巨大的瓶颈。范老师是推拿业内有名的大咖，擅长精准诊断和治疗，因此有幸跟随范师学习是一种莫大的荣幸。范师对自己专业上和思维思路上最大的影响莫过于强调"诊断"，医生的第一要务是诊断必须精准。他擅长用中医推拿治疗颈椎、胸椎、腰椎等脊柱及骨关节相关性疾病，颈性眩晕，运动损伤等。在疾病诊断过程中擅于运用中医传统经典理论，结合中西医基础，用其独到的见解来诠释和分析临床常见疾病产生的前因与后果，创新性地提出"症因相关"辨证思维，强调"有症必有因"，诊断主张求本溯源，还原疾病形成的原始状态。在疾病的原因上，有直接的原因、又有间接的原因，有主要的原因又有次要的原因，在疾病的发生发展过程中，直接的因和间接的因以及主因，诸因之间的矛盾往往又会相互转换。在治疗上遵循"治因为先"的原则，"有错必纠"，调整错位关节及不良姿势习惯，恢复脊柱及脊柱关节合理的生物力学状态，改善脊柱关节及其周围软组织的大环境，恢复软组织的功能和活力，从而达到"骨正筋自柔"的长治久安的目的。临床诊治每每应验。

8. 心中师"范"——2013届黄钦述写

我的导师范炳华，现实生活中他是我国当今推拿界名副其实的大咖，但在我们这群学生眼里，他是这样的一个人。

他很慈爱。还记得一个周六中午专家门诊将近结束时，常听到他在打电话婉拒别人："我女儿要回来，我要陪她。"他不仅对女儿如此，对我们学生也是十分关爱。记得第一次考研失利，范老师还给我做参谋，给我出主意找工作，那是一种很自然的感觉。

他很严谨。这是他作为一名著名学者深入每个细胞的气质。每次看他给不同人群上类似题目的课程时，他都不会重复使用同一个PPT课件；每每经过他身旁看到他在写的书稿，用词都是字字斟酌，慎之又慎，精益求精，而在门诊病历书写，这一医生的基本功方面，我工作到现在，也算翻阅患者既往病历无数，范老师的病历书写仍然是字迹最清晰、记载最翔实、分析最明了的。

有人说，推拿是每天机械地重复着那几个动作，枯燥、无聊，范老师却说"推拿是一门艺术"。推拿手法的每一个动作形态，经过千百年的凝练与完善，一定是"作用力最精巧、动作形态最优美、发挥作用最大"的一整套体系，完全称得上的一门动态的艺术。它跟"内科之药、外科之刀"一样，是我们治病的主要技术手段。当眩晕病人反复发作、痛苦不堪的时候，当产妇耻骨联合分离达4cm而疼痛难忍的时候，当胸闷病人反复胸闷数年，不知其因，其他治疗无果的时候，范老师只是在"症因相关"指导下，按揉其风池穴、沙袋加压、抱颈提胸便有了立竿见影的效果。一切问题在他那里，经过详细的问诊、查体，分析、诊断，最后只是靠一双手或只是借助了简单的工具便迎刃而解。那一刻，我跟病人一样被范老师及推拿的魅力深深折服。

浙江中医临床名家·范炳华

我很幸运，一路走来，遇到的都是诲人不倦、和蔼可亲的好老师，而范老师无疑是众多老师中我相处时间最长、获益最大、影响最深的一个。是他，让我醍醐灌顶，潜心学习；是他，对我耳提面命，引我入门；是他，对我不离不弃，终成正果。

9. 强大思路——2013届舒剑锋述写

　　弹指一挥间，研究生毕业已有5年，回想起读研期间跟随范老师的那几年时光，不仅是学到了安身立命的一技之长，更是感受到了范老师一丝不苟的治学态度、兢兢业业的工作精神、高尚无私的医德，以及幽默而又充满智慧的极其强大的人格魅力。

　　范老师有其独到的教学方法，他强调"做什么事情都要有思路"，我自己感觉跟师之前本科的应试性的理论学习，真正掌握的教科书里的知识少之又少，很多内容都是一知半解，糊里糊涂。而范老师总是能把一些理论化、抽象化的内容化繁为简，按照自己的逻辑思路重新整理，重新归纳，又不乏生动形象，每每听完后都感到思路清晰，茅塞顿开。特别是门诊看病的思路，跟破案一样抽丝剥茧，我想这个对于每个跟过范老师门诊的学生来说，都是职业生涯中一个重大的收获。常见病的诊疗自然不用多说，范老师专家门诊更多的是一些诊断不明确的疑难杂症患者，以及一些治疗时间较长但是效果欠佳的患者，甚至是一些同行无法解决而推荐过来的患者，范老师总是能根据自己的经验严谨有序地一步步分析，最后给患者一个最佳的方案，恰恰是这个过程中，我们不仅学到了临床的诊疗技术，更是开拓了思路，活跃了思维，开阔了视野，更是提高了自己面对病人的信心。仔细想来，工作后这些年我在门诊过程中面对病人所做出的反应和判断都是那时候跟师所积累的，我想这是在我学医轨迹中最重要的收获，足以受用一生。

10. 迷路点津——2013届张盛述写

　　从浙江中医药大学毕业后，我一直在医院从事推拿临床工作，在业务水平日益增进的同时，也时刻会被一些临床问题所困扰，至此萌发了想去进一步学习和深造的想法。范炳华老师是我省推拿界的开拓者，多年来一直从事推拿的临床、教学和科研工作，且一直担任我省中医药学会推拿分会的主任委员，德高望重，医德双馨。这是促使我决心要投到范老师门下，潜心学习诊疗技术，提高临床诊治水平的原因。通过努力，终于在2010年考上了范老师的研究生，跟随老师用心研习、近距离聆听教诲，受益匪浅。尤其是范老师对于眩晕病人的精确诊断、独创的手法治疗及良好的近远期疗效，为我打开了全新的知识之门，使我系统地掌握了针对此类疾病的认知，在临床中能得心应手。在长期的跟师学习中，我深深地感受到范老师在临床中一丝不苟，追究探源的治学精神，也让我在这期间逐渐养成了不急不躁，潜心思考的习惯。这段难忘的学习经历，也对我后来的工作产生了很大的影响。使我更加重视疾病前期的诊断，养成了良好的读片及各类相关检查报告的习惯，重视每位患者的体格检查；同时，也努力学习范老师的刚柔并济、轻巧独到的推拿手法，反复研习，臻于熟练，极大地提升了自身的理论水平和手法功底。

11. 言传身教——2014届曲建鹏述写

2011年怀揣着的对传统推拿治疗的好奇和热爱，我报考了恩师的硕士研究生，2011年6月～2014年9月3年的研究生学习给我带来很多收获，这其中大部分时间我都是同我的研究生导师范炳华教授一同度过的，恩师的言传身教在生活、学习乃至日后的工作中都给予我们很大裨益。

学习上恩师对我们的理论学习和临床学习要求非常严格，见面的第一天就给我们讲了关于学习的三要素"端正学习态度、主动学习、找到方向"。在研究生学习的初始阶段，就应该端正学习态度，认识到知识是给自己学，以后是给自己用，不能存在得过且过的想法。学术上对我影响最大的是恩师的"症因相关"和"有错必纠"理论。临床中恩师对手法的要求非常高，放松手法必须做到"均匀、柔和、持久、有力、深透"；整复手法必须掌握"稳、准、巧、快"的要领。恩师严谨的治学态度、临床上对患者的无微不至对我日后的工作带来了深远的影响。

12. 纲举目张——2014届吕巍述写

2009年之前，我大学本科毕业后是在邮电医院针灸推拿科工作，针灸推拿算是一个科室，没有分开。2009年后并入浙江中医药大学附属第三医院，新增名为浙江省中山医院，浙江中医药大学附属第三医院的针灸科和推拿科都是重点学科，我并入了推拿科，科里人才济济，大多数学历都是在硕士以上，并入科室后顿觉压力山大，所幸之事是临床遇到的很多问题可以找到答疑之处，范炳华老师是我最爱讨教的老师，每次讨教临床上遇到的疑难病例，总会让我视野开阔，能另辟蹊径找到解决办法，同时又让我找到自己的专业知识和技能某些方面的不足。另外，范老师经常会在医院举办专题讲座，由于我本科是骨科专业，我对范老师主攻研究的"推拿治疗脊柱相关疾病"这个方向非常感兴趣，而且老师独特的临床诊断治疗逻辑让我印象非常深刻，跟师学习之念渐浓。终于等到2011年，医院鼓励职工读在职研究生，机会难得，就报考了范老师的研究生，如愿以偿能跟范老师学习了。

跟师学习，深深感到范老师作为一个中医医生而不拘泥于中医，诊断思路非常包容，知识体系融合中西而在两者间游刃有余。在临床诊断中，步骤严谨而有迹可循，提出"审证求因"。这四个字深刻影响了我在之后临床的工作，对我的工作极具指导价值，所谓纲举而目张，老师就是举纲之人。

毕业后，也经常和老师有联系与交流，惊叹于其已过退休年龄仍孜孜不倦的研究态度，真可谓活到老，学到老，研究到老，我等晚辈小生有此等老师，也不敢在治学与临床上有所懈怠，一个好的导师，对于学生，影响是潜移默化的，是一颗长效的缓释片。

13. 细节高度——2015届邓文章述写

2012年是我一生中非常重要的一年，怀揣中医梦想，我跨专业考取浙江中医药大学针推专业临床研究生，并有幸拜在著名推拿名师范炳华教授门下，从此开启了自己梦想的中医临床之路。在跟师临诊的过程中慢慢感受到了恩师严谨的治学态度和高尚的人格魅力，尤其是恩师对疾病诊断的客观态度和对推拿临床操作的独特见解，为我今后的中医事业打下了牢固的基础。

恩师总是在日常门诊期间通过自己的言行默默影响我们。第一次跟师临诊是入学报道后的第一个周六（2012年9月15日）上午，在黄钦师兄、舒剑锋师兄、曲建鹏师兄的帮助下，我慢慢熟悉了门诊流程。就在那天诊间恩师对我们说，医生的工作事无巨细，从病人走进诊室的观察到体格检查再到病历书写，以及后续的临床治疗都来不得半点马虎。举例，病历书写中的"左""右"两个字必须要写得清清楚楚，不能混淆不清，这样既能确保医疗记录严谨性也可避免不必要的纠纷。细节决定高度，尤其是对专业要求十分严格的医疗工作，步入临床工作初始就保持严谨的工作态度，并会受用终生。从此我在自己独立坐诊时都是严格按照诊疗规范，毫无半点马虎。

临诊期间，恩师对病人认真负责，总是尽可能用通俗易懂的语言让病人明白自己的病情，让病人放下心理包袱，并告知较为合理的治疗方法，如果不是本科室的优势病种，恩师还会积极介绍病人去其他优势科室治疗，高尚的医德和优良的治疗效果，赢得了病人一致的赞同。恩师对待我们就像对待自己的孩子，不但给予生活上的关怀和帮助，更给我们讲述做人的道理。真正做到了医者的大医精诚，真正做到了师者的传道授业解惑。

14. 业界榜样——2016届熊俊龙述写

我是2013年成为范炳华老师的研究生，研究生期间，通过跟师的学习，让我对推拿有了更深入的认识，推拿不仅仅是一项技术，更是一门学问。关于推拿手法，范师灵活利用手法来治疗疾病，并主张重视手法的三要素，即手法的作用点，作用力大小，作用力方向，如"风池穴一穴三向"推拿法可治疗头晕、头痛、耳鸣。临证时，范师"症因相关"的学术思想深深影响着我。范师看病时主张要抓住主要矛盾即病因，做出鉴别诊断，配合辅助检查，找准病因，对因下手，推拿治病，不是头痛医头，脚痛治脚。"审症求因，治因为先"才能达到最好的临床疗效。范师不仅临床科研一把抓，还兼顾教学，范师以其幽默风趣的教学风格，深受学生的喜爱。榜样的力量是无穷的，在范师的谆谆教导下，不论在临床，还是科研，我都受益无穷，帮助我成长为一名更优秀的推拿人。

15. 零的名言——2016届徐文斌述写

师者，传道授业解惑者也。在跟随老师学习的研究生期间，范老师不仅仅是细心地教导专业知识、临床经验，更是身体力行、言传身教为我们树立榜样，教我们为人处事，是我们人生的指路明灯。

原本在印象中，推拿是一门枯燥又需要吃苦的工作。但是，在范老师风趣幽默的讲述下，推拿成为指上的艺术，一摸、一捏、一推、一拿，都是那么的优雅。凭着长期锻炼的独特手感，就能大致把握病人病患部位的基本情况，真是神奇。在临床上，每接诊一个病人，范老师一点一滴的剖析，给我们进行详细的阅片解析，时不时反问引发我们的思考。在治疗过程中，会仔细指出我们的错处并亲身示范教导，毫不保留地传授给我们其一生所学。从最基础的推拿手法开始，三部推拿法、脊柱源性疾病、疑难杂症，逐步引导、帮助我们建立对疾病"审症求因"的临床诊疗思维，是我一生受用不尽的宝贵财富。闲时，范老师时而像一个幽默诙谐的老朋友，关心我们的生活，也跟我们谈天说地，他时不时天马行空的想法，又不断碰撞出新的思想火花，往往令我们汗颜。时而，是一个谆谆教导的长者，以自身的经历教导我们人生经验及教训，让我们在以后的人生道路少走弯路、错路。同时，范老师认真负责的工作作风也深深影响着我，如病历书写，一件很小的事，范老师也一直认真书写，字字斟酌，有的放矢，大到授课、科研，都亲力亲为不辞辛劳，尽力把事情做到最好。"要学的距零最远，学到的距零最近"，范老师的毕业赠言一直鞭策着我继续努力、持续向前，感谢恩师！

16. 柳暗花明——2016届戴文俊述写

说起跟师范炳华教授，得从2008年入读浙江中医药大学第一临床医学院中医专业开始，我本科主要学习方向为中医骨伤科学。学习期间，渐渐发现大部分治疗方法皆以学习手术治疗为主，这与当初对于选择学习传统中医学的想法有着较大的出入。对于中医中药保守治疗这一方面，曾一度迷茫，失去了方向。直到后来有幸在选修课遇上王鹏老师，后来成为我的同门大师兄，在他的影响下慢慢了解到推拿这门学科，并产生了浓厚的兴趣。与此同时亦觉得这正是自己想要的学习方向，后得知王鹏老师马上出国参加援非工作，在他和徐泉珍师姐的建议下，得悉我校名师范炳华教授，在本科实习期间在中山医院多次访寻范师；最终得偿所愿，有幸在研究生修读期间拜得范教授为师。

2013年正式浙江中医药大学第三临床医学院攻读硕士学位，在范师的指导下，除了治病求因"症因相关"的学术思想、手法三要素、筋与骨关系概念等，对于如何诊病，治病的思维开拓也有极大的帮助。时至今日，学以致用，常以中医传统推拿治疗，理筋正骨手法为大部分患者消除痛苦为目标。还常以当时范师的一句话"我们的工作是为了延长人生的抛物线，修正人生的轨迹"为格言，治病助人。

17. 思维之花——2017届邹善林述写

本人是从2014年开始在范炳华教授门下攻读硕士研究生，系统地学习与推拿相关的临床及科研知识，在就读研究生之前，所有对于推拿临床的认知仅仅停留在课本上的生搬硬套，完全没有清晰的临床思维，整个的学习都是建立在应对考试的模式之中。研究生学习更多的是一个自主学习的过程，是一个理论过渡到临床的过程，更是一个临床思维建立的过程。在这么一个重要的学习过程中，一位优秀导师的引导尤为重要。在我的研究生学习期间，范师对我影响最大的地方就是学习眼界的开拓，高尚的医德品质的修行及独立临床诊疗思路的建立。有句老话说的在理：德不近佛者不为医，才不近仙者不为医。作为医者必须以病人为先，范师为我们树立了一个典范，强调以最快速、最有效、最经济的治疗方法为患者解除病痛，不应该为一己之私而给患者加重负担。在临床诊疗中，范师一再强调"症因相关"的思想，要求我们应该从临床患者的实际症状出发，找到根本病因，治因为先。破除固有思维，惯性思维，保持临床诊疗思路的独立性。三年的研究生学习生涯所带给我的最大的变化就是知道今后该怎样去学习，应该用怎样的思维去做临床。

18. 榜样力量——2017届柯奇朝述写

8年前，因为高考这个契机，对中医一无所知的我毅然选择了与中医结缘。4年前，因为范师，对推拿心生向往的我选择了向推拿靠拢。研究生阶段我有幸成为范师的学生，学习推拿相关技术。范师精通中医经典，临床经验丰富，并在融汇中西医基础上创新性地提出"有症必有因"的辨证思维，临证重视审症求因，诊断主张症因相关，治疗遵循治因为先。

在跟师学习2年多的时间里，范师"症因相关，审症求因"的学术思想深深地影响着我，进一步塑造了我的中医针推临床技能，同时也对针灸推拿的临床适应性和实际效果有了更加深刻全面的认识。范师是我辈推拿人的学习榜样，不仅一手抓临床，让无数的病患摆脱了疾病的困扰；另一手还抓教学，将推拿知识传播开来，带出一代又一代的推拿工作者，更是兼顾科研文章，让更多的人认识推拿、承认推拿，推动浙江推拿事业蓬勃发展、欣欣向荣。榜样的力量是无穷的，相信跟着这样一位推拿界的大咖学习，无论是待人接物，还是专业技术，耳濡目染之下，我必当受益无穷。

19. 析因诊断——2018届潘高之胤述写

在跟师的3年里，本人感触最深的就是范师严谨的临床诊断治疗思维。每次患者前来，范师总是亲自询问病情，然后检查患者的临床体征，如颈椎活动度、跟臀试验、"4"字试验，通过专科体检查分析病因，必要之时再结合影像学分析问题。这种严谨的诊查思路，一来可以更加明确患者发病之因，利于对因治疗；二来可以避免无意义的辅助检查浪费资源。范师强调患者的临床体征表现，而不是脱离临床表现，一味地从影像学发现问题。此外，我还佩服范师临床的活跃思维及对医学影像学的研究。对于推拿，他总是有着自己独特的思维和想法，而且还总能考虑到一些其他医生所忽略的问题。

20. 技近乎道——2019届王浩述写

8年前有幸进入了浙江中医药大学的中医学七年制专业，而后在迷迷茫茫与机缘巧合下选择了针灸推拿学作为专业方向。直到大三那年各种专业课纷至沓来，这其中范师主讲的《推拿手法学》给我留下了很深的印象，相较于很多照本宣科的课程，这门课让我对这个专业和这位老师有了更多一丝的兴趣，并促使我随后去往范师的门诊进行临床学习。

在临床学习中我又看到了另一种状态下的"推拿学"和"老师"。在过去，"针灸""推拿"之流，在我的印象只是一种"技"。就如同当年，报考专业时老人们说的"一技傍身"，但是随着专业学习的深入，特别是正式成为范师的硕士研究生，真的沉心学习本专业后，逐渐领悟或许所谓的"技"近乎"道"的意思了。范师在临床工作中最重"症因相关"几个字，恰如佛家"因果"之道，对于临床见到的症状，对症处理是下下策，对因解决才是上策。一个上腹部疼痛就诊的患者，每个医生应该都知道对症处理的"止痛"是下下之策，而B超、MRI、血常规甚至组织活检等连番检查却没有异常，这时可能相当一部分医生打算回过头选择那"下下之策"了，而根据范师的理念，疼痛的出现与脊神经、脊柱密切相关，既然器官一切正常，那就应该去寻找上游的脊柱问题，"上上策"解决问题。同样，这种"症因"思想也体现在生活工作中，与人相处之事，解决问题的道理都有相似之处，如"事先一步做好准备""把工作做在前头""不打无准备之仗"，日常修习常能有所得。

21. 言传身教——2020届陈辉述写

本人有幸搭上范师招录研究生的末班车，跟随范师学习推拿，研究生跟师期间，目睹范师对待每位病人都是详询病史，认真查体，不拘泥于前医的诊断，有自己的思维思考，从患者目前的体征症状着手诊治，往往是手到病除，"症因相关"理论是范师一直在强调的，也为我开阔了治疗思路，受益良多，不禁感叹原来还可以这样看病。范师不仅教会了我们如何做一名好医生，也教会了我们如何将一名医生做好。

22. 身临其境——2020届钱炯辉述写

如今，拜入范师门下，已1年有余，对范师"症因相关"学术思想，也有了更加深刻的理解。犹记刚入师门时，对推拿治疗疾病是否真的有较好的疗效，抑或是范师"症因相关"理论，仍心存疑惑。尔后，在不断的跟师学习的过程中，通过接触大量的患者，目睹范师接诊患者，仔细询问病情，再做详细的体格检查，而后再做出诊断，才真正深刻体会到范师的"有症必有因，症因要相关，治因宜为先"的学术思想的先进性与正确性。范师通过言传身教，教导我们临证要从临床症状出发，并通过详细的体格检查找出与临床症状具有相关性的内在病因，仔细辨证，剔除相似病症，并针对病因做出相应的精准的治疗，只有这样，才能获得显著的疗效。在今后的跟师学习过程中，以及在将来的工作中，要更加注重对患者疾病病因的诊查，真正践行范师的学术思想，不负吾师之教诲。

二、博士研究生培养

胡伟锋有幸于2017年9月正式成为范炳华老师的第一个博士研究生，但由于年龄原因，范师退休不再招收博硕学生，于是他也成了范师的关门弟子。范炳华老师是浙江推拿界的领军人物，在范炳华老师的努力下，浙江推拿实现了从无到有，由弱到强的转变。在临床诊疗时，范老师始终强调，"症因相关"思想。临床之症，必有其因。症有主症和兼症，因亦有主因和次因。在临床诊疗时，应抓住患者主诉，分析其主要病因，消除主要病因，疾病就会迅速转好。而过分注意兼症，或者临症不懂分析方法，无法从症状中提炼主要矛盾，又或者无法有效处理主要矛盾，都会让临床治疗大打折扣，效率低下。

胡伟锋本人更是无数次在临床跟诊期间见证一个又一个应手而愈的奇迹。在医德上，范老师更是有着老一辈医生的独特品质。对于远到的病人，不管时间多迟，均不会拒绝加号。无论是节假日，还是前几天辛苦辗转各地开会，范老师绝不轻易停诊。秉着对病人负责的态度，即使已年近古稀，在一些重体力手法上仍亲自操作。在医德上以病人为先，在医术上勇于创新、实事求是。这一切，都是我们后辈学生学习的楷模。

三、实习带教

范炳华教授常说，目前国内医疗行业西医强势。无论从业人员、财力投入、服务能力、覆盖范围，还是医学教育、科研、人才等均占据主导地位，中医不及十之一二，而推拿学科又仅占中医的十之一二，完全是小而微的专科。虽然社会保健推拿从业人员不少，但因门槛低，而鱼龙混杂、水平低，良莠不齐，难堪大任，有时反而有负面影响之嫌。推拿人才尤其是高层次人才缺乏，已是不争事实。中医高等院校培养针灸推拿专业的学生，除不入医疗行业的毕业生外，若行医从业首选为针灸，最后才会考虑推拿。故毕业后从事推拿专业的更是寥寥无几。而且从业一段时间后，觉得苦和累，不能坚持下来，又改行一批，大浪淘沙，所剩无几，因而造成既不足、又流失的恶性循环，专业地位岌岌可危，很难得到应有的地位和业界重视。相应的也就没有发言权，就连很多推拿适应证都进不了医保目录。培养人才，留住人才，是本学科专业永恒的话题。怎样培养人才？留住人才？树医德、以德服人；提高医技，以疗效取信于人；研学术，科学育人，这一切就是范炳华教授思考和践行的事业。从本科生、研究生、师承人、学术继承人，只要有心想学推拿、从事推拿的人，范师几乎不吝赐教，倾囊相授，尽心尽力传道解惑。据统计，范炳华教授退休前8年躬身亲为的授课和带教数据为：每一届带教实习生15人次左右，总计百余人次，全院级大讲课6次，培训两千余人次。尽管年事已高，但是教而不倦。其独特的临床诊断思维逻辑和幽默谐趣的授课风格，极大引起学习者对本学科的了解愿望，特别是实习学生们兴趣浓烈，甚至有很多研究生就是受到范炳华教授对推拿事业热爱的感染而报考推拿研究生。十年树木百年树人，育人和培养人才是长久征程，范炳华教授孜孜不倦地践行着。范炳华教授凭借对推拿高瞻远瞩的视野，推陈出新的勇气，身体力行为推拿事业开疆拓土，为业界榜样，一直是我们学习的典范。

附　范炳华老师培养研究生一览表

序号	姓名	毕业年份	类别	现工作单位
1	王鹏	2007	硕士研究生	纳米比亚中医诊所
2	徐泉珍	2008	硕士研究生	浙江中医药大学
3	谷海洋	2009	硕士研究生	山东省龙口市人民医院
4	王新华	2010	硕士研究生	浙江中医药大学附属第二医院
5	黄腾	2010	硕士研究生	浙江省绍兴脊柱病医院
6	雷言坤	2011	硕士研究生	浙江省杭州市中医院
7	张慈	2012	硕士研究生	浙江省温州市叶同仁中医门诊部
8	诸波	2012	硕士研究生	浙江中医药大学附属第三医院
9	黄钦	2013	硕士研究生	浙江中医药大学附属第一医院
10	舒剑锋	2013	硕士研究生	浙江省人民医院
11	张盛	2013	在职硕士研究生	浙江省舟山市妇幼保健医院
12	曲建鹏	2014	硕士研究生	浙江医院
13	吕魏	2014	在职硕士研究生	浙江省桐君堂国医馆
14	邓文章	2015	硕士研究生	浙江省杭州市初心堂中医门诊部
15	汪芳俊	2016	师承博士研究生	杭州市红十字会医院
16	熊俊龙	2016	硕士研究生	浙江中医药大学附属第一医院
17	徐文斌	2016	硕士研究生	浙江省台州市立医院
18	戴文俊	2016	硕士研究生	澳门中医诊所

序号	姓名	毕业年份	类别	现工作单位
19	邹善林	2017	硕士研究生	浙江省肿瘤医院
20	柯奇朝	2017	硕士研究生	浙江省温岭市中医院
21	潘高之胤	2018	硕士研究生	出国
22	王浩	2019	硕士研究生	在读
23	陈辉	2020	硕士研究生	在读
24	钱炯辉	2020	硕士研究生	在读
25	胡伟峰	2020	博士研究生	在读

浙江中医临床名家·范炳华

附录一

大 事 概 览

时间	单位（部门）	生平事宜	主管部门
1968.9	县红医班	赤脚医生培训	临安县卫生局
1969.9	公社卫生院	赤脚医生	藻溪公社卫生院
1977.1～1980.8	上海中医学院	针灸推拿伤科专业读书	上海中医学院
1978.9	上海中医学院	上海市大、中、小学学雷锋创"三好"积极分子	共青团上海市委
1980.8～1999.11	浙江医院	住院中医师/主治中医师/副主任中医师/主任中医师	浙江省卫生厅
2000.11～2016.9	浙江医院	浙江省中医药学会推拿分会主任委员/名誉主任委员	浙江省中医药学会
2001	浙江医院	获浙江省科学技术奖三等奖	浙江省人民政府
2001.6	浙江医院	中国中医药学会第二届推拿专业委员会委员	中国中医药学会
2001.12	浙江医院	获浙江省名中医称号	浙江省人民政府
2003.9	浙江中医学院	第三临床医学院教授	浙江中医药大学
2005.1～2017.9	浙江中医药大学	浙江省保健委员会干部医疗保健专家（第三届）	浙江省保健委员会
2006.9～2018.10	浙江中医药大学	中华中医药学会推拿分会副主任委员/常务委员兼学术顾问/顾问	中华中医药学会
2006.11	浙江中医药大学	获全国"大医精诚"优秀医称号	中国医院协会
2007.1	浙江中医药大学	浙江省名中医研究院研究员	浙江省名中医研究院
2008	浙江中医药大学	获浙江省科学技术奖二等奖	浙江省人民政府

续表

时间	单位（部门）	生平事宜	主管部门
2009	浙江中医药大学	建成国家级精品课程——推拿手法学	国家教育部
2009.9	浙江中医药大学	获浙江省教学成果奖二等奖	浙江省人民政府
2009.12	浙江中医药大学	获浙江省高等学校教学名师奖	浙江省教育厅
2012	浙江中医药大学	获浙江省科学技术奖三等奖	浙江省人民政府
2012	浙江中医药大学	获浙江省名老中医传承工作室建设项目	浙江省中医药管理局
2012.6	浙江中医药大学	第五批全国老中医药专家学术经验继承指导老师	国家中医药管理局
2013.8	浙江中医药大学	获浙江省第三届师德标兵称号	浙江省教育工会
2013.8	浙江中医药大学	"可调式充气保健枕"获国家发明专利	国家知识产权局
2013.11	浙江中医药大学	获2013年浙江省高校教师教育技术成果一等奖	浙江省高等教育学会教育技术专业委员会
2014.3	浙江中医药大学	建成国家级精品视频公开课程——呵护您的颈椎	国家教育部
2014	浙江中医药大学	获全国名老中医药专家传承工作室建设项目	国家中医药管理局
2015.12	浙江中医药大学	获中华中医药学会学术著作奖三等奖	中华中医药学会
2015.12	浙江中医药大学	浙江中医药大学第一届学术委员会委员	浙江中医药大学
2016	浙江中医药大学	建成国家级精品资源共享课程——推拿手法学	国家教育部
2016.12	浙江中医药大学	获全国中医药高等学校教学名师荣誉称号	国家中医药管理局/教育部/国家卫生和计划生育委员会
2018.1	浙江中医药大学	一种膝关节治疗仪获国家发明专利	国家知识产权局
2018	浙江中医药大学	第六批全国老中医药专家学术经验继承指导老师	国家中医药管理局
2019	浙江中医药大学	获浙江省科学技术奖三等奖	浙江省人民政府

学术传承脉络

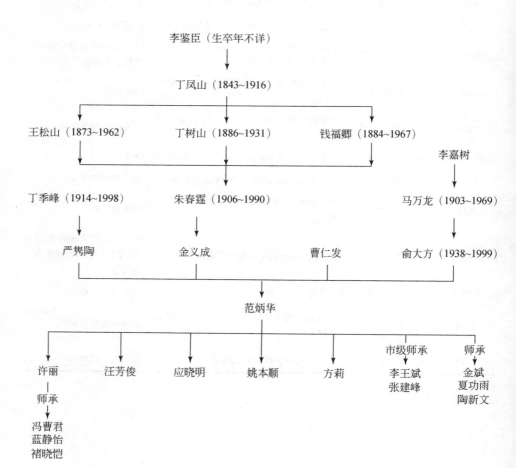

李鉴臣（生卒年不详）
↓
丁凤山（1843~1916）

王松山（1873~1962）　丁树山（1886~1931）　钱福卿（1884~1967）　　李嘉树

丁季峰（1914~1998）　朱春霆（1906~1990）　　　　　马万龙（1903~1969）

严隽陶　　金义成　　　曹仁发　　俞大方（1938~1999）

范炳华

许丽　　汪芳俊　　应晓明　　姚本顺　　方莉　　市级师承　　师承
　　　　　　　　　　　　　　　　　　　　　李王斌　　金斌
师承　　　　　　　　　　　　　　　　　　　张建峰　　夏功雨
冯曹君　　　　　　　　　　　　　　　　　　　　　　陶新文
蓝静怡
褚晓恺